临床内科护理学

主　编　李玉兰　滕玉华　庄永玲
　　　　厉　岩
副主编　张瑞凤　卢　晴　张　雪
　　　　王　昱　王　丽
编　委　(按姓氏笔画排序)
　　　　王　丽　王　昱　厉　岩
　　　　卢　晴　汉仲月　庄永玲
　　　　李玉兰　李　欣　张　雪
　　　　张瑞凤　林　雪　郑星梅
　　　　梁红英　滕玉华

科学出版社

北　京

内　容　简　介

　　本书共六章,由呼吸系统、循环系统、消化系统、泌尿系统、血液系统、内分泌与代谢系统组成,主要介绍了各科常见疾病及护理措施。各章内容翔实,充分阐述了各疾病基础知识、相关护理评估、护理措施等内容,对解决临床具体问题具有一定的指导意义。

　　本书内容以实用为主,重点突出,适合临床护理专业的本科生、研究生和进修生,以及相关专业的学生阅读。

图书在版编目(CIP)数据

临床内科护理学 / 李玉兰等主编 . —北京:科学出版社,2018.11
ISBN 978-7-03-058767-1

Ⅰ.①临… Ⅱ.①李… Ⅲ.①内科学-护理学 Ⅳ.①R473.5

中国版本图书馆 CIP 数据核字(2018)第 207661 号

责任编辑:李　植　朱　华 / 责任校对:郭瑞芝
责任印制:张欣秀 / 封面设计:陈　敬

科 学 出 版 社 出版
北京东黄城根北街 16 号
邮政编码:100717
http://www.sciencep.com

北京凌奇印刷有限责任公司 印刷
科学出版社发行　各地新华书店经销

＊

2018 年 11 月第　一　版　　开本:787×1092　1/16
2018 年 11 月第一次印刷　　印张:15
字数:346 000
POD定价:128.00元
(如有印装质量问题,我社负责调换)

前　言

　　内科护理学在临床护理学中占有举足轻重的地位,它既是临床各科护理学的基础,又与其他专科护理密切联系。随着医疗护理事业的发展,临床分科越来越细,工作内容也趋于具体化,所以临床护理人员只有掌握全面的临床护理知识(如病情观察或判断、护理技术、健康教育等内容),才能更好地为患者提供高质量、高水平的护理技术。鉴于此,作者结合自己丰富的临床工作经验,同时参阅了大量参考文献资料,编写了本书。

　　全书共六章,主要介绍了各科常见疾病及护理措施。各章节内容详细,充分阐述了各疾病基础知识、相关护理评估、护理措施等内容,对解决临床具体问题具有一定的指导意义。在编排上以实用为主,重点突出,以期望能达到更好地指导临床护理工作和全面提高护理水平之目的。

　　由于编写知识水平和工作视野所限,书中难免有疏漏之处,恳请专家和同行们不吝批评指正。

编　者
2018 年 2 月

目 录

第一章 呼吸系统疾病患者的护理

第一节 急性气管-支气管炎

急性气管-支气管炎(acute tracheobronchitis)是由生物、物理、化学刺激或过敏等因素引起的急性气管-支气管黏膜炎症,临床表现主要为咳嗽和咳痰,以小儿、老年人等体弱者多见,由细菌、病毒感染引起,受凉为主要诱因,多发生于寒冷季节或气候突变时。

【病因与发病机制】

1. 微生物 常见病毒为腺病毒、流感病毒、单纯疱疹病毒、呼吸道合胞病毒和副流感病毒等,常见细菌为流感嗜血杆菌、肺炎链球菌、卡他莫拉菌等,近年来支原体和衣原体感染明显增加,在病毒感染后继发细菌感染亦较多见。

2. 物理、化学因素 冷空气、粉尘、刺激性气体或烟雾的吸入均可刺激气管-支气管黏膜,引起急性损伤和炎症反应。

3. 过敏反应 常见的吸入性过敏原如花粉、有机粉尘、真菌孢子、动物毛皮及排泄物等,对细菌蛋白质过敏、寄生虫(如蛔虫、钩虫的幼虫)在肺内移行,也均可致病。

【临床表现】

1. 症状 起病较急,全身症状较轻,可有发热,多于3~5天后消退,持续发热提示可能并发肺炎。初为干咳或有少量黏液性痰液,随后可转为黏液脓痰,痰量增多,咳嗽加剧,偶伴血痰。患者在深呼吸和咳嗽时可感胸骨后疼痛,伴支气管痉挛时可出现程度不等的气促、胸闷。

2. 体征 呼吸音可正常,也可听到散在干、湿啰音,支气管痉挛时可闻及哮鸣音。

【诊断要点】

根据病史,咳嗽、咳痰等呼吸道症状,肺部散在啰音等体征,结合血常规和胸部X线检查,可做出临床诊断。病毒和细菌检查有利于病因诊断,需与流行性感冒、急性上呼吸道感染、支气管肺炎等相鉴别。

【治疗要点】

1. 一般治疗 休息,避免劳累,多饮水,保暖,防止受凉。

2. 对症治疗 咳嗽无痰或少痰时,可用喷托维林镇咳;有痰不易咳出时,可用盐酸氨溴索(沐舒坦)、桃金娘油提取物(吉诺通)等化痰,或雾化吸入;也可口服复方甘草合剂等中成药。发热、疼痛时,可用解热镇痛药对症处理。

3. 抗菌治疗 首选大环内酯类、青霉素类,也可选头孢菌素类或喹诺酮类药物,感染严重时应根据药敏试验选择药物。

【常见护理诊断/问题】

1. 清理呼吸道无效 与呼吸道分泌物多、痰液黏稠有关。

2. 体温过高 与气管-支气管炎症有关。

3. 舒适受限 与气道炎症所致的全身症状有关。

【护理措施】

1. 环境与体位 保持室内空气洁净、流通,温度为 $23 \sim 25℃$,湿度为 $50\% \sim 60\%$;协助患者取舒适体位,多休息。

2. 饮食与活动 指导患者摄入高蛋白、高维生素、高热量、清淡易消化的饮食,避免辛辣刺激性食品。多饮水,每天 1500 ml 以上,有利于稀释痰液。指导患者活动以不感到疲劳为宜,如散步等。

3. 病情观察 观察咳嗽、咳痰情况,记录痰的颜色、量及性状等,正确收集痰标本送检。监测生命体征。

4. 发热护理 可选用温水拭浴、冰袋等物理降温方式,指导患者多饮水。

5. 用药护理 遵医嘱使用抗生素及止咳、祛痰、止痛等药物,用药过程中注意观察药物疗效及副作用,及时处理不良反应。

6. 促进有效排痰

(1)深呼吸和有效咳嗽:指导患者采取有效咳嗽排痰的方法。咳嗽时取坐位,头稍前倾、肩膀放松、稍屈膝,如病情允许可使双足着地,利于胸腔扩张。咳嗽前先缓慢深吸气,吸气后屏气片刻再快速咳嗽,咳嗽时腹肌收缩,腹壁内陷,加强有效咳嗽,排出痰液,再缓慢吸气或平静呼吸片刻,准备再次咳嗽。排痰后用温水漱口保持口腔清洁。

(2)吸入疗法:痰液黏稠、排痰困难者可遵医嘱雾化吸入治疗。

(3)胸背部叩击:禁用于未经引流的气胸、肋骨骨折或有骨折史、咯血、低血压、肺水肿等患者。叩击方法:患者侧卧或坐位,胸背部覆盖单层薄布,叩击者双手手指弯曲并拢,掌侧呈杯状,用手腕的力量,从肺底自下而上、从外到内,迅速、有节律地叩击胸背部,叩击频率和力量以患者能接受为宜。每次叩 $5 \sim 15$ min,每天 $3 \sim 4$ 次,在餐后 2 h 至餐前 30 min 内进行。叩击时密切观察患者反应,如有不适立即停止。排痰后协助患者口腔护理,观察痰液性状。

(4)机械吸痰:适用于痰液黏稠、咳嗽无力、意识不清者。按需适时吸痰,每次吸痰少于15 s。吸痰前、后适当提高氧气吸入浓度,防止引起低氧血症。

7. 心理护理 向患者及家属介绍疾病相关知识,避免产生焦虑等情绪。如患者感疼痛,应采取各种方法帮助患者缓解疼痛,如听音乐等,必要时遵医嘱使用药物缓解,观察用药反应。

【健康指导】

1. 增强体质 鼓励患者积极参加体育锻炼,增强体质及免疫力,选择合适的体育活动,如太极、散步、慢跑等有氧运动。

2. 避免复发 避免吸入环境中的有害气体、化学物质等刺激物,戒烟并避免被动吸烟。

第二节 慢性阻塞性肺疾病

慢性阻塞性肺疾病(chronic obstructive pulmonary diseases,COPD)是一种具有气流受限特征的肺部疾病,气流受限不完全可逆,呈进行性发展。COPD 是呼吸系统疾病中的常见病和多发病,其患病率和死亡率高,严重危害人类健康。COPD 造成巨大的社会经济负担,有研究显示,至 2020 年 COPD 将成为世界疾病经济负担的第 5 位。1992 年对我国北部及中部地区农村 102 230 成人调查结果显示,COPD 的患病率占 15 岁以上人群的 3%。

COPD与慢性支气管炎(简称慢支)及肺气肿密切相关。慢性支气管炎是指支气管壁的慢性、非特异性炎症。如患者每年咳嗽、咳痰达3个月以上,连续2年或以上,并排除其他已知原因的慢性咳嗽,即可诊为慢性支气管炎。肺气肿是指肺部终末细支气管远端气腔出现异常持久的扩张,并伴有肺泡壁和细支气管的破坏而无明显肺纤维化。当慢性支气管炎和(或)肺气肿患者肺功能检查出现气流受限并且不能完全可逆时,则诊断为COPD。如患者只有慢性支气管炎和(或)肺气肿,而且气流受限,则不能诊断为COPD,而视为COPD的高危期。支气管哮喘也具有气流受限,但支气管哮喘是一种特殊的气道炎症性疾病,其气流受限具有可逆性,故不属于COPD。

COPD确切的病因尚不清楚,吸烟为重要的发病因素。吸烟者慢性支气管炎的患病率比不吸烟者高2~8倍,吸烟时间越长,吸烟量越大,COPD患病率越高。职业性粉尘及化学物质,如烟雾、过敏原、工业废气及室内空气污染等,浓度过大或接触时间过长,均可导致与吸烟无关的COPD。大气中的二氧化硫、二氧化氮、氯气等有害气体可损伤气道黏膜,并有细胞毒作用,使纤毛清除功能下降,黏液分泌增多,为细菌感染创造条件。感染是COPD发生发展的重要因素之一,病毒、细菌和支原体是本病急性加重的重要因素。主要病毒为流感病毒、鼻病毒和呼吸道合胞病毒等;细菌感染以肺炎链球菌、流感嗜血杆菌、葡萄球菌为多见。蛋白酶-抗蛋白酶失衡在COPD发病中起一定作用。机体的内在因素如呼吸道防御功能及免疫功能降低、自主神经功能失调、营养、气温的突变等都可能参与COPD的发生、发展。

COPD的病理改变主要为慢性支气管炎和肺气肿的病理改变。支气管黏膜上皮细胞变性、坏死,溃疡形成。纤毛倒伏、变短、不齐、粘连,部分脱落。各级支气管壁有炎症细胞浸润,以浆细胞、淋巴细胞为主。肺气肿的病理改变可见肺过度膨胀,弹性减退,表面可见多个大小不一的大疱。按累及肺小叶的部位,将阻塞性肺气肿分为小叶中央型、全小叶型及介于两者之间的混合型三类。

COPD急性加重期以抗感染治疗为主,根据病原菌种类及药物敏感试验,选用抗生素积极治疗,如给予青霉素、头孢菌素、大环内酯类或喹诺酮类。有严重喘息症状者给予支气管舒张药,辅以止咳、祛痰等对症治疗。发生低氧血症者可用鼻导管持续低流量吸氧。稳定期以增强体质、预防复发为主。

【护理评估】

(一)健康史

(1)成人随年龄增加,免疫功能逐渐减退,呼吸道防御功能退化,患病率随年龄的增加而增高,50岁以上发病率可高达15%。

(2)询问患者是否吸烟,了解吸烟的时间和量。

(3)应询问患者每次发作是否与季节和气候的突变有关。寒冷常为本病发作的重要诱因,尤其是气候突变时,冷空气刺激使呼吸道局部小血管痉挛,纤毛运动障碍,呼吸道防御功能降低,净化作用减弱,有利于病毒、细菌入侵和繁殖。

(4)有害的粉尘和大气污染(二氧化硫、二氧化氮)等的慢性刺激,也是本病的重要诱因。

(5)有无过敏史,是否接触抗原物质尘螨、花粉、尘埃、真菌、某些蛋白质食物等。

(二)身体状况

1. 主要症状　慢性咳嗽患者晨间起床时咳嗽明显,白天较轻,睡眠时有阵咳或排痰。

咳痰一般为白色黏液或浆液性泡沫痰,偶可带血丝,以清晨排痰较多,急性发作伴有细菌感染时,痰量增多,可有脓性痰。气短或呼吸困难是 COPD 的标志性症状,早期仅在体力活动时出现,随着病情发展逐渐加重,严重者生活无法自理。部分患者因支气管痉挛而出现胸闷、喘息,常伴有哮鸣音。患者常有体重下降,食欲减退等全身症状。

2. 护理体检 早期可无异常,随疾病进展出现桶状胸,呼吸浅快,触觉语颤减弱或消失,叩诊呈过清音,心浊音界缩小,肺下界和肝浊音界下降,两肺呼吸音减弱,呼气延长,喘息明显时可听到哮鸣音,急性发作期可在背部或双肺底听到干、湿啰音,咳嗽后可减少或消失。

3. COPD 严重程度分级

(1)严重程度分级:根据临床 FEV$_1$/FVC(气道阻塞的肺量测定),FEV$_1$(一秒用力呼气容积)占预计值的百分比进行分级。

Ⅰ级:轻度。FEV$_1$/FVC<预计值的 70%,FEV$_1$≥预计值的 80%。

Ⅱ级:中度。FEV$_1$/FVC<预计值的 70%,预计值的 50%≤FEV$_1$<预计值的 80%。

Ⅲ级:重度。FEV$_1$/FVC<预计值的 70%,预计值的 30%≤FEV$_1$<预计值的 50%。

Ⅳ级:极重度。FEV$_1$/FVC<预计值的 70%,FEV$_1$<预计值的 30% 或 FEV$_1$<预计值的 50%,伴有慢性呼吸衰竭。

虽然 FEV$_1$ 的预计值百分率对反映 COPD 严重程度、健康状况及病死率有价值,但 FEV$_1$ 并不能完全反映 COPD 复杂的严重情况,除 FEV$_1$ 以外,已证明体重指数(BMI)和呼吸困难分级在预测 COPD 生存率等方面有意义。

BMI<21 kg/m^2 的 COPD 患者死亡率增加。

(2)功能性呼吸困难分级:可用呼吸困难量表来评价。0 级:除非剧烈活动,无明显呼吸困难。1 级:当快走或上缓坡时有气短。2 级:由于呼吸困难比同龄人步行得慢,或者以自己的速度在平地上行走时需要停下来呼吸。3 级:在平地上步行 100m 或数分钟后需要停下来呼吸。4 级:明显的呼吸困难而不能离开房屋或者当穿脱衣服时气短。

如果将 FEV$_1$ 作为反映气流阻塞(obstruction)的指标,呼吸困难(dyspnea)分级作为症状的指标,BMI 作为反映营养状况的指标,再加上 6 min 步行距离作为运动耐力(exercise)的指标,将这四方面综合起来建立一个多因素分级系统(BODE),被认为可比 FEV$_1$ 能更好地反映 COPD 的预后。

4. COPD 病程分期 COPD 按病程可分为急性加重期和稳定期:急性加重期是指在短期内咳嗽、咳痰、气短和(或)喘息加重、脓痰量增多,可伴发热等症状;稳定期是指咳嗽、咳痰、气短等症状稳定或轻微。

5. 并发症 COPD 可并发慢性呼吸衰竭、自发性气胸、慢性肺源性心脏病。

【主要护理诊断/问题】

(1)气体交换受损:与气道阻塞、通气不足、呼吸肌疲劳、分泌物过多和肺泡呼吸面积减少有关。

(2)清理呼吸道无效:与分泌物增多而黏稠、气道湿度降低和无效咳嗽有关。

(3)活动无耐力:与慢性阻塞性肺气肿引起的缺氧有关。

(4)焦虑:与健康状况的改变、病情危重、经济状况有关。

(5)营养失调:低于机体需要量 与食欲减退、能量消耗增加有关。

【护理目标/评价】

(1)患者能有效地进行呼吸肌功能锻炼,呼吸功能逐渐改善。

（2）能进行有效咳嗽、排痰，呼吸道通畅。

（3）能够得到充足的休息，体力恢复。

（4）焦虑程度减轻，对疾病治疗有信心。

（5）能了解基本的饮食营养知识，遵循饮食计划，营养状况改善。

【护理措施】

1. 休息与活动　患者采取舒适的体位，晚期患者宜采取身体前倾位，使辅助呼吸肌参与呼吸。视病情安排适当的活动量，活动以不感到疲劳、不加重症状为宜。室内保持合适的温湿度，冬季注意保暖，避免直接吸入冷空气。

2. 加强营养　患者反复呼吸道感染、呼吸困难而使能量消耗增加，进食量不足可引起营养不良。应向患者及家属解释摄取足够营养对满足机体需要、保持和恢复体力的重要性，强调营养不良、维生素 A 缺乏、维生素 C 缺乏会使呼吸道防御能力下降、黏膜上皮细胞修复功能减退，从而可促使疾病的发生和发展。应给予高热量、高蛋白质、高维生素饮食，避免产气食物摄入，以防腹胀，使膈肌上升而影响肺部换气功能。呼吸困难伴有便秘者，应鼓励多饮水，多食含纤维素高的蔬菜和水果，保持大便通畅。

3. 病情观察　观察咳嗽、咳痰，呼吸困难的程度，监测动脉血气分析和水、电解质、酸碱平衡情况。

4. 氧疗护理　呼吸困难伴低氧血症者，遵医嘱给予氧疗。一般采用鼻导管持续低流量吸氧，氧流量 1~2 L/min，应避免吸入氧浓度过高而引起二氧化碳潴留。提倡进行每天持续15 h 以上的长期家庭氧疗。长期持续低流量吸氧不但能改善缺氧症状，还有助于降低肺循环阻力，减轻肺动脉高压和右心负荷。氧疗有效的指标：患者呼吸困难减轻、呼吸频率减慢、发绀减轻、心率减慢、活动耐力增加。

5. 用药护理　遵医嘱应用抗生素、支气管舒张药、止咳和祛痰药物，注意观察疗效及不良反应。不宜选用强烈镇咳药如可待因，以免抑制咳嗽中枢，加重呼吸道阻塞，导致病情恶化。

6. 促进排痰　指导患者深吸气后有意识咳嗽，协助患者翻身，并辅以拍背，酌情采用胸部物理治疗，如胸部叩击、体位引流、吸痰等，以利排痰，保持气道通畅。超声雾化吸入使药液直接吸入呼吸道局部，消除炎症、减轻咳嗽、痰液稀释、帮助祛痰。

7. 呼吸功能锻炼　护理人员应指导患者进行缩唇呼吸、腹式呼吸、膈肌起搏（体外膈神经电刺激）、吸气阻力器等呼吸锻炼，以加强胸、膈呼吸肌肌力和耐力，改善呼吸功能。

（1）缩唇呼吸：是通过缩唇形成的微弱阻力来延长呼气时间，增加气道压力，延缓气道塌陷的呼吸方式。患者闭嘴经鼻吸气，然后通过缩唇（吹口哨样）缓慢呼气，同时收缩腹部，吸气与呼气时间比为 1：2 或 1：3。

（2）膈式或腹式呼吸：患者可取立位、平卧位或半卧位，两手分别放于前胸部和上腹部。用鼻缓慢吸气时，膈肌最大程度下降，腹肌松弛，腹部凸出，手感到腹部向上抬起。呼气时用口呼出，腹肌收缩，膈肌松弛，膈肌随腹腔内压增加而上抬，推动肺部气体排出，手感到腹部下降，可以在腹部放置小枕头用以锻炼腹式呼吸。缩唇呼吸和腹式呼吸每天训练 3~4次，每次重复 8~10 次。

8. 心理护理　COPD 患者因长期患病，社会活动减少，经济收入降低等，极易形成焦虑和压抑的心理状态。护理人员应详细了解患者及其家庭对疾病的态度，关心体贴患者，了解患者心理、性格、生活方式等方面因患病而发生的变化，与患者和家属共同制订和实施康复计划,消除诱因、定期进行呼吸肌功能锻炼,增强战胜疾病的信心。

9. 健康指导

(1)疾病知识指导:使患者了解 COPD 的相关知识,劝导患者戒烟;避免粉尘和刺激性气体的吸入;避免和呼吸道感染患者接触,尽量避免去人群密集的公共场所。指导患者要根据气候变化,及时增减衣物,避免受凉感冒。

(2)心理疏导:引导患者适应慢性病并以积极的心态对待疾病,培养生活兴趣,如听音乐、培养养花种草等爱好,以分散注意力,减少孤独感,缓解焦虑、紧张的精神状态。

(3)饮食指导:呼吸功的增加可使热量和蛋白质消耗增多,导致营养不良,应制订出高热量、高蛋白质、高维生素的饮食计划。避免刺激性及产气食物,少量多餐,餐后避免平卧,保持大便畅通。

(4)使患者理解康复锻炼的意义,充分发挥患者进行康复的主观能动性,制订个体化的锻炼计划,选择空气新鲜、安静的环境,进行步行、慢跑、气功等体育锻炼。在潮湿、大风、严寒气候时,避免室外活动。

(5)家庭氧疗:护理人员应指导患者和家属做到以下几点。①了解氧疗的目的、必要性及注意事项。②注意安全:供氧装置周围严禁烟火,防止氧气燃烧爆炸。③氧疗装置定期更换、清洁、消毒。

第三节　慢性肺源性心脏病

慢性肺源性心脏病(chronic pulmonary heart disease)简称慢性肺心病,是由于肺组织、肺血管或胸廓的慢性病变引起肺组织结构和(或)功能异常,产生肺血管阻力增加,肺动脉压力增高,使右心室扩张和(或)肥厚,伴或不伴右心功能衰竭的心脏病。慢性肺心病是我国呼吸系统的常见病,患病年龄多在 40 岁以上,且患病率随年龄增长而增高,男女无明显差异,但有地区差异,东北、西北、华北的患病率高于南方地区,农村高于城市。吸烟者比不吸烟者患病率明显增高。冬春季节和气候骤变时,易出现急性发作。

慢性肺心病发生的原因主要有如下几点。①支气管、肺疾病:最多见为慢性阻塞性肺疾病,占 80% ~ 90%;其次为支气管哮喘、支气管扩张、重症肺结核、肺尘埃沉着病、特发性肺间质纤维化等。②胸廓运动障碍性疾病:较少见,严重脊椎侧后凸、脊椎结核、类风湿关节炎、胸膜广泛粘连及胸廓成形术后造成的严重胸廓或脊椎畸形,以及神经肌肉疾病如脊髓灰质炎等。③肺血管疾病:慢性血栓栓塞性肺动脉高压、原因不明的原发性肺动脉高压等引起肺血管阻力增加、肺动脉高压和右心室负荷加重,形成慢性肺心病。

慢性肺心病发病的关键环节是肺动脉高压的形成。气道的反复感染、低氧血症和(或)高碳酸血症,导致一系列体液因子和肺血管的变化,使肺血管阻力增加、肺动脉血管的重构,产生肺动脉高压。肺循环阻力增加时,右心室为克服肺动脉高压而发生右心室肥大。肺动脉高压的早期,右心室尚能代偿;随着病情的进展,肺动脉压持续升高,超过右心室的负荷,右心渐失代偿,出现右心室功能衰竭。此外,缺氧、高碳酸血症、酸中毒、血容量增多等因素,不但可引起右心室肥厚,也可以引起左心室肥厚,甚至导致左心衰竭。缺氧和高碳酸血症还可导致重要器官如脑、肝、肾、胃肠及内分泌系统、血液系统的病理改变,引起多器官的功能损害。总之,引起右心室扩大、肥厚的因素很多,但肺心病形成的先决条件是肺的结构和功能的不可逆性改变。

治疗原则:急性加重期应积极控制感染,保持呼吸道通畅,改善呼吸功能,纠正缺氧和二氧化碳潴留,控制呼吸衰竭和心力衰竭,积极处理并发症。缓解期采用中西医结合的综合治疗措施,目的是增强免疫功能、去除诱发因素、减少或避免急性加重期的发生,使肺、心功能得到部分或全部恢复,如长期家庭氧疗、营养疗法和调节免疫功能等。

【护理评估】

(一)健康史

本病多由慢性呼吸道疾病发展而来,应了解有无慢性阻塞性肺疾病、支气管哮喘、支气管扩张等病史。慢性肺心病急性发作以冬、春季多见,常因急性呼吸道感染、吸烟、寒冷季节而加重,尤其是反复发生的急性呼吸道感染。注意收集诱发病情加重的因素及季节变化的影响。

(二)身体状况

本病病程缓慢,临床上除原有肺、胸疾病的各种症状和体征外,主要是逐步出现肺、心功能衰竭及其他器官的损害。按本病功能可分为代偿期与失代偿期。

1. 肺、心功能代偿期　主要是原发病和慢性阻塞性肺气肿的表现,慢性咳嗽、咳痰、气急或伴喘息,活动后可感心悸、呼吸困难、乏力和活动耐力下降。体检可有明显肺气肿体征,听诊多有呼吸音减弱,感染时肺部可闻及干、湿啰音;肺动脉瓣区第二心音亢进,提示有肺动脉高压;三尖瓣区出现收缩期杂音,或剑突下可见心脏搏动,多提示右心室肥厚、扩大;部分患者因肺气肿使胸膜腔内压升高,阻碍腔静脉回流,可见颈静脉充盈;膈肌下降,可使肝上界及下缘明显下移。

2. 肺、心功能失代偿期　可表现为呼吸衰竭和心力衰竭。呼吸衰竭的表现最突出,由肺血管疾病引起的肺心病则以心力衰竭为主,呼吸衰竭较轻。

(1)呼吸衰竭:常因急性呼吸道感染而诱发,患者呼吸困难严重、发绀明显,甚至出现烦躁、谵妄、嗜睡、昏迷、抽搐等肺性脑病的表现。

(2)心力衰竭:以右心衰竭为主,表现为明显倦怠、乏力、少尿,下肢乃至全身水肿。体检可有颈静脉怒张;剑突下心脏搏动明显,心界向左扩大(仅少数患者可叩出),三尖瓣区可闻及收缩期吹风样杂音,可有奔马律;肝大、肝颈静脉回流征阳性;下肢及腰骶部可呈凹陷性水肿,严重右心衰竭者腹水征阳性。

3. 并发症　可并发肺性脑病、自发性气胸、体液平衡失调、心律失常、休克、消化道出血、弥散性血管内凝血(DIC)等。

(三)心理-社会状况

慢性肺心病患者多数经济收入较低,生活条件较差,加上疾病迁延不愈,临床疗效不显著,患者心情沉重、情绪低落,对治疗缺乏信心,如遇周围环境和亲人的冷漠,患者将更加痛苦,易产生绝望厌世心理。家属由于长年照顾会产生疲惫而不耐烦心态,亦给家庭的生活和经济带来沉重的负担。患者逐渐丧失生活和工作能力,带来一系列社会问题。

【主要护理诊断/问题】

(1)气体交换受损:与肺泡及毛细血管丧失,弥散面积减少,导致通气与血流比例失调有关。

(2)清理呼吸道无效:与呼吸道感染、痰多黏稠、无力咳嗽或无效咳嗽等有关。

（3）体液过多：与心输出量减少、肾血流灌注量减少有关。

（4）活动无耐力：与肺部原发病及肺、心功能下降引起慢性缺氧有关。

（5）潜在并发症：酸碱平衡失调、上消化道出血、心律失常、休克、消化道出血。

【护理目标/评价】

（1）患者呼吸趋于平稳，发绀减轻。

（2）痰能咳出，肺部啰音消失。

（3）尿量增加，水肿减轻或消失。

（4）活动耐力增强。

（5）无并发症发生。

【护理措施】

（一）呼吸功能不全的护理

1. 观察病情　定时监测血气分析，注意观察 PaO_2、$PaCO_2$ 等的变化。观察呼吸的频率、节律、深度及其变化特点，如由深而慢的呼吸变为浅快呼吸，且出现点头、提肩呼吸、节律不规则等提示有呼吸衰竭的可能。观察患者有无头痛、烦躁不安、意识障碍等肺性脑病表现。

2. 休息与活动　让患者充分认识到休息有助于心肺功能的恢复。在心肺功能失代偿期，应绝对卧床休息，协助采取舒适体位，如半卧位或坐位，以减少机体耗氧量，减慢心率和减轻呼吸困难，促进心肺功能的恢复。对于卧床患者，应适当抬高床头，协助定时翻身、更换姿势，并保持舒适体位。依据患者的耐受能力指导患者在床上进行缓慢的肌肉松弛活动。鼓励患者进行呼吸功能锻炼，提高活动耐力。代偿期鼓励患者进行适量活动，活动量以不引起疲劳、不加重症状为度。

3. 合理氧疗　根据缺氧和二氧化碳潴留程度，一般给予持续低流量（1~2 L/min）、低浓度（25%~29%）吸氧。

（二）促进排痰、改善通气功能

促进排痰、改善通气功能同 COPD 的护理。

（三）心力衰竭的护理

1. 合理饮食　低盐、低热量、清淡、易消化和富含纤维的饮食。若应用排钾利尿剂的患者应注意钾的摄入，鼓励患者多吃含钾高的食物和水果，如香蕉、枣子等。少食多餐，减少用餐时的疲劳，进餐前后漱口，保持口腔清洁。

2. 入量的限制　限制钠盐摄入，每日进水量限制在 1~1.5 L。根据病情限制输液量、控制输液速度。输液量每天不超过 1 L，速度不超过 30 滴/分。

3. 其他　监测血压、脉搏、呼吸、心率、心律、尿量及意识，记录 24 h 液体出入量。观察有无尿少、下肢水肿、食欲缺乏、腹胀、腹痛等右心衰竭的表现。如有异常，及时通知医生处理。

（四）用药护理

慢性肺心病多因呼吸道感染而加重心力衰竭，因此，一般只要有效地控制呼吸道感染，改善缺氧和高碳酸血症，配合应用利尿剂，即可控制心力衰竭，无须使用强心剂。但对以右心衰竭为主的患者，或呼吸道感染已控制、利尿剂不能取得良好的疗效时，即应考虑应用强心剂。

1. 利尿剂　利尿剂的使用应以缓慢、小量和间歇用药为原则,如氢氯噻嗪 25 mg,每天 1~3 次,一般不超过 4 天,重度而急需利尿者可用呋塞米(速尿)20 mg,口服或肌内注射,利尿过猛易导致:①脱水使痰液黏稠不易咳出,加重呼吸衰竭;②低钾、低氯性碱中毒,抑制呼吸中枢,使通气量降低,耗氧量增加,加重神经精神症状;③血液浓缩可增加循环阻力,且易发生弥散性血管内凝血。利尿剂尽可能在白天给药,以免因频繁排尿而影响患者夜间睡眠。用药后应观察精神症状、痰液黏稠度、有无腹胀、四肢无力等,准确记录给药时间和24 h 尿量,如出现尿量过多、脉搏细快、血压下降、全身乏力、口渴等血容量不足现象,应立即报告医生停药。

2. 强心剂　由于肺心病患者长期处于缺氧状态,患者对洋地黄类药物耐受性降低,易发生毒性反应,应注意询问有无洋地黄用药史,用药纠正缺氧,选用作用快、排泄快的洋地黄类药物,剂量宜小,一般为常规剂量的 1/2 或 2/3 量,如毒毛花苷 K 0.125~0.25 mg,或毛花苷丙 0.2~0.4 mg 加在 10% 葡萄糖溶液内缓慢静脉注射。密切观察药效及毒性反应。应用指征:感染已被控制、呼吸功能已改善、利尿剂未能取得良好疗效而反复水肿的心力衰竭患者;以右心衰竭为主要表现而无明显感染的患者;出现急性左心衰竭者。

3. 呼吸兴奋剂　必须在保持呼吸道通畅的基础上应用呼吸兴奋剂,同时配合氧疗,在用药过程中注意药物副作用。

4. 镇静剂　慎用镇静剂、麻醉药、催眠药,以免诱发或加重肺性脑病,进一步加重呼吸衰竭。

5. 抗生素　使用抗生素时,注意观察感染控制的效果、有无继发感染。

(五)皮肤护理

注意观察全身水肿情况、有无压疮发生。因肺心病患者常有营养不良,身体下垂部位水肿,若长期卧床,极易形成压疮。指导患者穿宽松、柔软的衣服;定时更换体位,受压处垫气圈或海绵垫,或使用气垫床。

(六)加强心理护理,减少情绪波动

了解患者患病后的心理反应和情绪变化,因肺心病患者精神休息与体力休息同等重要,情绪波动、焦虑、紧张等不良的心理反应可导致交感神经兴奋,儿茶酚胺分泌增加,心率加快,心肌耗氧量增加,导致呼吸困难、心力衰竭加重。因此,应理解患者的反应,做好患者心理护理,帮助患者认识这些问题并指导应对措施。

(七)健康指导

(1)帮助患者及家属认识肺心病的病因,向患者宣传及时控制呼吸道感染、增强体质、改善心肺功能、防止肺心病进一步发展的重要性。坚持家庭氧疗。

(2)教会患者呼吸训练、呼吸体操等方法,嘱家属督促其长期坚持。

(3)积极防治呼吸道慢性疾病,避免各种诱发因素。

(4)告知患者增加营养,保证足够的热量和蛋白质的供应。

(5)定期门诊随访。患者如感到呼吸困难加重、咳嗽剧烈、咳痰、尿量减少、水肿明显,或家属发现患者神志淡漠、嗜睡或兴奋躁动、口唇发绀,提示病情变化或加重,需及时就医。

第四节　支气管哮喘

支气管哮喘(bronchial asthma)简称哮喘,是由多种细胞(嗜酸性粒细胞、肥大细胞、T 淋巴细胞、中性粒细胞、气道上皮细胞等)和细胞组分参与的气道慢性炎症性疾病。这种慢性炎症导致呼吸道反应性增加,通常出现广泛、多变的可逆性气流受限,并引起反复发作性的喘息、气急、胸闷或咳嗽等症状,常在夜间和(或)清晨发作、加剧,多数患者可自行缓解或经治疗缓解。

全球约有 1.6 亿哮喘患者,各国患病率 1% ~ 30%,我国患病率为 0.5% ~ 5%。一般认为儿童患病率高于青壮年,老年人群的患病率有增高的趋势,成人男女患病率大致相同,发达国家高于发展中国家,城市高于农村。约 40% 的患者有家族史。近 20 年来,许多国家哮喘的患病率和病死率均呈上升趋势,引起了世界卫生组织和各国政府的重视,世界各国的哮喘防治专家共同起草并不断更新的全球哮喘防治倡议(global initiative for asthma,GINA)成为哮喘防治的重要指南。

【病因与发病机制】

(一)病因

哮喘的病因尚未完全清楚,患者个体变应性体质及环境因素的影响是发病的危险因素。常见的环境因素:①吸入物,如尘螨、花粉、真菌、动物毛屑、二氧化硫、氨气等;②感染,如细菌、病毒、原虫、寄生虫等;③食物,如鱼、虾、蟹、蛋类、牛奶等;④药物,如普萘洛尔、阿司匹林等;⑤其他,如气候变化、运动、妊娠等。

(二)发病机制

哮喘的发病机制不完全清楚,变态反应(Ⅰ型最多,其次是Ⅳ型等)、呼吸道炎症、气道高反应性及神经等因素及其相互作用被认为与哮喘的发病关系密切。

1. 免疫学机制　当外源性变应原进入机体,激活 T 淋巴细胞,产生白细胞介素(IL-4 等)进一步激活 B 淋巴细胞,后者合成特异性 IgE,并结合于肥大细胞和嗜碱性粒细胞等表面的 IgE 受体,使机体处于致敏状态。当相应变应原再次进入体内时,可与结合在细胞表面的 IgE 交联,使该细胞合成并释放多种活性介质,导致气道平滑肌收缩、血管通透性增加、炎症细胞浸润和腺体分泌亢进等,引起哮喘发作。

根据变应原吸入后哮喘发生的时间,可分为速发型哮喘反应、迟发型哮喘反应和双相型哮喘反应。速发型哮喘反应几乎在吸入变应原的同时立即发生反应,15 ~ 30 min 达高峰,2 h 后逐渐恢复正常;迟发型哮喘反应约在吸入变应原后 6 h 发病,持续时间长,可达数天,且临床症状重,常呈持续性哮喘表现,肺功能损害严重而持久,迟发型哮喘反应是呼吸道慢性炎症反应的结果。

2. 气道炎症　气道慢性炎症被认为是哮喘的本质,是由多种炎症细胞、炎症介质和细胞因子相互作用,导致气道反应性增高,平滑肌收缩,黏液分泌增加,血管通透性增加、渗出增多,气道重塑并进一步加重气道炎症的过程。

3. 气道高反应性(airway hyperresponsiveness,AHR)　表现为气道对各种刺激因子出现过强或过早的收缩反应,是哮喘发生、发展的另一个重要因素。目前普遍认为气道炎症是导致 AHR 的重要机制之一。AHR 常有家族倾向,受遗传因素影响。AHR 为支气管哮喘患者的共同病理生理特征。长期吸烟、接触臭氧、病毒性上呼吸道感染、慢性阻塞性肺疾病等患者也可出现 AHR。

4. 神经机制 也被认为是哮喘发病的重要环节。支气管受自主神经支配,哮喘与 β-肾上腺素受体功能低下和迷走神经张力亢进有关,并可能存在有 α-肾上腺素能神经的反应性增加。当舒张支气管平滑肌的神经递质(如血管活性肠肽、一氧化氮)与收缩支气管平滑肌的神经递质(如 P 物质、神经激肽)平衡失调时,则可引起支气管平滑肌收缩。

【临床表现】

(一)症状

哮喘的症状为发作性伴有哮鸣音的呼气性呼吸困难或发作性胸闷和咳嗽;严重者被迫采取坐位或端坐呼吸,干咳或咳大量白色泡沫痰,甚至出现发绀等。哮喘症状可在数分钟内发作,经数小时至数天,用支气管舒张剂后缓解或自行缓解。常在夜间及凌晨发作和加重。若咳嗽为唯一症状称之为咳嗽变异性哮喘;有些青少年在运动时出现胸闷、咳嗽和呼吸困难则为运动性哮喘。

(二)体征

哮喘发作时胸部呈过度充气状态,有广泛哮鸣音,呼气音延长;在轻度哮喘或非常严重哮喘发作时,哮鸣音可不出现,称为寂静胸(silent chest)。严重哮喘患者可出现心率增快、奇脉、胸腹反常运动和发绀。非发作期体检可无异常。

(三)分期及控制水平分级

支气管哮喘可分为急性发作期和非急性发作期。

1. 急性发作期 指气促、咳嗽、胸闷等症状突然发生或加剧,常有呼吸困难,以呼气流量降低为其特征,常因接触变应原等刺激物或治疗不当所致。哮喘急性发作时其程度轻重不一,病情加重可在数小时或数天内出现,偶尔数分钟内即可危及生命,应及时对病情做出正确评估,予以有效的紧急治疗。哮喘急性发作时病情严重程度评估见表1-1。

表1-1 哮喘急性发作时病情严重度的分级

临床特点	轻度	中度	重度	危重
气短	步行、上楼时	稍事活动	休息时	
体位	可平卧	喜坐位	端坐呼吸	
讲话方式	连续成句	常有中断	单字	不能讲话
精神状态	可有焦虑/尚安静	时有焦虑或烦躁	常有焦虑、烦躁	嗜睡、意识模糊
出汗	无	有	大汗淋漓	
呼吸频率	轻度增加	增加	常>30 次/分	
辅助呼吸肌活动及三凹征	常无	可有	常有	胸腹反常运动
哮鸣音	散在,呼吸末期	响亮、弥散	响亮、弥散	减弱、乃至无
脉率(次/分)	<100	100~120	>120	>120 或脉率变慢或不规则
奇脉(收缩压下降)	无 [1.33 kPa(10 mmHg)]	可有[1.33~3.33 kPa(10~25 mmHg)]	常有[>3.33 kPa(>25 mmHg)]	无

续表

临床特点	轻度	中度	重度	危重
使用 β_2-受体激动剂后 PEF 预计值或个人最佳值	>80%	60%~80%	<60% 或<100 L/min 或作用时间<2 h	
PaO_2(吸空气)	正常	8~10.7 kPa(60~80 mmHg)	<8kPa(60 mmHg)	
$PaCO_2$	< 6 kPa(40 mmHg)	≤6 kPa(45 mmHg)	>6 kPa(45 mmHg)	
SaO_2(吸空气)	>95%	91%~95%	≤90%	
pH	—	—	降低	降低

2. 非急性发作期 亦称慢性持续期,指许多哮喘患者即使没有急性发作,但在相当长的时间内仍有不同频度和不同程度的喘息、气急、胸闷、咳嗽等症状,可伴有肺通气功能下降。可根据白天、夜间哮喘症状出现的频率和肺功能检查结果,将慢性持续期哮喘病情严重程度分为间歇性、轻度持续、中度持续和重度持续 4 级,但这种分级方法在日常工作中已少采用,主要用于临床研究。目前应用最为广泛的非急性发作期哮喘严重性评估方法为哮喘控制水平,这种评估方法包括了目前临床控制评估和未来风险评估,临床控制又可分为控制、部分控制和未控制 3 个等级,具体指标见表 1-2。

表 1-2 非急性发作期哮喘控制水平的分级

A. 目前临床控制评估(最好 4 周岁以上)

临床特征	控制(满足以下所有情况)	部分控制(任何 1 周出现以下 1 种表现)	未控制
白天症状	无(或≤2 次/周)	>2 次/周	
活动受限	无	有	
夜间症状/憋醒	无	有	
需使用缓解药或急救治疗	无(或≤2 次/周)	>2 次/周	出现≥3 项哮喘部分控制的表现
肺功能(PEF 或 FEV_1)	正常	<正常预计值或个人最佳值的 80%	

B. 未来风险评估(急性发作风险,病情不稳定,肺功能迅速下降,药物不良反应)

与未来不良事件风险增加的相关内容包括:临床控制不佳;过去一年频繁急性发作;曾因严重哮喘而住院治疗;FEV_1 低;烟草暴露;高剂量药物治疗

(四) 并发症

哮喘发作时可并发气胸、纵隔气肿、肺不张,重症患者可出现水、电解质及酸碱平衡紊乱等并发症,长期反复发作和感染可并发 COPD、肺源性心脏病等。

【诊断要点】

(1)反复发作喘息、气急、胸闷或咳嗽,多与接触变应原、冷空气、物理或化学性刺激、病毒性上呼吸道感染、运动等有关。

（2）发作时双肺可闻及散在或弥散性、以呼气相为主的哮鸣音,呼气相延长。

（3）上述症状可经治疗缓解或自行缓解。

（4）除外其他疾病所引起的喘息、气急、胸闷和咳嗽。

（5）临床表现不典型者(如无明显喘息或体征)至少应有下列 3 项中的 1 项:①支气管激发试验或运动试验阳性;②支气管舒张试验阳性,FEV_1 增加≥15%,且 FEV_1 增加绝对值≥200 ml;③昼夜 PEF 变异率≥20%。

符合(1)~(4)条或(4)、(5)条者,可以诊断为支气管哮喘。

【治疗要点】

目前哮喘尚无特效的治疗方法。治疗目标为控制和消除症状,防止病情恶化,改善肺功能至最佳水平,维持正常活动能力,避免药物不良反应。

（一）脱离变应原

脱离变应原是防治哮喘最有效的方法,部分患者能找出引起哮喘发作的变应原或其他非特异性刺激因素,应立即使患者脱离变应原。

（二）药物治疗

哮喘治疗药物可分为控制性药物和缓解性药物。各类药物介绍见表 1-3。

表 1-3　哮喘治疗药物分类

缓解性药物	控制性药物
短效 β_2-受体激动剂(SABA)	吸入型糖皮质激素(ICS)
短效吸入型抗胆碱能药物(SAMA)	白三烯调节剂
短效茶碱	长效 β_2-受体激动剂(LABA,不单独使用)
全身用糖皮质激素	缓释茶碱
	色甘酸钠
	抗 IgE 抗体
	联合药物(如 ICS/LABA)

1. 糖皮质激素　主要通过多环节阻止气道炎症的发展及降低气道高反应性,是当前控制哮喘发作最有效的抗炎药物,可采用吸入、口服和静脉用药。

（1）吸入:常用吸入药物有倍氯米松、布地奈德、氟替卡松、莫米松等,局部有较强的抗炎作用,常需连续、规律吸入 1 周以上才能生效,由于吸入药物剂量较小,作用于呼吸道局部,进入血液后在肝脏迅速灭活,全身不良反应少,是目前长期甚至终身抗感染治疗哮喘的最常用药。哮喘急性发作时只吸入糖皮质激素难以控制,需首先使用 β_2-受体激动剂,待症状稍缓解后或同时吸入糖皮质激素;为增强治疗效果,同时减少吸入大剂量糖皮质激素导致的肾上腺皮质功能抑制、骨质疏松等不良反应,可与长效 β_2-受体激动剂、控释茶碱或白三烯受体拮抗剂等联合使用。

（2）口服给药:当吸入糖皮质激素无效或需短期加强治疗时,可用短疗程、大剂量泼尼松或甲泼尼龙,症状缓解后,可逐渐减量直至停用,或改用吸入剂。

（3）静脉用药:重度或严重哮喘发作时,应及早静脉给药,如琥珀酸氢化可的松或甲泼尼龙,症状缓解后逐渐减量,并改口服和吸入维持。

2. β_2-受体激动剂　主要通过舒张支气管平滑肌改善气道阻塞,是控制哮喘急性发作的首选药物。常用短效 β_2-受体激动剂有沙丁胺醇、特布他林和非诺特罗,作用时间为 4 ~ 6 h;长效 β_2-受体激动剂有丙卡特罗、沙美特罗和福莫特罗,作用时间为 10 ~ 12 h。β_2-受体激动剂的缓释型和控释型制剂疗效维持时间较长,适用于防治反复发作性哮喘和夜间哮喘。长效 β_2-受体激动剂尚有一定的抗气道炎症作用。用药方法有定量气雾剂 (metered dose inhaler,MDI)吸入、干粉吸入、雾化吸入、口服或静脉注射等,多用吸入法,因高浓度药物直接进入气道,全身不良反应少。目前短效 β_2-受体激动剂常用吸入剂型为 MDI,可治疗哮喘急性发作,也可用于维持治疗。使用时需手控和吸入同步,儿童和重症患者不易掌握,可在定量气雾器与含口器中接一储雾罐,通过重复呼吸,可吸入大部分药物。目前常用沙丁胺醇或特布他林 MDI,每次 1 ~ 2 喷,每天 3 ~ 4 次,5 ~ 10 min 起效。对重症哮喘、儿童哮喘亦可用雾化吸入法给药,如沙丁胺醇 5 mg 稀释于 5 ~ 20 ml 溶液中雾化吸入。因 β_2-受体激动剂的口服或静脉剂型用药量及副作用较吸入法大,现临床已较少使用。

3. 茶碱类　为黄嘌呤类生物碱,可通过抑制磷酸二酯酶提高平滑肌细胞内 cAMP 浓度,拮抗腺苷受体,刺激肾上腺素分泌,扩张支气管,增强呼吸肌收缩,增强气道纤毛清除功能等,是目前治疗哮喘的有效药物。茶碱与糖皮质激素合用具有协同增强的作用,轻、中度哮喘患者一般口服剂量每日 6 ~ 10 mg/kg,茶碱缓释片和控释片适用于控制夜间哮喘。静脉给药主要适用于重、危重症哮喘,静脉注射首次剂量为 4 ~ 6 mg/kg,维持量为每小时 0.6 ~ 0.8 mg/kg,每天注射量一般不超过 1.0 g。

4. 抗胆碱药　为 M 胆碱受体拮抗剂。异丙托溴铵雾化吸入约 10 min 起效,维持 4 ~ 6 h,吸入后阻断节后迷走神经通路,降低迷走神经兴奋性而使支气管扩张,并有减少痰液分泌的作用。与 β_2-受体激动剂联合协同作用,尤其适用于夜间哮喘和痰多者。

5. 色甘酸钠及尼多酸钠　属于非糖皮质激素抗炎药,主要通过抑制炎症细胞(尤其是肥大细胞)释放多种炎症介质,能预防变应原引起速发和迟发反应及过度通气、运动引起的气道收缩。因口服本药胃肠道不易吸收,宜采取干粉吸入或雾化吸入。孕妇慎用。

6. 白三烯(leukotrienes,LT)调节剂　通过调节 LT 的生物活性而发挥抗炎作用,同时也有舒张支气管平滑肌的作用,常用半胱氨酰 LT 受体拮抗剂,如扎鲁司特、孟鲁司特等。

7. 其他药物　酮替芬和新一代 H_1-受体拮抗剂(阿司咪唑、曲尼斯特等)对季节性哮喘和轻症哮喘有效,也适用于对 β_2-受体兴奋剂有不良反应者或联合用药的情况。

(三)急性发作期的治疗

治疗的目的是尽快缓解气道阻塞,及时纠正缺氧和恢复肺功能,预防哮喘进一步恶化或再次发作,防止并发症发生。临床一般根据病情严重度的分级进行综合性治疗。

1. 轻度　定时吸入糖皮质激素(每天 200 ~ 500 μg);出现症状时吸入短效 β_2-受体激动剂,可间断吸入;如症状无改善可加服 β_2-受体激动剂控释片或小量茶碱控释片(每天 200 mg),或加用抗胆碱药(如异丙托溴铵)气雾剂吸入。

2. 中度　糖皮质激素吸入剂量增大(每天 500 ~ 1000 μg),常规吸入 β_2-受体激动剂或口服其长效药;症状不缓解者加用抗胆碱药气雾剂吸入,或加服 LT 拮抗剂,或口服糖皮质激素每天小于 60 mg,必要时可用氨茶碱静脉滴注。

3. 重度至危重度　β_2-受体激动剂持续雾化吸入,或合用抗胆碱药;或沙丁胺醇或氨茶碱静脉滴注,加用口服 LT 拮抗剂。糖皮质激素(琥珀酸氢化可的松或甲泼尼龙)静脉滴注,病情好转,逐渐减量,改为口服。适当补液,维持水、电解质、酸碱平衡。如氧疗不能纠正缺氧,可行机械通气。目前预防下呼吸道感染等综合治疗是危重症哮喘的有效治疗措施。

（四）哮喘的长期治疗

一般哮喘经急性发作期治疗症状可得到控制,但其慢性炎症病理生理改变仍存在,为此,必须制订长期治疗方案,以防止和减少哮喘再次急性发作。根据病情评估,制订合适的治疗方案,注意个体化,以最小的剂量、最简单的联合应用、最少的不良反应和最佳控制症状为原则。

（五）免疫疗法

1. 特异性免疫疗法（脱敏疗法或减敏疗法）　采用特异性变应原（如尘螨、花粉等制剂）定期反复皮下注射,剂量由低至高,以产生免疫耐受性,使患者脱(减)敏。

2. 非特异性免疫疗法　如注射卡介苗、转移因子等生物制品抑制变应原反应的过程,有一定辅助疗效,目前采用基因工程制备的人重组抗 IgE 单克隆抗体治疗中、重度变应性哮喘已取得较好疗效。

【常见护理诊断/问题】

1. 低效性呼吸型态　与支气管炎症和气道平滑肌痉挛有关。

2. 清理呼吸道无效　与过度通气、水分丢失过多致痰液黏稠有关。

3. 焦虑、恐惧　与哮喘发作、极度呼吸困难伴濒死感有关。

4. 知识缺乏:缺乏疾病诱发因素及防治方法等知识。

5. 潜在并发症:水、电解质、酸碱平衡紊乱,自发性气胸,呼吸衰竭等。

【护理措施】

1. 一般护理　有明确过敏原者,应尽快脱离变应原。提供安静、舒适的休息环境,保持室内空气流通,避免放置花草、地毯、皮毛,整理床铺时避免尘埃飞扬等。根据病情提供舒适体位,如为端坐呼吸者提供跨床小桌以作支撑,减少体力消耗。提供清淡、易消化、足够热量的饮食,避免进食硬、冷、油煎食物,不宜食用鱼、虾、蟹、蛋类、牛奶等易过敏食物。哮喘急性发作时,患者呼吸增快、出汗,常伴脱水、痰液黏稠,易形成痰栓阻塞小支气管,加重呼吸困难,应鼓励患者每天饮水 2500~3000 ml,以补充丢失的水分,稀释痰液,改善呼吸功能。病情危重时,应协助患者进行生活护理。

2. 心理护理　哮喘反复发作易致患者出现各种心理问题,尤其是重度哮喘患者可有极度烦躁、焦虑或恐惧,医护人员应多陪伴患者,解释避免不良情绪的重要性,通过语言和非语言沟通安慰患者,使其保持情绪稳定。

3. 用药护理　按医嘱准确给予支气管舒张剂、糖皮质激素、静脉补液等,注意观察药物疗效及不良反应。

（1）β_2-受体激动剂:主要不良反应为偶有头痛、头晕、心悸、手指震颤等,停药或坚持用药一段时间后症状可消失;药物用量过大可引起严重心律失常,甚至发生猝死。应注意:①指导患者按需用药,不宜长期规律使用,因为长期应用可引起 β_2-受体功能下降和气道反应性增高,出现耐受性;②指导患者正确使用各种吸入装置,以保证有效吸入药物治疗剂量;③β_2-受体激动剂缓释片内含控释材料,指导患者须整片吞服。

（2）茶碱类:静脉注射浓度不宜过高,注射速度不超过每分钟 0.25 mg/kg,以防中毒反应。主要不良反应有恶心、呕吐等胃肠道症状,心动过速、心律失常、血压下降等心血管症状,偶有呼吸中枢兴奋作用,甚至引起抽搐直至死亡。慎用于妊娠、发热、小儿或老年及心、肝、肾功能障碍或甲状腺功能亢进者。与西咪替丁、大环内酯类、喹诺酮类药物等合用时可影响茶碱代谢而排泄减慢,应减少用量。茶碱缓释片和控释片须整片吞服。

(3)糖皮质激素:①部分患者吸入后可出现声音嘶哑、口咽部念珠菌感染等并发症,应指导患者吸药后用清水充分漱口,减轻局部反应,减少胃肠吸收;如长期吸入剂量大于1 mg/d,应注意观察有无发生肾上腺皮质功能抑制、骨质疏松等全身不良反应。②全身用药应注意肥胖、糖尿病、高血压、骨质疏松、消化性溃疡等不良反应,宜在饭后服用,以减少对消化道的刺激。激素的用量应严格遵医嘱进行阶梯式逐渐减量,嘱患者不得擅自停药或减量。

(4)色甘酸钠:吸入后在体内无积蓄作用,一般 4 周内见效,如 8 周无效者应停用。少数患者吸入后有咽喉不适、胸部紧迫感,偶见皮疹,甚至诱发哮喘。必要时可同时吸入 β_2-受体激动剂,防止哮喘发生。

(5)其他:抗胆碱药吸入时,少数患者可有口苦或口干感。酮替芬有镇静、头晕、口干、嗜睡等不良反应,持续服药数天可自行减轻,慎用于高空作业人员、驾驶员、操作精密仪器者。LT 调节剂的主要不良反应是较轻微的胃肠道症状,少数有皮疹、血管性水肿、转氨酶增高,停药后可恢复。在发作及缓解期,患者禁用阿司匹林、β_2-肾上腺素受体拮抗剂(普萘洛尔等)和其他能诱发哮喘的药物,以免诱发或加重哮喘。免疫治疗过程中有可能发生严重哮喘发作和全身过敏反应,因而治疗需在有急救条件的医院进行,并严密观察患者反应。

4. 病情观察 观察患者生命体征、意识、面容、出汗、发绀、呼吸困难程度、咳嗽、咳痰等,注意痰液黏稠度和量。监测呼吸音、哮鸣音变化,了解病情和治疗效果。加强对急性发作患者的监护,尤其是夜间和凌晨哮喘易发作时段,及时发现危重症状或并发症。如出现呼吸窘迫或无力、发绀明显、说话不连贯、大汗淋漓、心率增快、奇脉、哮鸣音减少、呼吸音减弱或消失等,提示病情严重或出现并发症,应及时通知医师并立即抢救。监测动脉血气分析,血电解质、酸碱平衡状况,对严重哮喘发作者,应准确记录液体出入量。

5. 对症护理 注意保持呼吸道通畅,遵医嘱给予鼻导管或面罩吸氧,改善呼吸功能。一般吸氧流量为每分钟 2~4 L,应根据动脉血气分析结果和患者的临床表现及时调整吸氧流量或浓度,吸入的氧气应加温、加湿,避免气道干燥和寒冷气流的刺激而加重气道痉挛。严重发作经一般药物治疗无效,缺氧不能纠正时,应协助医师进行无创机械通气,做好建立人工气道、有创机械通气的准备工作。如有气胸、纵隔气肿等严重并发症时,应立即协助医师进行排气减压。

【健康指导】

哮喘是一种气道慢性炎症性疾病,健康教育对疾病的预防和控制起着不容忽视的作用,应从帮助患者及家属获得哮喘有关的基本知识做起,通过教育使哮喘患者提高自我管理技能,以达到控制哮喘发作、改善生活质量、降低发病率和病死率的目的。

1. 正确认识哮喘 强调长期防治哮喘的重要性,哮喘虽不能彻底治愈,但通过长期、适当的治疗可有效控制哮喘发作,使患者及家属树立战胜疾病的信心。

2. 避免诱发因素 指导患者及家属了解诱发哮喘的各种因素,帮助患者识别个体的过敏原和刺激因素,以及避免诱因的方法,如减少和避免过敏原的吸入、戒烟及避免被动吸烟、避免摄入易过敏的食物、预防呼吸道感染、避免剧烈运动、忌用可诱发哮喘的药物等。

3. 自我监测、预防和控制哮喘发作 帮助患者及家属了解哮喘发病机制和本质,以及发作先兆、症状等。指导患者自我监测病情,包括哮喘控制测试(asthma control test,ACT)、使用峰速仪监测和记录呼气高峰流量(PEFR 值)及记录哮喘日记等;识别哮喘发作或加重的先兆,知晓哮喘急性发作的紧急处理方法;嘱患者随身携带止喘气雾剂,如速效 β_2-肾上腺素受体拮抗剂"万托林"等以有效预防和控制发作。

4. 用药指导 指导患者及家属按医嘱正确用药,积极配合治疗,不擅自减药或停药。帮助患者了解每一种药物的药名、用法、剂量、疗效、主要不良反应及如何减少或避免不良反应的发生,尤其是糖皮质激素吸入制剂的重要性及不良反应,使患者坚持用药。

5. 指导正确使用各种吸入装置 目前临床上使用的吸入装置种类较多,使用方法略有不同,在指导患者使用之前,应与患者一起仔细阅读说明书,然后演示正确使用方法,关键步骤为吸药后屏气 5~10 s,使较小的雾粒在更远的外周气道沉降,然后再缓慢呼气。如需要 2 喷,最好休息 3 min 后再喷第 2 次,指导患者反复练习直至正确掌握。一般先用支气管扩张剂,再用糖皮质激素等抗炎吸入剂,以更好发挥疗效。

6. 心理指导 指导患者保持有规律的生活和积极、乐观的情绪,特别向患者说明发病与精神因素和生活压力的关系。指导患者自我放松技术,鼓励患者积极参加适当的体育锻炼和娱乐活动,以调整情绪,提高机体抗病能力。动员与患者关系密切的人员如家人或朋友,参与对哮喘患者的管理,为其身心健康提供各方面的支持,并充分利用社会支持系统。

7. 定期门诊与急诊指导 指导患者坚持长期定期门诊随访,根据病情 1~6 个月门诊复诊 1 次;如出现哮喘加重、恶化的征象,在紧急处理的同时,应立即到医院就诊。

第五节　支气管扩张症

支气管扩张症(bronchiectasis)指直径大于 2 mm 中等大小的近端支气管由于管壁肌肉和弹性组织破坏引起的异常扩张,临床表现为慢性咳嗽、咳大量脓性痰液和(或)反复咯血。随着免疫接种和抗生素的应用,本病的发病率已明显降低。

【病因与发病机制】

支气管扩张的病因有先天性和继发性,由先天性发育缺陷和遗传性疾病引起者较少见,更多为继发性,重要的发病因素是支气管-肺组织感染和支气管阻塞。

1. 支气管-肺组织感染和阻塞 婴幼儿麻疹、支气管肺炎、百日咳等感染是最常见病因,反复感染对支气管管壁各层组织的破坏,削弱了平滑肌和弹性纤维对管壁的支撑作用,在咳嗽时支气管管腔内压增高,以及呼吸时胸腔负压的牵引,逐渐形成支气管扩张。支气管内膜结核引起管腔狭窄、阻塞可导致支气管扩张,肺结核纤维组织增生和收缩牵拉也可导致支气管变形扩张,由于多发于肺上叶,引流较好,痰量不多或无痰,故称之为"干性"支气管扩张。另外,肿瘤、异物吸入或因管外肿大淋巴结压迫引起支气管阻塞导致肺不张,由于失去肺泡弹性组织的缓冲,胸腔负压直接牵拉支气管管壁,也可导致支气管扩张。总之,感染引起支气管阻塞,阻塞又加重感染,两者互为因果,促使支气管扩张的发生与发展。

2. 支气管先天性发育缺损和遗传因素 此类支气管扩张症较少见,如支气管先天性发育障碍、肺囊性纤维化、Kartagener 综合征等患者所发生的支气管扩张。

3. 机体免疫功能失调 部分支气管扩张患者有不同程度的体液免疫和(或)细胞免疫功能异常,提示支气管扩张可能与机体免疫功能失调有关,如类风湿关节炎、系统性红斑狼疮、溃疡性结肠炎、克罗恩病、支气管哮喘等疾病可伴有支气管扩张。

【临床表现】

多数本病患者幼年、童年或青年期发病,呈慢性过程。典型症状如下:

（一）症状

1. 慢性咳嗽　伴大量脓痰,约90%的患者有此症状,晨起或入夜卧床时,由于体位变化,气道分泌物刺激支气管黏膜引起咳嗽、痰量增多。可根据痰量估计疾病严重程度:轻度<10 ml/d;中度10~150 ml/d;重度>150 ml/d。呼吸道感染急性发作时,黄绿色脓痰每天可达数百毫升;伴有厌氧菌混合感染时痰有恶臭。痰液静置后可分3层:上层为泡沫,中层为混浊黏液,下层为脓性物和坏死组织。

2. 反复咯血　从痰中带血到大量咯血,常由呼吸道感染诱发。若患者仅有反复咯血,平时无咳嗽、脓痰等呼吸道症状称之为"干性支气管扩张",其支气管扩张多发生于引流良好的部位,且不易感染。

3. 反复肺部感染　由于支气管扩张,清除气道分泌物的功能降低或丧失,导致支气管引流不畅,可发生同一肺段反复感染的症状,一旦大量脓痰排出后,症状随即减轻。

4. 慢性感染　中毒症状、消瘦、贫血,儿童生长发育迟缓。

（二）体征

早期或干性支气管扩张可无异常肺部体征。典型变化为病变部位持续存在湿啰音,部分患者有杵状指(趾)、贫血。如合并肺炎、肺脓肿、肺气肿等则出现相应体征。

【诊断要点】

根据反复发作的慢性咳嗽、咳大量脓性痰、反复咯血的典型临床表现,以及支气管炎迁延不愈或幼年时患麻疹、百日咳的病史;听诊有性质恒定、持久存在、部位固定的湿啰音;胸部X线或CT检查,支气管造影,纤维支气管镜检查,临床可做出诊断。注意与慢性支气管炎、肺脓肿、肺结核、先天性肺囊肿及弥漫性泛细支气管炎鉴别。

【治疗要点】

本病治疗原则是防治呼吸道反复感染,保持呼吸道引流通畅,必要时手术治疗。

（一）内科治疗

戒烟,避免受凉,加强营养,纠正贫血,增强体质及预防呼吸道感染。

1. 保持呼吸道通畅　用祛痰剂和支气管舒张剂稀释痰液,促进排痰,保持呼吸道引流通畅。再通过体位引流或纤维支气管镜吸痰,促进脓痰引流,控制继发感染和减轻全身中毒症状。

(1)祛痰药:口服溴己新8~16 mg、氨溴索30 mg或复方甘草合剂10 ml,每天3次。

(2)支气管舒张药:对于支气管反应性增高或炎性刺激而导致支气管痉挛影响痰液排出的患者,可使用β_2-受体激动剂或异丙托溴铵雾化吸入,或口服氨茶碱解除支气管痉挛。

(3)体位引流:有助于排出痰液,减少继发感染和全身中毒症状。对痰多、黏稠而不易咳出者,有时其作用强于抗生素治疗。

2. 控制感染　急性感染时根据病情、痰培养及药物敏感试验选用合适抗生素控制感染。一般轻症者常口服阿莫西林或氨苄西林,第一、二代头孢菌素,氟喹诺酮类或磺胺类抗生素;重症者常需第三代头孢菌素加氨基糖苷类联合静脉用药;如有厌氧菌感染者加用甲硝唑或替硝唑。

（二）手术治疗

病灶较局限且内科治疗无效者,应考虑手术治疗;若病变较广泛,或心肺功能严重障碍者不宜手术。

（三）营养支持治疗

对营养状态差者适当予以静脉营养药,如复方氨基酸、脂肪乳等。

【常见护理诊断/问题】

1. 清理呼吸道无效　与痰多黏稠、咳嗽无力、咳嗽方式有效性差有关。

2. 有窒息的危险　与痰液黏稠、大咯血有关。

3. 焦虑　与反复咯血及担心预后差有关。

4. 营养失调:低于机体需要量　与慢性感染导致机体消耗增多、咯血有关。

【护理措施】

1. 休息　急性感染或病情严重者应卧床休息。

2. 饮食护理　保证患者每天饮水 1500 ml 以上,充足的水分有利于稀释痰液,使痰液易于咳出。提供高热量、高蛋白质、富含维生素饮食,以改善机体营养状况,提高抵抗力。大咯血时应暂禁食。

3. 心理护理　大咯血时,医护人员应陪伴床边,使患者身心放松,防止喉头痉挛和屏气。如果患者过度紧张,可遵医嘱给予镇静剂。

4. 病情观察　观察痰液的量、颜色、气味和黏稠度,咳嗽、咳痰与体位的关系,有无咯血及咯血的量、性质,有无胸闷、气急、烦躁不安、面色苍白、神色紧张、出冷汗等异常表现,并密切观察体温、呼吸、心率、血压,做好记录。

5. 用药护理　根据药敏或痰培养结果选择抗生素,并规范抗生素的使用时间;痰液黏稠者可给予 0.45% 氯化钠溶液或 2%~3% 碳酸氢钠溶液雾化吸入,达到湿化气道、稀释痰液、促进痰液排出的目的。

6. 保持呼吸道通畅　患者取舒适体位,按指导进行有效咳嗽。痰液黏稠无力咳出者,可吸痰保持呼吸道通畅。重症患者在吸痰前后应提高吸氧浓度,以防吸痰引起低氧血症。大咯血时的抢救及护理参见本章第八节"肺结核"。

7. 体位引流　①引流前准备:向患者说明体位引流的目的及操作过程,消除其顾虑,取得患者配合。②引流宜安排在饭后 2 h 至饭前 30 min 进行,以免引起呕吐、误吸及影响食欲。③根据病变部位不同,采取相应的体位,使病变部位处于高处,引流支气管开口向下,借助重力作用促使痰液排出。必要时,对痰液黏稠者可先进行雾化吸入或用祛痰药(溴己新、氨溴索等)稀释痰液,以提高引流效果。④引流过程中应注意观察病情变化,如出现咯血、呼吸困难、头晕、发绀、出汗、疲劳等情况应及时停止。⑤每次 15~20 min,每天 2~3 次。⑥引流完毕,擦净口周,漱口,并记录排出的痰量和性质,必要时送检。体位引流不适用于生命体征不稳定、大咯血及肺功能极其低下不能耐受体位变化的患者。

【健康指导】

1. 对疾病相关知识的宣教　支气管扩张为不可逆病变,患者对此要有充分认识;说服患者戒烟;指导患者和家属学会监测病情,掌握体位引流的方法。

2. 避免诱发因素　积极防治麻疹、百日咳、支气管肺炎、肺结核,预防呼吸道感染,注意保暖,对预防支气管扩张有重要意义。

3. 休息与活动的指导　积极参加体育锻炼,增强机体免疫力和抗病能力。生活起居要有规律,注意劳逸结合,保证适当休息,防止情绪激动和过度活动诱发咯血。

4. 饮食指导　患者由于反复感染、大量排痰和反复咯血,体能消耗较大,应说明营养的补充对机体康复的重要性,使之能主动摄取必需的营养素,如高热量、高蛋白质及富含维生素的饮食,增强机体的抗病能力。

第六节 肺 炎

　　肺炎(pneumonia)是指终末气道、肺泡和肺间质的炎症,可由病原微生物、理化因素等引起。尽管新的强效抗生素不断投入应用,但其发病率和病死率仍然很高,其原因可能有病原体变迁、病原学诊断困难、易感人群结构改变,如社会人口老龄化、吸烟人群的低龄化、医院获得性肺炎发病率增高、不合理应用抗生素引起细菌耐药性增高、部分人群贫困化加剧等。老年人、伴有基础疾病或免疫功能低下者,如 COPD、应用免疫抑制剂、久病体衰、糖尿病、尿毒症、艾滋病等并发肺炎时病死率高。

　　肺炎可根据病因、患病环境和解剖加以分类。

　　1. 按病因分类 病因学分类对于肺炎的治疗有决定性意义。

　　(1)细菌性肺炎,如肺炎链球菌、金黄色葡萄球菌、甲型溶血性链球菌等需氧革兰氏阳性球菌;肺炎克雷伯杆菌、流感嗜血杆菌、铜绿假单胞菌等需氧革兰氏阴性杆菌;棒状杆菌、梭形杆菌等厌氧杆菌。

　　(2)非典型病原体所致肺炎,如支原体、军团菌和衣原体等。

　　(3)病毒性肺炎,如冠状病毒、腺病毒、呼吸道合胞病毒、流感病毒等。

　　(4)真菌性肺炎,如白色念珠菌、曲菌、放线菌等。

　　(5)其他病原体所致肺炎,如立克次体(如 Q 热立克次体)、弓形虫(如鼠弓形虫)、原虫(如卡氏肺囊虫)、寄生虫(如肺包虫、肺吸虫、肺血吸虫)等。

　　(6)理化因素所致的肺炎,如放射性损伤引起的放射性肺炎,重者可发展为肺广泛纤维化;吸入刺激性气体、液体等化学物质,亦可引起化学性肺炎,重者出现呼吸衰竭。过敏原引起机体的变态反应或异常免疫反应时,也可出现轻重不一的呼吸系统症状。

　　2. 按患病环境分类

　　(1)社区获得性肺炎(community acquired pneumonia,CAP):也称院外肺炎,是指在医院外罹患的感染性肺实质炎症,包括有明确潜伏期的病原体感染而在入院后平均潜伏期内发病的肺炎。传播途径为吸入飞沫、空气或血源传播。致病菌中肺炎链球菌比例虽在下降,但仍为最主要的病原体;非典型病原体所占比例在增加;耐药菌普遍。

　　(2)医院获得性肺炎(hospital acquired pneumonia,HAP):简称医院内肺炎,是指患者在入院时既不存在也不处于潜伏期,而是在住院 48 h 后发生的感染,也包括出院后 48 h 内发生的肺炎。常见病原体为肺炎链球菌、流感嗜血杆菌、金黄色葡萄球菌、铜绿假单胞菌、大肠杆菌、肺炎克雷伯杆菌。除了在医院外,在老年护理院和慢性病护理院生活的人群肺炎易感性亦高,临床特征和病因学分布介于 CAP 和 HAP 之间,可按 HAP 处理。

　　3. 按解剖分类

　　(1)大叶性肺炎:病原体先在肺泡引起炎症,经肺泡间孔(Cohn 孔)向其他肺泡扩散,致使病变累及单个、多个肺叶或整个肺段,又称肺泡性肺炎。主要表现为肺实质炎症,通常不累及支气管。致病菌多为肺炎链球菌。

　　(2)小叶性肺炎:病变起于支气管或细支气管,继而累及终末细支气管和肺泡,又称支气管性肺炎。病灶可融合成片状或大片状,密度深浅不一,且不受肺叶和肺段限制,区别于大叶性肺炎。病原体有肺炎链球菌、葡萄球菌、病毒、肺炎支原体等。

(3)间质性肺炎:以肺间质炎症为主,包括支气管壁、支气管周围间质组织及肺泡壁。由于病变在肺间质,呼吸道症状较轻,异常体征较少。可由细菌、支原体、衣原体、病毒或卡氏肺囊虫等引起。

肺炎的治疗原则为抗感染,辅以对症治疗和支持疗法,如止咳化痰、补充营养和水分等。休克型肺炎除早期使用足量有效的抗生素外,尚需补充血容量、纠正酸中毒、应用血管活性药物和糖皮质激素。本病大部分预后良好,免疫功能低下者预后较差,其主要死因为感染性休克。

【护理评估】

(一)健康史

肺炎的发生与微生物的侵入和机体防御能力的下降有关。吸入口咽部的分泌物或空气中的细菌、周围组织感染的直接蔓延、菌血症等均可成为微生物入侵的途径;吸烟、酗酒、年老体弱、长期卧床、意识不清、吞咽和咳嗽反射障碍、慢性或重症患者、长期使用糖皮质激素或免疫抑制剂、接受机械通气及大手术者均可因机体防御机制降低而继发肺炎。注意询问病前有无着凉、淋雨、劳累等诱因,有无上呼吸道感染史;有无 COPD、糖尿病等慢性病史;是否使用过抗生素、糖皮质激素、免疫抑制剂等;是否吸烟,吸烟量多少。患病后是否有食欲减退、恶心、呕吐、腹泻等表现。了解患者既往的健康状况。

(二)身体状况

1. 主要症状

(1)肺炎球菌肺炎:起病急,有高热,体温在数小时内可达 39~40℃,呈稽留热型,多伴寒战、全身肌肉酸痛、纳差;患侧胸部疼痛,可放射到肩、腹部,咳嗽或深呼吸时加重,患者常呈患侧卧位;咳嗽、咳痰,痰中可带血,典型者痰呈铁锈色;当肺炎病变范围广泛时,引起通气与血流的比值减低,出现低氧血症,表现为呼吸困难、发绀。

(2)革兰氏阴性杆菌肺炎:由革兰氏阴性杆菌感染引起的肺炎,中毒症状较重,早期即可出现休克、肺脓肿,甚至有心包炎的表现。患者起病急,高热、咳嗽、咳痰、胸痛,可有发绀、气急、心悸。其中,痰液为黏稠脓性、痰量多、带血,颜色呈灰绿色或砖红色、胶冻状,无臭味,多见于克雷伯杆菌肺炎;绿色脓痰见于铜绿假单胞菌感染。

(3)肺炎支原体肺炎:一般起病较为缓慢,起病初可有乏力、头痛、咽痛、咳嗽、发热、纳差、肌肉酸痛等表现。2~3 天后出现明显的呼吸道症状,如阵发性刺激性咳嗽,咳少量黏痰或黏液脓性痰,有时痰中带血。发热可持续 2~3 周,多无胸痛。约有 1/3 病例症状不明显。

(4)葡萄球菌肺炎:起病多急骤,可有寒战、高热、胸痛、咳嗽、咳痰,痰为脓性、量多、带血丝或呈粉红色乳状,常伴头痛、全身肌肉酸痛、乏力等。病情严重者早期即可出现周围循环衰竭症状。院内感染者通常起病较隐袭,体温逐渐上升,且有脓痰。

(5)病毒性肺炎:临床症状通常较轻,与支原体肺炎的症状相似。起病较急,发热、头痛、全身酸痛、乏力等较为突出,以后逐渐出现咳嗽、咳少量白色黏液痰、咽痛等呼吸道症状,少有胸痛。婴幼儿及老年人易发生重症病毒性肺炎,表现为呼吸困难、发绀、嗜睡、精神萎靡,严重者可发生休克、心力衰竭、呼吸衰竭等并发症。

2. 护理体检

(1)肺炎球菌肺炎患者多呈急性病容,双颊绯红,皮肤干燥,口角和鼻周可出现单纯性疱疹。有败血症者,皮肤黏膜可有出血点,巩膜黄染,心率增快或心律不齐。早期肺部体征无明显异常,肺实变时有典型体征,如呼吸动度减低、语颤增强、叩诊呈浊音,并可闻及支气管呼吸音,消散期可闻及湿啰音。

(2)革兰氏阴性杆菌肺炎病变范围大者可有肺实变体征,双肺下野及背部可闻及湿啰音。肺炎支原体肺炎患者体征多不明显,可有咽部中度充血,肺部干、湿啰音,耳镜可见鼓膜充血甚至出血。病毒性肺炎胸部体征不突出,有时偶可在下肺闻及湿啰音。

3. 并发症 休克型或中毒性肺炎可发生于多种病原体所致的肺炎。肺炎球菌引起者,病情一般较轻;金黄色葡萄球菌及革兰氏阴性杆菌引起者,多较险恶。一般多在肺炎早期发生,有高热或体温不升,血压降到 80/50 mmHg 以下,四肢厥冷、多汗,少尿或无尿、脉快、心音弱,伴烦躁、嗜睡及意识障碍等表现。

(三) 心理-社会状况

肺炎起病多急骤,短期内病情严重,加之高热和全身中毒症状明显,患者及家属常深感不安。当出现较严重的并发症时,患者会表现出忧虑和恐惧。

【主要护理诊断/问题】

1. 气体交换受损 与肺部病变广泛所致有效呼吸面积减少有关。

2. 清理呼吸道无效 与痰液过多、黏稠或咳痰无力有关。

3. 体温过高 与肺部感染有关。

4. 疼痛 与炎症累及胸膜有关。

5. 潜在并发症:感染性休克 与细菌毒素直接损害微循环,引起组织灌注不足有关。

【护理目标/评价】

(1)患者呼吸平稳,发绀消失。

(2)咳嗽、咳痰症状减轻,呼吸道通畅。

(3)体温逐渐恢复至正常范围。

(4)患者疼痛减轻或消失。

(5)感染控制,未发生休克。

【护理措施】

(一) 改善呼吸状况

(1)急性期要强调卧床休息的重要性,尤其对于体温尚未恢复正常的患者。卧床休息可以减少组织耗氧量,利于机体组织的修复。协助患者取半卧位,以增强肺通气量,减轻呼吸困难。应尽量将治疗、检查与护理操作集中进行,避开患者的睡眠和进餐时间,以确保患者得到充分的休息。

(2)注意患者呼吸频率、节律、深度和型态的改变;观察皮肤黏膜的色泽和意识状态;监测白细胞计数和分类、动脉血气分析结果。气急发绀者用鼻导管或鼻塞法给氧,流量一般为 2~4 L/min,以迅速提高血氧饱和度,纠正组织缺氧,改善呼吸困难,使患者呼吸渐趋平稳,发绀减轻或消失。

(3)室内应阳光充足、空气新鲜,室内通风每日 2 次,每次 15~30 min,但要注意避免患者受凉。病房环境保持整齐、清洁、安静和舒适,并适当限制探视。室温应保持在 18~20℃,湿度以 55%~60% 为宜,以防止因空气过于干燥、气管纤毛运动功能降低而导致排痰不畅。

（二）清除痰液，保持气道通畅

指导患者进行有效的咳嗽，协助排痰，采取翻身、拍背、雾化吸入等措施。对痰量较多且不易咳出者，可遵医嘱应用祛痰剂。

（三）监测体温，观察病情

1. 观察体温 每 4 h 测量体温、脉搏和呼吸一次，体温骤变时应随时测量并记录。观察体温热型及变化规律，高热时予以物理降温，寒战时应注意保暖，适当增加被褥。高热持续不退者，应遵医嘱给予解热镇痛药物。

2. 补充营养和水分 高热时消化吸收能力降低，机体分解代谢增加，糖类、蛋白质、脂肪及维生素等营养物质消耗增多，故应给予高热量、高蛋白质、维生素丰富、易消化的流质或半流质饮食。鼓励患者多饮水，每日摄水量应在 2000 ml 以上。高热、暂不能进食者则需静脉补液，但须注意控制滴速，以免引起肺水肿。

（四）缓解不适，加强身心护理

1. 缓解疼痛 胸痛患者宜采取患侧卧位，通过减小呼吸幅度来减轻局部疼痛。对早期干咳而胸痛明显者，可遵医嘱使用镇咳剂治疗，如可待因等。

2. 保持口腔、皮肤的清洁 高热时，由于水分消耗过多及胃肠道消化吸收障碍，导致体液不足，唾液分泌减少，引起口腔黏膜干燥、口唇干裂，出现疱疹、炎症甚至口腔溃疡。因此，应定时清洁口腔，保持口腔的清洁湿润，在清晨、餐后及睡前协助患者漱口，口唇干裂可涂润滑油保护。患者退热时，出汗较多，应勤换床单、衣服，保持皮肤干燥清洁。

3. 心理护理 以通俗易懂的语言耐心地讲解有关疾病的知识，各种检查、治疗和护理的目的，解除患者紧张、焦虑等不良心理，使之身心愉快，并积极主动配合各项操作，促进疾病的迅速康复。

（五）休克型肺炎的观察与护理

（1）将患者安置在监护室，抬高头胸部和下肢约 30°，取仰卧位，以利于呼吸和静脉血的回流，增加心输出量。尽量减少搬动，注意保暖。

（2）迅速采用鼻导管吸氧，流量为 4~6 L/min，维持 PaO_2>60 mmHg。如患者发绀明显或发生抽搐时需适当加大吸氧浓度，以改善组织器官的缺氧状态。给氧前应注意清除气道内分泌物，保证呼吸道通畅，达到有效吸氧、高流量吸氧。

（3）迅速建立两条静脉输液通道，遵医嘱给予扩容、纠正酸中毒、应用血管活性药物和糖皮质激素等抗休克治疗及应用抗生素进行抗感染治疗，以恢复正常组织灌注，改善微循环功能。

1）扩充血容量：是抗休克的最基本措施。一般先输低分子右旋糖酐，以迅速扩充血容量、降低血黏稠度、疏通微循环、防止弥散性血管内凝血（DIC）的发生；继之输入 5% 葡萄糖盐水、复方氯化钠溶液、葡萄糖溶液等。输液速度应先快后慢，输液量宜先多后少，随时监测患者一般情况、血压、尿量、尿比重、血细胞比容等；可在中心静脉压的监测下决定补液的量和速度，中心静脉压<5 cmH_2O 可放心输液，达到 10 cmH_2O 应慎重，输液不宜过快，以免诱发急性心力衰竭。下列证据提示血容量已补足：口唇红润、肢端温暖、收缩压>90 mmHg、尿量>30 ml/h。如血容量已补足，尿量<400 ml/d，尿比重<1.018，应及时报告医生，注意有无急性肾衰竭。

2）纠正酸中毒：可以增强心肌收缩力，改善微循环。常用 5% 碳酸氢钠溶液静脉滴注。

碱性药物因配伍禁忌较多,可集中先行输入,后给予其他药物。

3)血管活性药物:在补充血容量和纠正酸中毒后,末梢循环仍无改善时可应用血管活性药物,如多巴胺、酚妥拉明、间羟胺等。血管活性药物应由单独一路静脉输入,并随时根据血压的变化来调整滴速,维持收缩压在 90~100 mmHg 为宜,以保证重要器官的血液供应。若滴入剂量不足或速度过慢,则血压不能很快回升;若滴注速度太快或浓度过高,患者就会出现剧烈头痛、头晕、恶心、呕吐及烦躁不安的表现,故应注意观察用药后的反应。滴注多巴胺时,要注意药液不得外溢至组织中,以免引起局部组织的缺血坏死。

4)糖皮质激素的应用:病情严重、经以上药物治疗仍不能控制者,可使用糖皮质激素,以解除血管痉挛,改善微循环,稳定溶酶体膜,以防溶酶体酶的释放,从而达到抗休克的作用。常用氢化可的松、地塞米松加入葡萄糖液中静脉滴注。

5)抗感染治疗:应早期使用足量有效的抗生素,重症患者常需联合用药并经静脉给药。用药过程中应注意观察疗效和毒副作用,发现异常及时报告并处理。

（六）用药护理

注意观察药物的疗效和毒副作用,发现异常及时报告。

本病一经诊断应立即开始抗生素治疗。肺炎球菌肺炎应首选青霉素。用药途径及剂量视病情轻重及有无并发症而定。对于成年轻症患者,可用 240 万单位/日,分 3 次肌内注射;病情较重者,可用 240 万~480 万单位/日,静脉滴注,每 6~8 h 一次;重症及并发脑膜炎者,每日剂量可增至 1000 万~3000 万单位,分 4 次静脉滴注。静脉滴注时,每次量尽可能在 1 小时内滴完,以维持有效血浓度。对青霉素过敏者,可用喹诺酮类、头孢菌素等。抗生素疗程一般为 14 天,或在热退后 3 天停药,或由静脉用药改为口服,维持数日。

革兰氏阴性杆菌肺炎的预后较差,病死率高,故及早使用有效抗生素,使用之前应做药敏试验。院内感染的重症肺炎在未明确致病菌前,即可给予氨基糖苷类抗生素与半合成青霉素或第二、第三代头孢菌素。宜大剂量、长疗程、联合用药,以静脉滴注为主,辅以雾化吸入。目前,针对克雷伯杆菌肺炎,主要是用第二、第三代头孢菌素联合氨基糖苷类抗生素。对铜绿假单胞菌有效的抗生素有 β-内酰胺类、氨基糖苷类及氟喹诺酮三类。流感嗜血杆菌肺炎的治疗首选氨苄西林,氨基糖苷类抗生素与红霉素联用亦有协同作用。使用氨基糖苷类抗生素时,要注意观察药物对肾功能及听神经的损害,如出现尿量减少、管型尿、蛋白尿、尿比重下降或血尿素氮、肌酐升高,或耳鸣、眩晕甚至听觉障碍等,应及时通知医生予以调整剂量或改用其他有效的抗生素。

肺炎支原体肺炎可在 3~4 周自行消散。早期使用适当的抗生素可以减轻症状,缩短疗程至 7~10 日。治疗首选大环内酯类抗生素,如红霉素,成人每日剂量 2 g。口服红霉素因食物会影响其吸收,故应在进食后一段时间给药,口服红霉素前或当时,嘱患者不要饮用酸性饮料(如橘子汁等)以免降低疗效。红霉素静脉滴注时速度不宜过快,浓度不宜过高,以免引起疼痛及静脉炎。罗红霉素、阿奇霉素疗效亦佳,且不良反应少。

葡萄球菌肺炎宜早期选用敏感的抗菌药物,如青霉素,用量通常大于常规剂量。近年来,金黄色葡萄球菌对青霉素的耐药率已高达 90% 左右。因此,可选用耐青霉素酶的半合成青霉素或头孢菌素,如苯唑西林钠、头孢呋辛钠等。临床选择抗生素时应参考细菌培养的药物敏感试验。

对于病毒性肺炎,主要以对症治疗为主。可选用抗病毒药物,如金刚烷胺、利巴韦林(病毒唑)、阿昔洛韦、阿糖腺苷等。抗生素治疗无效时,还可选用中草药和生物制剂治疗。

若继发细菌感染,可选用相应抗生素。

（七）健康指导

（1）向患者介绍有关肺炎的基本知识,避免受凉、过劳或酗酒,平时应注意锻炼身体,尤其要加强耐寒锻炼,并协助制订和实施锻炼计划。

（2）增加营养物质的摄取,保证充足的休息睡眠时间,以增加机体的抵抗力。

（3）老年人及久病卧床的慢性患者,更应根据天气的变化随时增减衣物,积极避免各种诱因,预防呼吸道感染。必要时可进行预防接种。

（4）出院后需继续用药者应做好用药指导,了解药物的作用、用法、疗程和不良反应,定期随访。

第七节　肺　脓　肿

肺脓肿(lung abscess)是由多种病原菌引起的肺部化脓性感染。早期为肺组织的化脓性炎症,继而坏死、液化,由肉芽组织包绕形成脓肿。临床特征为高热、咳嗽和咳大量脓臭痰,典型 X 线显示肺实质圆形空腔伴含气液平面。本病可见于任何年龄,青壮年男性及年老体弱有基础疾病者多见。自抗生素广泛应用以来,肺脓肿发病率明显降低。

急性肺脓肿的主要病原体是细菌,包括厌氧菌、需氧菌和兼性厌氧菌。厌氧菌感染占主要地位。免疫力低下者,如接受化学治疗、白血病或艾滋病患者,其病原菌也可为真菌。根据不同病因和感染途径,肺脓肿可分为三种类型。①吸入性肺脓肿:临床上最多见的类型,病原体多为厌氧菌。病原体经口、鼻、咽吸入致病,误吸是主要原因。在极度疲劳、熟睡、神志不清、意识障碍、全身麻醉或气管插管等情况下容易发生误吸,龋齿、牙槽脓肿、扁桃体炎、鼻窦炎等脓性分泌物、口、鼻、咽部手术后的血块、呕吐物等,经气管吸入肺内,造成细支气管阻塞,病原菌迅速繁殖致病。吸入性肺脓肿常为单发性,右总支气管较粗而陡直,故右侧多发。②继发性肺脓肿:可继发于某些肺部疾病,如细菌性肺炎、支气管扩张、空洞型肺结核、支气管囊肿、支气管肺癌等感染。支气管异物堵塞,是导致小儿肺脓肿的重要因素。邻近器官的化脓性病变蔓延至肺,如食管穿孔感染、膈下脓肿、肾周围脓肿及脊柱脓肿等均可波及肺组织引起肺脓肿。③血源性肺脓肿:因皮肤外伤感染、疖、痈、骨髓炎所致的败血症及脓毒血症,病原菌、脓栓经血行播散到肺,引起小血管栓塞、肺组织化脓性炎症、坏死而形成肺脓肿。致病菌多为金黄色葡萄球菌、表皮葡萄球菌等。

本病的治疗原则是抗生素治疗和痰液引流。一般选用青霉素,对青霉素过敏或不敏感者,可用林可霉素、克林霉素或甲硝唑等药物,疗程宜持续 8~12 周,直至胸片上空洞和炎症完全消失,或仅有少量稳定的残留纤维化。若疗效不佳,要注意根据细菌培养和药物敏感试验结果选用有效抗菌药物。痰液引流可缩短病程,提高疗效。若急性肺脓肿治疗不彻底,或支气管引流不畅,导致大量坏死组织残留脓腔内,炎症持续存在,转变为慢性肺脓肿。临床上将 3~6 个月或更长时间不能愈合的肺脓肿,称为慢性肺脓肿。下列情况考虑手术治疗:①肺脓肿病程超过 3 个月,经内科治疗,病变未见明显吸收,并有反复感染,或脓腔过大(直径>5 cm)不易吸收者。②大咯血内科治疗无效或危及生命者。③并发支气管胸膜瘘或脓胸经抽吸、冲洗治疗效果不佳者。④怀疑肿瘤阻塞时。

【护理评估】

（一）健康史

评估有无脑血管意外、气道阻塞、化疗、应用免疫抑制剂、口腔及上呼吸道感染（如龋齿、牙龈脓肿、扁桃体炎、鼻窦炎等）、肺部疾病（如细菌性肺炎、慢性纤维空洞型肺结核、支气管扩张、支气管肺癌等）、邻近器官化脓性感染（如食管穿孔感染、膈下脓肿、肾周围脓肿及脊柱脓肿等）、皮肤感染、骨髓炎等。患者有无全身麻醉、受寒等病史。

（二）身体状况

1. 主要症状 急性肺脓肿患者，起病急骤，寒战、高热，体温达 39~40℃，伴有咳嗽、咳少量黏液痰或黏液脓性痰，厌氧菌感染时痰带腥臭味。病变范围大时，可有气急伴精神不振、全身乏力和食欲减退。炎症累及胸膜，可出现患侧胸痛。如感染不能及时控制，于发病的 10~14 天，突然咳出大量脓臭痰及坏死组织，每天量可达 300~500 ml，静置后可分为 3 层。咳出大量脓痰后，体温开始下降，全身症状随之好转。约 1/3 患者有不同程度的咯血。偶有因大量脓痰、咯血而突然窒息死亡者。一般情况下，数周内逐渐恢复正常。若肺脓肿破溃到胸膜腔，则有突发性胸痛、气急，出现脓气胸。血源性肺脓肿多先有原发病灶引起的畏寒、高热等全身脓毒血症的表现，经数日或数周后才出现咳嗽、咳痰，痰量不多，极少咯血。慢性肺脓肿患者除咳嗽、咳脓痰、反复发热和咯血外，还有贫血、消瘦等慢性消耗症状，持续数周至数月。

2. 护理体检 肺部体征与肺脓肿的大小、部位有关。病变大而浅表者，可有实变体征，异常支气管呼吸音；病变累及胸膜，有胸膜摩擦音或胸腔积液体征。慢性肺脓肿常有杵状指（趾）、贫血和消瘦。血源性肺脓肿体征多为阴性。

3. 并发症 有脓胸、脓气胸和支气管胸膜瘘等。

【主要护理诊断/问题】

1. 体温过高 与肺组织炎症性坏死及脓液阻塞支气管有关。

2. 清理呼吸道无效 与大量脓痰聚积有关。

3. 营养失调：低于机体需要量 与肺部感染导致机体消耗增加有关。

4. 潜在并发症 脓胸、脓气胸、支气管胸膜瘘、转移性脓肿。

【护理目标/评价】

（1）体温逐渐恢复正常。

（2）咳嗽、咳痰症状减轻，呼吸道通畅。

（3）营养改善，体重逐渐恢复正常。

（4）未发生脓胸、脓气胸、支气管胸膜瘘、转移性脓肿。

【护理措施】

（一）保持呼吸道畅通

1. 环境与休息 肺脓肿患者咳痰量大，常有厌氧菌感染，痰有臭味，应经常开窗、通风，保持室内空气流通和适宜的温湿度，注意保暖，避免受凉。急性期应卧床休息，症状好转后适当增加活动量。

2. 病情观察 要注意观察痰的颜色、性质、气味和静置后是否分层。准确记录 24 h 痰液排出量。当发现血痰时，应及时报告医生；咯血量大时需严密观察病情变化，准备好抢救药品和用品，嘱患者取患侧卧位，头偏向一侧，警惕大咯血或窒息的突然发生。对呼吸困难、发绀、胸痛明显者,应警惕脓气胸发生。

3. 排痰护理 应鼓励患者进行有效的咳嗽,经常活动和变换体位,以利痰液排出。鼓励患者增加液体摄入量,使脓痰稀释易于咳出。给予雾化吸入,以利痰液稀释、排出。痰液引流是治疗肺脓肿的重要措施,身体状况允许时可采用体位引流,有利于大量脓痰排出体外,减轻感染程度。根据病变部位采用肺段、支气管引流的体位,使支气管内痰液借重力作用,经支气管、气管排出体外。具体措施参见本章第一节相关内容。对脓痰甚多,且体质虚弱的患者应监护,以免大量脓痰涌出但无力咳出而窒息。年老体弱、呼吸困难明显者或在高热、咯血期间不宜行体位引流。必要时应用负压吸痰。

4. 口腔护理 肺脓肿患者高热时间较长,唾液分泌减少,口腔黏膜干燥;同时大量脓臭痰利于细菌繁殖,易引起口腔炎及黏膜溃疡;大量抗生素的应用,易因菌群失调诱发真菌感染。因此要在晨起、饭后、睡前、体位引流后协助患者漱口,做好口腔护理。

5. 用药护理 遵医嘱给予抗生素、祛痰药、支气管舒张药,注意观察药物疗效及副作用。

(二)改善营养状况

评估患者的营养状况,制订切实可行的饮食营养摄入计划。营造良好的进餐环境,保证食物的色、香、味,以增进食欲及促进消化液的分泌。应给予清淡、易消化的高热量、高蛋白质、高维生素、低脂肪饮食,摄入足够热量及水分,必要时静脉增加营养。每周监测体重。

(三)健康指导

(1)指导患者应彻底治疗口腔、上呼吸道慢性感染病灶如龋齿、化脓性扁桃体炎、鼻窦炎、牙周溢脓等。重视口腔清洁,经常漱口,多饮水,预防口腔炎的发生。积极治疗皮肤外伤感染、痈、疖等化脓性病灶,不挤压痈、疖,防止血源性肺脓肿的发生。不酗酒。

(2)教会患者有效咳嗽及时排出呼吸道异物,防止吸入性感染。指导慢性病、年老体弱患者家属经常为患者翻身、叩背,促进痰液排出。

(3)抗生素治疗非常重要,但需时较长,为防止病情反复,应遵从治疗计划。

第八节 肺 结 核

肺结核(pulmonary tuberculosis)是由结核杆菌侵入人体引起的肺部慢性传染性疾病。排菌肺结核患者为重要传染源。结核杆菌可累及全身多个脏器,但以肺结核最常见,临床常有低热、乏力等全身症状和咳嗽、咯血等呼吸系统表现。据世界卫生组织报道,目前结核杆菌感染者占全球人口近1/3,其中活动性肺结核患者约2000万,每年新发结核患者800万~1000万,每年约有180万人死于结核病,结核病已成为全世界成人因传染病死亡的主要疾病之一。我国是全球22个结核病高负担国家之一,活动性肺结核患者数居世界第2位,应引起人们的高度关注。

【病因与发病机制】

(一)结核杆菌

结核杆菌属分枝杆菌,分为人型、牛型及鼠型等种类。前两型,尤其是人型是人类结核病的主要病原菌;牛型结核杆菌可经饮用未消毒的带菌牛奶引起肠道结核杆菌感染。结核杆菌具有以下生物学特性:

1. 抗酸性结核杆菌　耐酸染色呈红色,可抵抗盐酸酒精的脱色作用,故又称为抗酸杆菌。一般细菌无抗酸性,因此,抗酸染色是鉴别分枝杆菌和其他细菌的方法之一。

2. 生长缓慢结核杆菌　为需氧菌,其适宜温度为37℃;生长缓慢,增殖一代需14~20 h;对营养有特殊要求,培养时间一般为2~8周。

3. 抵抗力强结核杆菌　对干燥、低温、酸、碱的抵抗力较强,在干燥环境中可存活数月或数年,在室内阴暗、潮湿处可存活数月。结核杆菌的灭菌方法:①焚烧,将痰吐在纸上直接焚烧是最简易的灭菌方法;②紫外线,结核杆菌对紫外线较敏感,衣服、被褥在阳光下曝晒2~7 h可杀菌,病房空气常用紫外线灯照射消毒30 min可达到杀菌作用;③湿热,对结核杆菌杀伤力强,煮沸5 min即可杀死结核杆菌;④化学消毒剂,70%的乙醇在2 min内可杀灭结核杆菌;含氯消毒剂对结核杆菌有较强的杀灭作用,1000 mg/L有效氯在不含有机物条件下作用4 min,可杀灭结核杆菌,一般性污染物可用2000 mg/L有效氯浸泡30 min达到消毒目的。

4. 菌体成分复杂结核杆菌　菌体成分复杂,主要是类脂质、蛋白质和多糖类。类脂质占菌体成分总量的50%~60%,与病变组织坏死、干酪液化、空洞发生及结核变态反应有关。菌体蛋白质以结合形式存在,是结核菌素的主要成分,可诱发皮肤变态反应。多糖类与免疫应答有关。

（二）结核病的传播

1. 传染源　肺结核的传染源是排菌的肺结核患者,传染性的大小取决于痰内菌量的多少。直接涂片法查出结核杆菌者属于大量排菌,直接涂片阴性而培养阳性者属微量排菌。

2. 传播途径　结核病主要经呼吸道飞沫传播,通过咳嗽、打喷嚏、大笑、大声谈话、随地吐痰等方式把含有结核杆菌的微滴排到空气中而传播;经消化道和皮肤等途径传播现已少见。

3. 易感人群　①遗传学因素:黑种人和因纽特人易感性高;②未接种卡介苗的新生儿或接种卡介苗后免疫力自然消退的儿童;③免疫力降低者,如老年人、糖尿病患者、艾滋病患者及长期使用皮质激素、免疫抑制剂药物的患者;④营养不良、过度劳累、居住拥挤、流动人口等;⑤与肺结核患者密切接触者,如肺结核患者的家庭成员、医务人员。

4. 影响传染性的因素　肺结核传染性的大小取决于患者排出结核杆菌量的多少、空间含结核杆菌微滴的密度及通风情况、接触的密切程度和时间长短及接触者个体的免疫力状况。通风换气减少空间微滴密度是减少肺结核传播的有效措施。

（三）结核杆菌感染和肺结核的发生与发展

结核病在人体的发生有两个阶段:第一阶段是个体受到结核杆菌的感染;第二阶段是感染的个体发展为结核病,在感染后的两年内发展为活动性结核病的风险最大,潜伏感染可持续终身。

1. 原发感染　当首次吸入含菌微滴后,是否感染取决于结核杆菌的毒力和肺泡内巨噬细胞固有的吞噬杀菌能力。如果结核杆菌能够存活并在肺泡内巨噬细胞内、外生长繁殖,这部分肺组织即出现炎性病变,称为原发病灶。原发病灶中的结核杆菌沿着肺内引流淋巴管到达肺门淋巴结,引起淋巴结肿大,原发病灶和肿大的气管、支气管及淋巴结合称为原发综合征。大多数病灶可自行吸收或钙化,但仍然有少量结核杆菌没被消灭,长期处于休眠期,成为继发性结核的潜在来源。少数患者因免疫反应强烈或免疫力低下,原发病灶可扩大呈干酪样坏死,形成空洞或干酪样肺炎。

2. 结核病的免疫和迟发性变态反应

（1）免疫力:结核病主要的免疫保护机制是细胞免疫。人体对结核杆菌的免疫力分为非特异性免疫力(先天或自然免疫力)和特异性免疫力(后天性免疫力),特异性免疫力是通过接种卡介苗或感染结核杆菌后所获得的免疫力,其免疫力强于自然免疫。机体免疫力强可防止发病或使病情减轻,而营养不良、婴幼儿、老年人、糖尿病、硅沉着病(矽肺)、艾滋病及使用糖皮质激素、免疫抑制剂等使人体免疫功能低下时,容易受结核杆菌感染而发病,或使原有稳定的病灶重新活动。

(2)变态反应:结核杆菌侵入人体后4~8周,组织对结核杆菌及其代谢产物所发生的敏感反应称为变态反应,为第Ⅳ型(迟发型)变态反应,可通过结核菌素试验来测定。

(3)科赫(Koch)现象:1890年科赫观察到,将结核杆菌皮下注射到未感染的豚鼠,10~14天后注射局部皮肤红肿、溃烂,形成深溃疡,不愈合,最后豚鼠因结核杆菌播散至全身而死亡;而对4~6周前受少量结核杆菌感染和结核菌素皮肤试验阳转的豚鼠,皮下注射同等剂量的结核杆菌,2~3天后局部出现红肿,形成浅表溃烂,继之较快愈合,无淋巴结肿大,无播散和死亡。这种机体对结核杆菌初次感染和再次感染所表现出不同反应的现象称为科赫(Koch)现象,较快的局部红肿和表浅溃烂是由结核菌素诱导的迟发性变态反应的表现;结核杆菌无播散、引流淋巴结无肿大、溃疡较快愈合是免疫力增强的反应。

3. 继发性结核 指原发性结核感染时期遗留的潜在病灶中的结核杆菌重新活动而发生的结核病,又称为内源性复发。另一种观点认为继发性结核病是由于受到结核杆菌的再感染而发病,称为外源性重染。继发性肺结核的发病方式有两种,一种发病慢,症状少而轻,多发生在肺尖或锁骨下,痰涂片阴性,预后良好;另一种发病快,几周时间即出现广泛病变、空洞和播散,痰涂片阳性,这类患者多为青春期女性或营养不良、抵抗力低下及免疫功能受损者。继发性肺结核病有明显的临床症状,容易出现空洞和排菌,具有传染性,是防治工作的重点。痰涂片检查阳性的肺结核不经治疗,预后极差,5年内死亡率约为50%,另各有25%发展为慢性排菌者和自然痊愈。

4. 结核病的基本病理改变 其基本病理变化是炎性渗出、增生(结核结节形成)和干酪样坏死,以破坏与修复同时进行为特点,上述3种病理变化多同时存在,或以某种变化为主,且可相互转化,此取决于结核杆菌的感染量、毒力大小及机体的抵抗力和变态反应状态。渗出性病变主要出现在结核性炎症初期或病变恶化复发时;当病灶内菌量少而机体抵抗力较强或病变处于恢复阶段时则以增生性病变为主;干酪样坏死病变多发生在结核杆菌毒力强、感染菌量多、机体超敏反应增强、抵抗力低下的情况下。干酪样坏死镜检为红染无结构的颗粒状物质,含脂质多,肉眼观察坏死组织呈黄色,状似乳酪,故称干酪样坏死,是结核病的特征性病理改变。坏死组织液化排出形成空洞。干酪灶内含结核杆菌量大,传染性强,肺组织坏死已不可逆。

【临床表现】

各型肺结核的临床表现具有以下共同之处:

(一)症状

1. 全身症状 发热最常见,多为长期午后低热;部分患者有乏力、自汗、食欲减退、体重减轻;育龄女性可有月经失调或闭经。

2. 呼吸系统症状

(1)咳嗽、咳痰:多为干咳或有少量白色黏液痰;有空洞形成或合并细菌感染时,痰量增多;合并支气管内膜结核者为刺激性咳嗽。

(2)咯血:1/3~1/2的患者出现不同程度咯血,多为小量咯血,少数人可大量咯血,甚至发生失血性休克或窒息。

（3）胸痛：病变累及壁层胸膜时出现胸痛，性质多为刺痛，并随呼吸和咳嗽而加重。

（4）呼吸困难：多见于病变广泛、大量胸腔积液、干酪样肺炎或纤维空洞性肺结核患者。

（二）体征

肺结核患者的体征取决于病变的性质和范围，病变范围小或深者多无异常体征；当肺部渗出病变范围较大时可有肺实变体征；慢性纤维空洞型肺结核或胸膜粘连增厚者可出现胸廓塌陷，纵隔及气管向患侧移位；结核性胸膜炎早期有局部性胸膜摩擦音，以后有胸腔积液体征；支气管结核可有局限性哮鸣音。

（三）并发症

肺结核可合并自发性气胸、脓气胸、支气管扩张等；结核杆菌可随血行播散并发淋巴结、脑膜、骨及泌尿生殖器官等肺外结核。

【诊断要点】

（一）肺结核分类标准

1. 原发型肺结核　包括原发综合征和胸内淋巴结结核，多见于儿童及从偏远山区、农村初次进城的成人。症状多轻微而短暂，有结核病家庭接触史，结核菌素试验多为强阳性。X 线胸片表现为哑铃型阴影，即原发病灶、引流淋巴管炎和肿大的肺门淋巴结，形成典型的原发综合征。原发病灶一般吸收较快，不留任何痕迹。

2. 血行播散型肺结核　包括急性血行播散型肺结核（急性粟粒型肺结核）、亚急性及慢性血行播散型肺结核。急性粟粒型肺结核常见于婴幼儿和青少年，特别是营养不良、长期应用免疫抑制剂导致免疫力低下时，大量结核杆菌在较短时间内多次侵入血液循环，血管通透性增加，结核杆菌进入肺间质，并侵犯肺实质，形成典型的粟粒大小的结节。起病急，有全身毒血症状，常伴发结核性脑膜炎。X 线显示双肺满布粟粒状阴影，大小、密度和分布均匀，结节直径 2 mm。若人体抵抗力较强，少量结核杆菌分批经血液循环进入肺部，病灶常大小不均匀、新旧不等，在双上、中肺野呈对称性分布，为亚急性及慢性血行播散型肺结核。

3. 继发型肺结核　多见于成人，病程长，易反复。X 线表现为多态性，好发在上叶尖后段和下叶背段。痰结核杆菌检查常为阳性。

（1）浸润性肺结核：浸润渗出性结核病变和纤维干酪增殖病变多发生在肺尖和锁骨下。X 线显示为片状、絮状阴影，可融合和形成空洞。渗出病变易吸收，纤维干酪增殖病变吸收很慢，可长期无变化。

（2）空洞性肺结核：由于干酪渗出病变溶解形成空洞，洞壁不明显，有多个空腔，形态不一。空洞性肺结核多有支气管播散，临床表现为发热、咳嗽、咳痰和咯血等。空洞性肺结核患者痰中常有排菌。

（3）结核球：干酪样坏死灶部分消散后，周围形成纤维包膜；或空洞的引流支气管阻塞，空洞内干酪样物质不能排出，凝成球形病灶，称"结核球"。

（4）干酪样肺炎：发生于免疫力低下、体质衰弱、大量结核杆菌感染的患者，或有淋巴结支气管瘘，淋巴结中的大量干酪样物质经支气管进入肺内。大叶性干酪样肺炎 X 线呈大叶性密度均匀的磨玻璃状阴影，逐渐出现溶解区，呈虫蚀样空洞，可有播散病灶，痰中能查出结核杆菌。小叶性干酪样肺炎的症状和体征比大叶性干酪样肺炎轻，X 线呈小叶斑片播散病灶，多发生在双肺中下部。

(5)纤维空洞性肺结核:病程长,反复进展恶化,肺组织破坏及肺功能受损严重,双侧或单侧出现纤维厚壁空洞和广泛的纤维增生,造成肺门抬高,肺纹理呈下垂样,纵隔向患侧移位,健侧代偿性肺气肿。

4. 结核性胸膜炎　包括结核性干性胸膜炎、结核渗出性胸膜炎、结核性脓胸。

5. 其他肺外结核　按部位和脏器命名,如骨关节结核、肾结核、肠结核等。

6. 菌阴肺结核　指3次痰涂片及1次痰培养阴性的肺结核。

（二）诊断要点

活动性与转归的判断应根据患者的临床表现、X线胸片及痰菌等进行综合判断,可有以下3期转归。①进展期:应具备下述1项,即新发现的活动性病变,新出现空洞或增大,痰菌阳转,病变较前增多、恶化;②好转期:病变较前吸收好转,痰菌减少或阴转,空洞缩小或闭合,需具备上述1项;③稳定期:病变无活动性,空洞关闭,痰菌阴性(每月至少查痰1次)持续6个月以上。若空洞仍然存在,则痰菌需持续阴性1年以上。

1. 菌（涂）阳肺结核病

(1)初诊肺结核病患者,直接痰涂片镜检2次痰菌阳性。

(2)1次涂片阳性+1次培养阳性。

(3)虽1次涂片阳性,但经病例讨论会或主管专业医师确认,胸片显示活动性肺结核病变阴影。

2. 菌（涂）阴肺结核病

(1)典型肺结核病临床和胸部X线表现。

(2)抗结核治疗有效。

(3)临床可排除其他非结核性肺部疾患。

(4)结核菌素试验(PPD)试验强阳性,血清抗结核抗体阳性。

(5)痰结核菌PCR+探针检测呈阳性。

(6)肺外组织病理证实结核病变。

(7)支气管肺泡灌洗液检出抗酸分枝杆菌。

(8)支气管或肺组织病理证实结核病变。

具备(1)~(6)中3项或(7)、(8)中任何1项可确诊。

（三）肺结核的记录方式

按结核病分类、病变部位、范围、痰菌情况、化学治疗史书写。

1. 病变范围及空洞部位　按左、右侧,分上、中、下肺野记述;空洞以"0"表示。

2. 痰查结核杆菌　痰菌阳性或阴性分别以(+)或(−)表示,以"涂"、"培"分别代表涂片和培养的方法。

3. 治疗状况

(1)初治:①未开始抗结核治疗的患者;②正进行标准化疗方案而未满疗程的患者;③不规则化学治疗未满1个月的患者。符合1项即为初治。

(2)复治:①初治失败的患者;②规则用药满疗程后痰菌又复阳的患者;③不规律化学治疗超过1个月的患者或慢性排菌患者。符合1项即为复治。

记录举例:继发型肺结核,双上涂(+),复治。

【治疗要点】

（一）化学治疗（化疗）

化疗原则是早期、联合、适量、规律和全程。化疗的目的是彻底杀灭结核病变中静止或代谢缓慢的结核杆菌,防止获得性耐药菌的产生,使患者达到临床治愈和生物学治愈。

1. 早期 对所检出和确诊患者均应立即给予化学治疗,早期化疗有利于迅速发挥杀菌作用、促使病变吸收和减少传染性。

2. 联合 联合用药指同时采用多种抗结核药物治疗,可提高疗效,防止耐药性产生。

3. 适量 严格遵照适当的药物剂量用药,药物剂量过低不能达到有效血药浓度,影响疗效且易产生耐药性,剂量过大则易发生药物毒副作用。

4. 规律 严格遵照医嘱规律用药,不漏服、不停药,以避免耐药性的产生。

5. 全程 按规定完成治疗疗程是提高治愈率和减少复发的重要措施。

严格执行统一标准的化疗方案能达到预期目的,执行全程督导短程化学治疗(directly observed treatment short-course, DOTS)管理,有助于提高患者的治疗依从性,达到最高治愈率。全国结核病化疗方案:①初治菌阳者,2HRZS(E)/4HR、2HRZ(E) S/4H$_2$R$_2$;②初治菌阴者,2HR2/4HR、2HRZS/4H$_2$R$_2$。

H、R、Z、S 分别代表异烟肼(isonicotinic acid hydrazide, INH)、利福平(rifampicin, RFP)、吡嗪酰胺(pyrazinamide, PZA)和链霉素(streptomycin, SM),2、4 分别指疗程 2 个月和 4 个月。异烟肼(INH)和利福平(RFP)对巨噬细胞内、外的结核菌都有杀灭作用,称为全杀菌剂。链霉素与吡嗪酰胺只能作为半杀菌剂,链霉素在碱性环境中作用最强,对细胞内结核菌作用较小;吡嗪酰胺能杀灭吞噬细胞内酸性环境中的 B 菌群。乙胺丁醇、对氨基水杨酸钠等为抑菌剂。常用抗结核药的用法、剂量、主要不良反应及注意事项见表1-4。

高热患者给予物理或药物降温;咳嗽、咳痰者给予止咳祛痰药物治疗,必要时雾化吸入;口服或静脉抗感染治疗;胸腔积液者给予胸腔穿刺抽胸水;呼吸困难者给予氧气吸入;严重营养不良者可静脉高营养支持治疗。

（二）咯血的处理

(1)体位:咯血量较大时应采取患侧半卧位,轻轻将气管内积血咯出。

(2)药物治疗:酌情选用小量镇静剂、止咳剂,年老体弱肺功能不全者要慎用强镇咳药,以免抑制咳嗽发生窒息;并给予脑垂体后叶素 5~10U 加入 50%(或 5%)葡萄糖中缓慢静脉注射(或静脉滴注),或继续用垂体后叶素 10~20U 加入 10% 葡萄糖 250 ml 静脉滴注,其作用为收缩小动脉和毛细血管,使肺血流量减少而止血。对于血压过高、垂体后叶素使用禁忌的患者可单独或同时使用扩血管药物止血,常用扩血管药物有酚妥拉明、硝酸甘油、硝普钠、普鲁卡因等。以上药物通过直接或间接地扩张肺动脉、肺毛细血管,降低肺动脉压力,减少循环血量,使血流减缓以利于血栓形成,从而达到止血目的,同时扩血管药物还能保证重要脏器血供。扩血管药物使用过程中应严防直立性低血压的发生。咯血量过多,可酌情适量输血。

(3)并发症的观察及预防:咯血窒息是致死的主要原因,需严加防范,一旦发生应紧急抢救。

(4)其他:药物治疗无效或反复咯血的患者可经纤维支气管镜及(或)选择性支气管动脉栓塞术介入止血。

表 1-4　常用抗结核药物成人剂量、不良反应和注意事项

药名(缩写)	成人每天用量(g)	主要不良反应	注意事项
异烟肼(H、INH)	0.3~0.4,空腹顿服	周围神经炎、偶有肝功能损害	避免与抗酸药同时服用,注意消化道反应
利福平(R、RFP)	0.45~0.6,空腹顿服	肝功能损害、过敏反应	体液与分泌物呈橘黄色,使隐形眼镜永久变色,监测肝脏毒性及过敏反应,该药可加速口服避孕药、降糖药、茶碱、抗凝血药物的排泄,使药效降低或失效
链霉素(S、SM)	0.75~1.0,肌内注射	听力障碍、眩晕、肾功能障碍	注意听力变化、有无平衡障碍、尿常规与肾功能变化(用药前、后1~2个月检查1次)
吡嗪酰胺(Z、PZA)	1.5~2.0,顿服或分3次服	胃肠不适、肝功能损害、高尿酸血症、过敏	警惕肝脏毒性,注意关节疼痛、皮疹等反应,定期监测丙氨酸转氨酶(ALT)及血清尿酸,避免日光过度照射
乙胺丁醇(E、EMB)	0.75~1.0	视神经炎	检查视觉灵敏度和颜色的鉴别力(用药前、后每1~2个月1次)
对氨基水杨酸(P、PAS)	8~12,分3次饭后顿服	胃肠不适、肝功能损害、过敏、黄疸	监测不良反应的症状、体征,定期复查肝功能

(三) 外科手术治疗

经合理化学治疗无效、多重耐药的厚壁空洞、大块干酪灶、结核性脓胸、支气管胸膜瘘和大咯血等治疗无效者可考虑外科手术治疗。

【常见护理诊断/问题】

1. 体温过高　与结核菌感染有关。

2. 营养失调:低于机体需要量　与消耗增加,食欲减退有关。

3. 知识缺乏　缺乏疾病相关知识。

4. 有窒息的危险　与疾病所致大咯血有关。

【护理措施】

1. 休息与活动　有高热、咯血、大量胸腔积液或呼吸困难者要卧床休息;恢复期可适当增加户外活动,如散步、保健操等;保证充足的睡眠。

2. 饮食护理　评估患者全身营养状况及进食情况。向患者及家属宣传饮食营养与人体健康及疾病痊愈的关系,使患者高度重视饮食营养疗法。给予高蛋白、高热量、高维生素、易消化食物,勿食辛辣、油炸食品,戒烟酒,增加饮食品种。大量咯血患者需禁食,小量咯血者可进食少量温凉饮食;进食富含纤维素的食物,以保持排便通畅,避免排便时腹压增加引起再咯血。

3. 心理护理　加强对患者及家属的心理咨询和卫生宣传,使之了解只有坚持合理、全程化疗才可完全康复。帮助患者增进机体免疫功能,树立信心,尽快适应环境,消除焦虑及病耻感,保持良好的心理状态,积极配合治疗。

4. 病情观察　重点观察生命体征及神志变化。高热患者应观察体温变化及降温效果;观察患者有无咳嗽、咳痰及呼吸困难,必要时给予吸氧;对咯血患者密切观察其咯血的量、

颜色及出血速度,保持呼吸道通畅,防止咯血窒息的发生。

5. 用药护理 护士应指导患者按照结核治疗方案正确用药,不可自行减量、漏服或停药,并密切观察药物不良反应,及时处理。

6. 咯血的护理

(1)评估患者咯血的量、性质、颜色及出血速度,以及患者对咯血的认识。

(2)观察病情,评估意识状态、血压、脉搏、呼吸、瞳孔等方面的变化,严密观察患者有无烦躁不安。对烦躁不安应用镇静剂的患者须严密观察。

(3)备好鼻导管、吸引器、气管切开包和气管插管等急救用品,以便及时抢救。

(4)协助患者取平卧位,头偏向一侧,尽量将气管内存留的积血轻轻咳出;或取患侧卧位,防止病灶向健侧扩散,减少患侧活动度,并有利于健侧肺的通气功能。

(5)做好心理护理,消除紧张情绪,可使小量咯血自行停止。保持病室安静,避免不必要的交谈和搬动患者,以减少肺活动度。向患者解释咯血时不能屏气,以免诱发喉头痉挛,血液引流不畅形成血块,导致窒息。

(6)饮食护理同前。

(7)垂体后叶素可引起子宫、肠道平滑肌和冠状动脉收缩,高血压、冠心病及孕妇忌用。静脉滴注速度不宜过快,以免引起心悸、面色苍白、恶心、便意等不良反应。使用扩血管药物硝酸甘油或酚妥拉明时应严密观察血压变化,严防直立性低血压的发生。

(8)保持呼吸道通畅,如有窒息征象,应立即取头低脚高体位,轻拍背部,以便血块排出,并尽快清除口、咽、喉、鼻部血块,必要时用张口器后将舌牵出,消除积血。

(9)保持口腔清洁、舒适,预防口腔异味刺激引起再度咯血。

7. 消毒与隔离 宣传肺结核的传播途径及消毒、隔离的重要性,指导患者采取积极的预防方法和有效的消毒、隔离措施,并能自觉遵照、执行。早期发现患者并登记管理,及时给予合理化疗和良好护理。让患者单居一室,进行呼吸道隔离,室内保持良好通风,每天用紫外线照射消毒,或用1‰过氧乙酸1~2 ml加入空气清洁剂溶液内做空气喷雾消毒。

【健康指导】

1. 结核病预防控制 控制传染源,早期发现患者并及时给予合理化学治疗和良好的护理;肺结核病程长、易复发和具传染性,必须长期随访,直至治愈。

2. 切断传播途径

(1)有条件的患者应独居一室;涂阳肺结核患者住院治疗时需进行呼吸道隔离;痰菌阳性患者在病情许可情况下要求佩戴口罩。

(2)注意个人卫生;严禁随地吐痰;不得面对他人咳嗽、打喷嚏、高声喧哗和大笑;咳嗽时用手或纸巾遮盖口鼻;嘱其将痰吐在专用加盖痰杯中,并经消毒后倒进厕所或吐于纸上放于塑料袋中密闭,集中送去焚烧处理。

(3)房间定时通风,每天用紫外线空气消毒。

(4)患者餐具单独使用,可用煮沸消毒。

(5)被褥、书籍可在烈日下暴晒6 h以上,浸泡消毒可用含氯消毒液(1000~2000 mg/L)。

3. 保护易感染人群

(1)未受结核杆菌感染的新生儿、儿童及青少年可接种卡介苗(活的无毒力牛型结核杆菌疫苗),使人体产生对结核杆菌的获得性免疫力。卡介苗不能预防感染,但可减轻感染后的发病与病情。

（2）密切接触者应定期到医院进行有关检查。

（3）对高危人群,如 HIV 感染者、糖尿病患者等,可预防性化学治疗。

4. 患者的自我管理

（1）日常生活调理:合理休息,避免劳累;室内保持通风;保证营养的供给,戒烟、戒酒。

（2）用药指导:①向患者及家属介绍有关药物治疗的知识,强调早期、联合、适量、规律和全程化学治疗的重要性,强调必须遵照医嘱服药;家属应督促患者按时按量服药,不得自行停药、漏服或改药。②告知患者正确的服药方法:为减轻药物不良反应,利福平在早餐前1 h 服用,其余抗结核药在早餐后顿服。③告知患者抗结核药物可能出现的不良反应,及时向医师报告其不良反应,不得擅自停药,多数不良反应经处理可消失。

（3）定期复查:用药期间,患者要定期复查胸片和肝、肾功能,了解药物治疗效果和病情变化及有无药物副作用产生,坚持完成治疗,直到治愈。

第九节　呼吸衰竭和急性呼吸窘迫综合征

呼吸衰竭（respiratory failure）简称呼衰,是指各种原因引起的肺通气和（或）换气功能严重障碍,以致在静息状态下亦不能维持足够的气体交换,导致低氧血症伴（或不伴）高碳酸血症,进而引起一系列病理生理改变和相应临床表现的综合征。由于临床表现缺乏特异性,明确诊断需依据动脉血气分析,若在海平面、静息状态、呼吸空气条件下,动脉血氧分压（PaO_2）<60 mmHg（8.0 kPa）,伴或不伴二氧化碳分压（$PaCO_2$）>50 mmHg（6.7 kPa）,并排除心内解剖分流和原发于心排血量降低等因素所致的低氧,即可诊断为呼吸衰竭。

导致呼吸衰竭的原因很多,参与肺通气和肺换气的任何环节,包括呼吸中枢、运动神经、肌肉、胸廓、胸膜、肺和气道的病变都会导致呼吸衰竭的发生。临床上常见的病因包括如下几点。①呼吸系统疾病:气道阻塞性病变如上呼吸道梗阻、COPD、支气管哮喘、呼吸道肿瘤等,导致通气不足或伴有气体分布不匀,引起通气与血流比例失调;肺组织病变,如肺部感染、重症肺结核、肺气肿、弥漫性肺纤维化、肺水肿、急性呼吸窘迫综合征（ARDS）、硅肺等导致有效呼吸面积减少,肺顺应性下降;胸廓病变,如胸廓畸形、外伤、手术创伤、气胸和大量胸腔积液等影响换气功能;肺血管疾病,如肺血管栓塞、肺毛细血管瘤等引起通气与血流比例失调。②神经系统及呼吸肌病变,如脑血管病变、脑炎、脑外伤、药物中毒、电击等直接或间接抑制呼吸中枢;脊髓灰质炎、多发性神经炎、重症肌无力等导致呼吸肌无力和麻痹,因呼吸动力下降引起通气不足。

呼吸衰竭在临床上分为如下几类。①根据动脉血气分析结果,分为Ⅰ型和Ⅱ型。Ⅰ型呼吸衰竭缺氧但无二氧化碳潴留,即 PaO_2<60 mmHg、$PaCO_2$ 降低或正常,见于存在换气功能障碍（通气与血流比例失调、弥散功能损害和肺动-静脉分流）的患者,如 ARDS 等;Ⅱ型呼吸衰竭缺氧伴二氧化碳潴留,即 PaO_2<60 mmHg、$PaCO_2$>50 mmHg,系肺泡通气不足所致,单纯通气不足,缺氧和二氧化碳潴留的程度是平行的,若伴换气功能损害,则缺氧更为严重,如 COPD。②按病程可分为急性和慢性。急性呼吸衰竭是指呼吸功能原来正常,由于突发因素的存在,引起通气或换气功能严重损害,在短时间内引起呼吸衰竭;慢性呼吸衰竭多发生在一些慢性疾病,主要是在呼吸和神经肌肉系统疾病的基础上,导致呼吸功能损害逐渐加重,经过较长时间才发展为呼吸衰竭。③按发病机制分类,分为泵衰竭和肺衰竭。泵衰竭由呼吸泵（驱动或制约呼吸运动的神经、肌肉和胸廓）功能障碍引起;肺衰竭由肺组织及肺血管病变或气道阻塞引起。

一、慢性呼吸衰竭

在引起慢性呼吸衰竭的病因中,以支气管-肺疾病为最多见,如 COPD、重症肺结核、肺间质纤维化、尘肺等。胸廓及神经肌肉病变亦可导致慢性呼吸衰竭的发生。呼吸道感染是引起慢性呼吸衰竭的主要诱因。

慢性呼吸衰竭的主要机制为肺泡通气量不足,通气与血流比例失调,以及气体弥散障碍,导致缺氧和二氧化碳潴留从而引起一系列临床表现。

1. 肺泡通气不足 各种原因导致肺通气不足时,使进出肺的气体量减少,从而可导致肺泡氧分压降低和肺泡二氧化碳分压升高,进而使流经肺泡毛细血管的血液不能充分动脉化,出现缺氧和二氧化碳潴留。通气功能障碍的患者若同时伴有氧耗量增加,机体就不能通过增加通气量来防止肺泡氧分压下降,从而可出现严重的缺氧。

2. 通气与血流比例失调 是造成低氧血症最常见的原因。正常每分钟肺泡通气量(V)为 4 L,肺毛细血管血流量(Q)为 5 L,两者之比(V/Q)在正常情况下保持在 0.8 才能保证有效的气体交换。若 V/Q<0.8,则静脉血不能充分氧合,形成肺动-静脉分流;若 V/Q>0.8,则吸入气体就不能与血液进行有效的气体交换,从而使生理死腔增多。V/Q 失调通常只引起缺氧而无二氧化碳潴留。

3. 弥散障碍 肺内气体交换是通过弥散过程来实现的。弥散过程受多种因素影响,如弥散面积、肺泡膜的厚度、气体的弥散能力、气体分压差等。氧的弥散能力仅为二氧化碳的 1/20,故弥散障碍主要影响氧的交换,产生单纯缺氧。

4. 肺内动静脉解剖分流增加 这是 V/Q 失调的特例。在生理情况下,肺内存在少量解剖分流。某些病理状态如支气管扩张可伴有支气管血管扩张和肺内动静脉短路开放,导致肺内解剖分流增加。在肺实变和肺不张时病变肺泡完全失去通气功能,但仍有血流,这种情况类似于解剖分流。上述两种情况均可使静脉血未经氧合直接进入肺静脉,造成低氧血症。

缺氧和二氧化碳潴留对机体的影响包括以下几个方面。

1. 对中枢神经系统的影响 脑组织耗氧量大,占全身耗氧量的 20%~25%,全身各组织器官的细胞中,脑细胞对缺氧最为敏感。突然中断供氧 20s 即可出现深昏迷和全身抽搐,停止供氧 4~5 min 即可导致不可逆的脑损害。若逐渐降低吸氧浓度,则缺氧由于机体代偿而发生的较轻且缓慢。轻度缺氧可引起注意力不集中、智力减退、定向障碍,随着缺氧加重,可导致烦躁不安、神志恍惚、谵妄甚至昏迷。二氧化碳潴留可影响脑细胞代谢,降低脑细胞兴奋性,直接抑制大脑皮质活动。轻度二氧化碳潴留,对皮质下层刺激增加,间接兴奋大脑皮质,若 $PaCO_2$ 继续升高,皮质下层受抑制,使中枢神经处于麻醉状态。

缺氧和二氧化碳潴留均会使脑血管扩张,血流量增加。严重缺氧会引起脑间质和脑细胞内水肿,导致颅内压增高,继而加重组织缺氧而造成恶性循环。

2. 对循环系统的影响 缺氧和二氧化碳潴留均可刺激心脏,使心率加快、心输出量增加、血压上升,引起肺动脉收缩、肺循环阻力增加,导致肺动脉高压、右心负荷加重,最终导致肺源性心脏病。严重缺氧或酸中毒可引起严重心律失常或心搏骤停;长期慢性缺氧可导致心肌纤维化、心肌硬化。$PaCO_2$ 轻、中度升高,可使浅表毛细血管和静脉扩张,使部分肌肉、肾和脾血管收缩,因此患者四肢红润、温暖、多汗。

3. 对呼吸的影响 缺氧对呼吸的影响远较二氧化碳为小。缺氧主要通过颈动脉窦和主动脉体化学感受器的反射作用刺激通气,若缺氧加重缓慢,则这种反射的反应迟钝。二氧化碳是强有力的呼吸中枢兴奋剂,吸入二氧化碳浓度增加时,通气量明显增加,二氧化碳过分升高时,呼吸中枢受到抑制,通气量反而下降。慢性高碳酸血症患者通气量增加不明显,则与呼吸中枢反应迟钝、肾功能的代偿,使 pH 未能明显下降有关。

4. 对体液平衡的影响 严重缺氧抑制细胞的能量代谢,产生大量乳酸和无机磷,导致代谢性酸中毒。由于能量不足,引起钠泵功能障碍,使钾离子由细胞内转移到血液和组织间隙,钠和氢离子进入细胞内,造成细胞内酸中毒和高钾血症。急性二氧化碳潴留加重酸中毒,血 pH 下降;慢性呼吸衰竭因二氧化碳潴留发生缓慢,由于机体的代偿作用,血 pH 减低不明显减低。

5. 对消化系统和肾功能的影响 严重缺氧可使胃壁血管收缩,胃黏膜屏障作用降低,而二氧化碳潴留可增强胃壁细胞碳酸酐酶活性,使胃酸分泌增多,出现胃肠黏膜糜烂、坏死、溃疡和出血。缺氧可损害肝细胞,使 ALT 升高,随着缺氧的纠正,肝功能可逐渐恢复正常。轻度缺氧和二氧化碳潴留会扩张肾血管,增加肾血流量和肾小球滤过率,使尿量增多,但当 PaO_2 为 40 mmHg(5.3 kPa)时,肾血流量减少,肾功能受到抑制。当 $PaCO_2 > 65$ mmHg(8.6 kPa)时,pH 明显下降,肾血管痉挛,肾血流量减少,尿量减少,导致肾功能不全。

慢性呼吸衰竭的临床表现除原发病症状外,主要表现为呼吸困难、发绀、心率加快、意识障碍等。本病为临床急症,一旦发现,应立即采取有效措施。处理原则是在保持呼吸道通畅的条件下,改善缺氧,纠正二氧化碳潴留及代谢功能紊乱,抗感染,纠正酸碱平衡失调,防止多器官功能损害,加强支持治疗。慢性呼吸衰竭死亡率的高低,与能否早期诊断、合理治疗有密切关系。

【护理评估】

（一）健康史

了解患者病前是否有慢性呼吸道疾病及呼吸道感染史。感染、高浓度吸氧、手术、创伤、使用麻醉药等可诱发呼吸衰竭。在评估患者一般状况时,还应注意发热、寒战、呼吸困难、肌肉抽搐等可增加耗氧量,使缺氧加重。

（二）身体状况

1. 主要症状 除原发病症状外,主要是缺氧和二氧化碳潴留引起的呼吸困难和多脏器功能紊乱的表现。

（1）呼吸困难:是最早、最突出的症状,患者可出现呼吸频率、节律和深度的改变。表现为呼吸浅促、点头、提肩呼吸,或出现"三凹征"。严重者,有呼吸节律的改变,如中枢性呼吸衰竭呈潮式、间歇或抽泣样呼吸;严重肺源性心脏病并发呼吸衰竭二氧化碳麻醉时,可出现浅慢呼吸。

（2）发绀:缺氧的典型症状,当动脉血氧饱和度（SaO_2）低于 90% 时,可在口唇、甲床等处出现发绀。因发绀的程度与还原血红蛋白含量相关,故伴有严重贫血或出血者,发绀可不显露,而 COPD 的患者,由于红细胞数量增多,发绀则更明显。

（3）精神神经症状:慢性呼吸衰竭的精神症状不如急性呼吸衰竭明显,多表现为智力或定向功能障碍。缺氧早期由于脑血管扩张、血流量增加,出现搏动性头痛,继而注意力分散,智力或定向力减退;随着缺氧程度的加重,患者可逐渐出现烦躁不安、神志恍惚,进而嗜睡、昏迷。二氧化碳潴留常表现出先兴奋后抑制的症状,兴奋症状包括多汗、烦躁不安、白天嗜睡、夜间失眠等;二氧化碳潴留加重时,中枢神经系统则表现出抑制作用,患者出现神志淡漠、肌肉震颤、间歇抽搐、昏睡、昏迷等,称为"肺性脑病"。

(4)心血管系统症状:二氧化碳潴留使外周浅表静脉充盈、皮肤充血、温暖多汗。早期,由于心输出量增多,患者可有心率增快、血压升高;后期出现周围循环衰竭、血压下降、心率减慢和心律失常,同时,由于长期的慢性缺氧和二氧化碳潴留引起肺动脉高压,患者可出现右心衰竭的症状。

(5)消化和泌尿系统表现:严重呼吸衰竭时可损害肝、肾功能,并发肺源性心脏病时出现尿量减少。部分患者可引起应激性溃疡而发生上消化道出血。

2. 护理体检 主要为缺氧和二氧化碳潴留的表现。除与症状共有的表现外,可见外周浅表静脉充盈、皮肤温暖、面色潮红、多汗、球结膜充血水肿。部分患者可见视神经乳头水肿,瞳孔缩小,腱反射减弱或消失,锥体束征阳性等。

3. 并发症 严重呼吸衰竭损害肝、肾功能,可出现转氨酶、血尿素氮升高,甚至黄疸、蛋白尿、氮质血症等;损害胃肠黏膜,发生充血水肿、糜烂、渗血,可引起上消化道出血,少数可出现休克及弥散性血管内凝血等。

(三)心理-社会状况

当脑细胞缺氧时,患者的意识状态发生改变,对外界环境及自我的认识能力逐渐减弱或消失,出现记忆、思维、定向力、性格、行为等一系列精神紊乱,生活自理能力减低或完全丧失,必须依赖于医护人员提供帮助和照顾。

二、急性呼吸窘迫综合征

急性呼吸窘迫综合征(acute respiratory distress syndrome, ARDS)是指原心肺功能正常,由于严重的感染、休克、创伤、弥散性血管内凝血等肺内外严重疾病导致的急性、进行性呼吸困难。临床上以呼吸急促、呼吸窘迫、顽固性低氧血症为特征。

ARDS 的病因尚不清楚。与 ARDS 发病相关的危险因素包括肺内(直接)因素和肺外(间接)因素两大类。肺内因素是指对肺的直接损伤,包括吸入胃内容物、毒气、烟尘及长时间吸入纯氧等;肺外因素包括各种类型的休克、败血症、严重的非胸部创伤、药物或麻醉品中毒、急性重症胰腺炎等。上述多种损伤因素除对肺部造成直接损伤外,还可激发机体启动一系列炎症反应,在炎性细胞和炎症介质的作用下,导致肺毛细血管内皮细胞和肺泡上皮细胞损伤,肺泡膜通透性增加,使毛细血管内液体和蛋白质漏入肺间质和肺泡,引起肺间质和肺泡水肿。肺泡大量积水又可使肺泡表面物质减少,出现小气管陷闭和肺泡萎陷不张,导致弥散和通气功能障碍、通气与血流比例失调和肺顺应性下降,从而造成严重的低氧血症和呼吸窘迫。

ARDS 的主要病理改变为肺广泛充血、水肿和肺泡内透明膜形成。主要有三个病理阶段:渗出期、增生期和纤维化期,常重叠存在。

ARDS 的治疗目标为,改善肺氧合功能,纠正缺氧,保护器官功能,防治并发症和治疗基础疾病。氧疗一般需用面罩进行高浓度(50%以上)、高流量(4~6 L/min)给氧,使 $PaO_2 \geq$ 60 mmHg 或 $SaO_2 \geq 90\%$。机械通气的目的是维持适当的气体交换,减少呼吸做功,改善呼吸窘迫。维持适当的体液平衡,在血压稳定的前提下,出入液量宜呈轻度负平衡。适当使用利尿剂可以促进肺水肿的消退。不宜输胶体液,因内皮细胞受损,毛细血管通透性增加,胶体液可渗入间质加重肺水肿。大量出血患者必须输血时,最好输新鲜血,用库存1周以上的血时应加用微过滤器,避免发生微血栓而加重 ARDS。积极治疗原发病并补充足够的营养,防止进一步损伤。

【护理评估】

（一）健康史

有无引起 ARDS 的基础疾病,如严重感染、创伤、休克、吸入刺激性气体、误吸反流、溺水、大量输血、胰腺炎等,既往有无心肺疾病史。

（二）身体状况

1. 主要症状 除原发病的表现外,常在原发病起病后5天内(约半数发生于24 h内)突然出现进行性呼吸窘迫、气促、发绀,不能被通常氧疗所改善,也不能用其他心肺原因所解释。常伴有烦躁、焦虑、出汗。

2. 护理体检 早期多无阳性体征;中期可闻及细湿啰音;后期可闻及水泡音及管状呼吸音。

【主要护理诊断/问题】

(1)气体交换受损 与肺气肿引起的肺顺应性降低、呼吸肌无力、气道分泌物过多,不能维持自主呼吸有关。

(2)清理呼吸道无效 与呼吸道感染或阻塞、呼吸肌无力及无效咳嗽有关。

(3)慢性意识障碍 与缺氧和二氧化碳潴留引起的中枢神经系统抑制有关。

(4)营养失调:低于机体需要量 与呼吸肌衰竭和呼吸道感染加重而致食欲下降或胃肠道淤血有关。

(5)语言沟通障碍 与气管插管、气管切开或脑组织缺氧和二氧化碳潴留抑制大脑皮质有关。

(6)焦虑:与呼吸窘迫、疾病危险及对环境和事态失去自主控制有关。

(7)潜在并发症

1)体液平衡失调 与二氧化碳潴留引起呼吸性酸中毒,导致体液调节失控有关。

2)上消化道出血 与缺氧和二氧化碳潴留使胃肠道黏膜充血、水肿、糜烂或发生应激性溃疡有关。

【护理目标,评价】

(1)患者呼吸困难缓解,发绀减轻或消失。

(2)气道通畅,痰能排出,痰鸣音明显减少或消失。

(3)患者精神状态好转,神志逐渐清醒。

(4)体重增加,营养状态好转。

(5)能够与医护人员有效沟通,并积极配合治疗护理。

(6)焦虑减轻,积极配合治疗。

(7)各种紊乱得以纠正,并发症能被及时发现并采取相应措施。

【护理措施】

（一）改善呼吸,保持气道通畅

1. 休息与体位 协助患者取半卧位,以利于增加通气量。注意室内空气清新、温暖,定时消毒,防止交叉感染。

2. 清除呼吸道分泌物 注意清除口咽分泌物或胃内反流物,预防呕吐物反流入气管。要鼓励患者多饮水和用力咳嗽排痰;对咳嗽无力者应定时帮助翻身、拍背,边拍边鼓励排痰。可遵医嘱给予口服祛痰剂,无效时采用雾化吸入的方法以湿化气道。对昏迷患者则定时使用无菌多孔导管吸痰,以保持呼吸道通畅。

3. 缓解支气管痉挛 遵医嘱应用支气管扩张剂,以松弛支气管平滑肌,减少气道阻力,改善通气功能。

4. 控制感染 呼吸衰竭时,呼吸道分泌物积滞常易导致继发感染而加重呼吸困难。因此,在保持呼吸道引流通畅的前提下,根据痰菌培养和药敏试验结果,选择有效的抗生素控制呼吸道感染十分重要。在实施氧疗、气管插管、气管切开、建立人工气道进行机械通气的过程中,必须注意无菌操作,并注意保暖和口腔清洁,以防呼吸道感染。

5. 建立人工气道 对于病情严重又不能配合,昏迷或呼吸道大量痰液潴留伴有窒息危险,全身状态较差,明显无力,或动脉血二氧化碳分压进行性增高的患者,应及时建立人工气道和机械通气支持。

(二)合理给氧

通过增加吸氧浓度,提高肺泡内氧分压(PaO_2),进而提高 PaO_2 和 SaO_2,可纠正缺氧和改善呼吸功能。目前多采用鼻导管、鼻塞或面罩给氧,配合机械通气可气管内给氧。

(1)对于低氧血症伴高碳酸血症者,应低流量(1~2 L/min)、低浓度(25%~29%)持续给氧,主要原因在于:缺氧伴高碳酸血症的慢性呼吸衰竭患者,其呼吸中枢化学感受器对二氧化碳的反应性差,此时呼吸的维持主要依靠缺氧对颈动脉窦和主动脉体化学感受器的兴奋作用;若吸入高浓度氧,PaO_2 迅速上升,使外周化学感受器失去了缺氧的刺激,其结果是患者的呼吸变慢变浅,肺泡通气量下降,$PaCO_2$ 随即迅速上升,严重时可陷入二氧化碳麻醉状态,病情加重。在使用呼吸兴奋剂刺激通气或使用辅助呼吸机改善通气时,吸入氧浓度可稍高。

(2)对低氧血症不伴高碳酸血症者,应予以高浓度吸氧(氧浓度>35%),使 PaO_2 提高到 60 mmHg 或 SaO_2 在 90% 以上。此类患者的主要病变是氧合障碍,由于通气量足够,高浓度吸氧后,不会引起二氧化碳潴留。

(3)给氧过程中,注意观察氧疗效果,若吸氧后呼吸困难缓解、呼吸频率正常、心率减慢、发绀减轻、尿量增多、神志清醒、皮肤转暖,提示组织缺氧改善,氧疗有效。如果意识障碍加深或呼吸过度表浅、缓慢,可能为二氧化碳潴留加重。当患者发绀消失、神志清楚、精神好转、PaO_2>60 mmHg(8.0 kPa),$PaCO_2$<50 mmHg(6.7 kPa)时,可考虑终止氧疗。给氧同时注意保持吸入氧气的湿化,以免干燥的氧气对呼吸道产生刺激和气道黏液栓形成。输送氧气的导管、面罩、气管导管等应妥善固定,使患者舒适;保持其清洁与通畅,定时更换消毒,防止交叉感染。向患者及家属说明氧疗的重要性,嘱其不要擅自停止吸氧或变动氧流量。

(三)加强病情观察

呼吸衰竭和 ARDS 患者均需收住 ICU 进行严密监护,监测项目如下。①呼吸状况:呼吸频率、节律和深度,使用辅助呼吸肌呼吸的情况,呼吸困难的程度。②缺氧及二氧化碳潴留情况:如有无发绀、球结膜水肿、肺部有无异常呼吸音及啰音。③循环状况:监测心率、心律及血压,必要时进行血流动力学监测。④意识状况及神经精神症状:观察有无肺性脑病的表现,如有异常应及时通知医生。昏迷者应评估瞳孔、肌张力、腱反射及病理反射。⑤液体平衡状态:观察和记录每小时尿量和液体出入量,有肺水肿的患者需适当保持负平衡。⑥实验检查结果:监测动脉血气分析和生化检查结果,了解电解质和酸碱平衡情况。

(四) 心理支持

呼吸衰竭和 ARDS 患者因呼吸困难、预感病情危重、可能危及生命,常会产生紧张、焦虑情绪。应多了解和关心患者的心理状况,特别是对建立人工气道和使用机械通气的患者,应经常巡视,通过语言或非语言交流抚慰患者,在采用各项医疗护理措施前,应向患者作简要说明,并以同情、关切的态度和有条不紊的工作作风给患者以安全感,取得患者信任和合作。

(五) 观察及预防并发症

1. 体液失衡　定期采血进行血气分析和血生化检查,根据血气分析结果判断酸碱失衡情况。呼吸衰竭中常见的酸碱失衡包括呼吸性酸中毒、呼吸性酸中毒合并代谢性酸中毒、呼吸性酸中毒合并代谢性碱中毒。针对这些酸碱失衡,临床上除做到充分供氧和改善通气以纠正呼吸性酸中毒外,护士可遵医嘱静脉滴注少量 5% 碳酸氢钠以治疗代谢性酸中毒,或通过采取避免二氧化碳排出过快、适当补氯、补钾等措施缓解代谢性碱中毒。

2. 上消化道出血　严重缺氧和二氧化碳潴留患者,应根据医嘱服用硫糖铝以保护胃黏膜,预防上消化道出血,同时予以充足热量及高蛋白质、易消化、少刺激、富维生素饮食。注意观察呕吐物和粪便情况,出现黑便时,予以温凉流质饮食;出现呕血时,应暂禁食,并静脉滴注西咪替丁、奥美拉唑(洛赛克)等药物。

(六) 用药护理

1. 抗生素　呼吸道感染是呼吸衰竭最常见的诱因,建立人工气道进行机械通气和免疫功能低下的患者可因反复感染而加重病情。在保持气道通畅的条件下,根据痰细菌培养和药敏试验结果,选择有效的抗生素积极控制感染。

2. 呼吸兴奋剂　为改善肺泡通气,促进二氧化碳的排出,可遵医嘱使用呼吸兴奋剂,以刺激呼吸中枢,增加呼吸频率和潮气量,从而改善通气。尼可刹米(可拉明)是目前常用的呼吸中枢兴奋剂,可兴奋呼吸中枢、增加通气量并有一定的苏醒作用。使用中应密切观察药物的毒副作用。阿米三嗪是口服的呼吸兴奋剂,主要通过刺激颈动脉窦和主动脉体化学感受器来兴奋呼吸中枢,适用于较轻的呼吸衰竭患者。使用呼吸兴奋剂时应保持呼吸道通畅,适当提高吸入氧分数,静脉滴注时速度不宜过快,注意观察呼吸频率、节律、神志变化及动脉血气的变化,以便调节剂量。如出现恶心、呕吐、烦躁、面色潮红、皮肤瘙痒等现象,需减慢滴速。若经 4~12 h 未见效,或出现肌肉抽搐等严重不良反应时,应及时通知医生。

3. 镇静剂　呼吸衰竭患者常因缺氧和二氧化碳潴留引起烦躁不安、失眠,护士在执行医嘱使用镇静剂时,应准确给药并密切观察不良反应。

(七) 健康指导

(1)向患者及家属讲解呼吸衰竭的病因、发病机制、临床表现、发展和转归。

(2)鼓励患者进行呼吸运动锻炼(缩唇、腹式呼吸等),以促进康复、延缓肺功能的恶化。指导患者如何进行体位引流,以及如何有效地进行咳嗽、咳痰,以保持气道通畅。

(3)嘱患者坚持正确用药,掌握药物剂量、用法和注意事项。对出院后仍需吸氧的患者,应指导患者和家属学会合理的家庭氧疗方法,并了解氧疗时应注意的问题,保证用氧安全。

(4)增强体质,积极避免各种引起呼吸衰竭的诱因。积极预防上呼吸道感染,加强耐寒锻炼;指导加强营养,合理膳食;避免吸入刺激性气体,劝告吸烟者戒烟;避免日常生活中不良因素的刺激,保持情绪平稳;尽量少去公共场所,减少与感冒者的接触,减少呼吸道感染的机会。

(5)若有咳嗽、咳痰加重,痰量增多,出现脓性痰,气急加重或伴发热时,应及时就医。

第十节　原发性支气管肺癌

原发性支气管肺癌(primary bronchogenic carcinoma)简称肺癌,起源于支气管黏膜或腺体,是最常见的肺部原发性恶性肿瘤。

【病因】

肺癌病因和发病机制至今未明,研究表明肺癌的发生与下列因素有关:吸烟、大气污染、电离辐射、职业性致癌因子、饮食与营养、慢性肺部炎症及病毒感染、遗传因素。

【分类】

肺癌包括鳞癌、腺癌、小细胞癌和大细胞癌几种主要的类型。

【临床表现】

1. 症状　多数肺癌患者就诊时已为晚期,肺癌患者的常见症状如下。

(1)全身一般表现:消瘦、食欲缺乏、乏力、发热、恶病质。

(2)原发肿瘤引起的症状:①咳嗽,为最常见的症状。早期常出现刺激性咳嗽,肿瘤肿块引起支气管狭窄,咳嗽呈高金属音,继发感染时痰量增多,呈黏液脓性。②咯血,癌组织血管丰富,易发生组织坏死,多为持续性痰中带血,如侵犯大血管可引起大咯血。③其他,由于肿瘤造成较大气道的阻塞,患者可出现不同程度的阻塞症状如喘鸣、气促、胸痛和发热等。

(3)肿瘤胸内蔓延:如胸痛、呼吸困难、胸闷、声音嘶哑、上腔静脉压迫综合征(SVCS)、肺上沟瘤综合征(Pancoast瘤)、胸腔及心包积液症状、吞咽困难、气管食管瘘、膈肌麻痹。

(4)远处转移:锁骨上、颈部等淋巴结肿大。中枢神经系统症状,往往提示颅内转移,如头痛、呕吐、眩晕、复视、共济失调、偏瘫、癫痫发作。

(5)癌细胞作用于其他系统引起的肺外表现:又称伴癌综合征(paraneoplastic syndrom)。如内分泌异常(如Cushing综合征、男性乳房发育征、稀释性低钠综合征)及肥大性肺骨关节病(acropathy),表现为杵状指和肥大性骨关节病、神经肌肉综合征、高钙血症。

2. 体征　早期无异常,肺部体征有局限性吸气性哮鸣音、积液或肺不张体征。肺外体征有锁骨上淋巴结肿大、消瘦等。

【诊断】

肺癌的早期发现、早期诊断、早期治疗至关重要。40岁以上、长期吸烟、患有慢性呼吸道疾病、具有肿瘤家族史及致癌职业接触史的高危人群,出现相关的临床表现者。特别是出现刺激性咳嗽或原有咳嗽性质改变;反复间歇性痰中带血,无其他原因者;胸痛部位固定并逐渐加重;均应考虑肺癌的可能。胸X线片或胸部CT扫描提示不规则影块,密度高而不均匀、边缘有毛刺、肺门或纵隔淋巴结肿大等,强烈支持肺癌诊断。肿瘤标志物异常升高有辅助诊断价值。痰脱落细胞检查或胸液脱落细胞检查或肺活检病理查见癌细胞可确诊。

【治疗原则】

综合治疗是肿瘤治疗的总原则。肺癌综合治疗的方案为小细胞肺癌多选用化疗加放疗加手术,非小细胞癌则先手术,然后放疗和化疗。

1. 肺癌　早期首选手术治疗。

2. 化疗　对小细胞未分化癌最敏感,鳞癌次之,腺癌治疗效果最差。

3. 放疗　主要用于不能手术患者同时配合化疗,小细胞未分化癌疗效最好,鳞癌次之,腺癌效果最差。

4. 肺癌　介入性治疗,如支气管动脉灌注化疗,经支气管镜介导治疗等。

5. 生物靶向制剂的治疗。

6. 生物免疫治疗。

7. 其他　对症处理(升白细胞、止吐、镇痛)、营养支持等。

【护理】

1. 一般护理

(1)饮食护理:给予高蛋白质、高维生素、高热量、易消化的食物,动物蛋白、植物蛋白应合理搭配,避免产气食物。

(2)保持病室整洁、通风,每日2次。

(3)预防上呼吸道感染,尽量避免咳嗽,必要时给予镇咳药。

(4)给予精神安慰和心理护理。

2. 病情观察

(1)观察有无咳嗽、喘鸣、胸闷、气短、胸痛、肝痛、骨痛、锁骨上淋巴结肿大、肝大等。

(2)观察病情变化,有无感染、发热和咯血。

(3)观察有无营养不良、体重下降、恶病质等。

(4)观察有无化疗的不良反应:免疫力低下、骨髓抑制、脱发、胃肠道反应、肝肾毒性等。

(5)观察有无化疗药物的外渗,有无静脉炎。

3. 对症护理

(1)疼痛护理

1)评估患者的疼痛原因、部位及程度。

2)多与患者交流,教会患者减轻疼痛的方法,如听音乐,看报纸等,分散患者的注意力。鼓励患者多与家人、朋友交谈,宣泄自己的感受。

3)给予患者舒适的体位,如患侧卧位,以减轻随呼吸运动产生的疼痛。

4)随咳嗽加重的胸痛,在患者需要咳嗽时,以手压迫疼痛部位,鼓励患者咳嗽。

5)遵医嘱按世界卫生组织(WHO)提出的癌症患者三级镇痛原则给予镇痛药按阶梯用药、按时用药、口服用药、个体化用药、注意具体细节。

6)注意镇痛药物的不良反应:便秘,恶心、呕吐,排尿困难,呼吸抑制等。

(2)化疗药毒性反应护理:过敏、恶心、呕吐、腹泻、便秘、直立性低血压、末梢神经疼痛、静脉炎。

1)密切观察患者进食、腹痛性质和排便情况,胃肠道反应重者可安排在晚餐后给药,并服用镇静、镇痛药。

2)每周监测血常规1次或2次。必要时遵医嘱给予升白细胞及血小板的药物。对重度骨髓抑制者,需实施保护性隔离。血小板严重减少者注意观察出血情况。

3）保持口腔清洁,口腔护理,每日 2 次。

4）监测肝功能、肾功能,嘱患者多饮水,每日 2000~3000 ml。

5）熟练掌握静脉穿刺技术,正确选择血管:应选择不弯曲、弹性好、无破损、无炎症、回流通畅的血管,最好采用 PICC 置管或中心静脉置管输入化疗药物。先输入生理盐水或 10% 葡萄糖注射液,确定针头在血管内后再输入化疗药。输液期间加强巡视,谨防药液外渗。

6）化疗药物外渗的处理:停止注射或输液,保留针头接注射器回抽后,用硫酸镁湿敷。

7）给予患者心理安慰,以平和的心态接受化疗。

【健康教育】

（1）戒烟。

（2）加强营养,多吃高蛋白质、高维生素、高热量、易消化的食物。尽可能改善患者食欲。

（3）合理安排休息和活动,保持良好精神状态。

（4）避免呼吸道感染以调整机体免疫力,增强抗病能力。

（5）督促患者坚持化疗或放疗,并告知患者若出现呼吸困难、疼痛等症状加重或不缓解应及时就医。

第十一节　胸部损伤

胸部损伤无论平时还是战时,其发生率和危害程度在创伤中均占有重要的地位。胸部是身体暴露较大的部分,其损伤发生率约占全身损伤的 1/4,而且常伴有复合性损伤,胸腔是心脏、肺等重要脏器的所在部位,一旦遭受外力极易造成伤害,严重的创伤会导致急性呼吸和循环衰竭而危及生命。

胸部损伤一般根据胸膜腔(胸腔)是否与外界相通,分为闭合性损伤和开放性损伤两大类。闭合性损伤多是由于暴力挤压、冲撞或钝器打击胸部引起的钝性伤。损伤轻者只有胸壁软组织挫伤或单纯肋骨骨折;损伤重者伴有胸腔内器官或血管损伤。开放性损伤平时以各种锐器伤为主,战时以火器伤居多。损伤穿透胸腔及腹腔,伤及腔内组织、器官时,伤情多较严重。闭合性或开放性损伤发生膈肌破裂,并造成胸腔和腹腔脏器同时损伤的,称为胸腹联合伤。

一、肋 骨 骨 折

肋骨骨折在胸部损伤中最常见,可分为单根和多根骨折,同一根肋骨可有一处或多处骨折。肋骨骨折以第 4~7 肋最多见,老年人因骨质疏松,脆性较大,胸部损伤时最易发生骨折。暴力或钝器撞击胸部,使受伤部位的肋骨向内弯曲折断;胸部挤压的间接暴力,使肋骨向外过度弯曲折断;肋骨骨折时,尖锐的肋骨断端向内移位,可刺破壁层胸膜肋间血管或肺组织。相邻多根多处肋骨骨折时,伤部肋骨的前后端失去支持,该处胸壁软化,发生浮动,这类胸廓称为连枷胸。连枷胸时胸壁呈反常呼吸运动,表现为吸气时软化的胸壁内陷,而不随其余胸廓向外扩展;呼气时则相反。胸壁软化时由于两侧胸膜腔压力不平衡,出现纵隔左右扑动,引起体内缺氧和二氧化碳潴留,影响静脉血回流,严重时发生呼吸和循环功能障碍。

闭合性单处肋骨骨折治疗的重点是镇痛、固定和防治并发症。可采用药物或用肋间神经阻滞镇痛。固定胸部使用多头胸带或宽胶布。鼓励、协助患者咳嗽排痰,减少呼吸系统并发症的发生。

闭合性多根多处肋骨骨折:现场急救可用坚硬的垫子或手掌施压于胸壁软化部位。无任何物品时可采用患侧向下压迫胸壁软化部位。病情危重者,要保持呼吸道通畅,对咳嗽无力、不能有效排痰或呼吸衰竭者,需要行气管插管或气管切开,以利于吸痰、给氧和施行呼吸机辅助呼吸。软化的胸壁应以固定,胸壁固定的方法有包扎固定法、牵引固定法和内固定法。

开放性肋骨骨折治疗清创胸壁伤口,固定骨折断端,如胸膜腔已穿破,可行闭式胸腔引流。手术后应用抗生素。

【护理评估】

（一）健康史

1. 外来暴力 分为直接暴力和间接暴力。暴力或钝器撞击胸部,使受伤部位的肋骨向内弯曲折断,甚至于尖锐的肋骨断端向内移位,可刺破壁层胸膜、肋间血管或肺组织。胸部受到挤压,可使肋骨向外过度弯曲折断,甚至捅破皮肤,形成开放性骨折。

2. 病理因素 多见于恶性肿瘤发生肋骨转移的患者或严重骨质疏松者。此类患者可因咳嗽、打喷嚏或病灶肋骨处轻度受力而发生骨折。

（二）身体状况

肋骨骨折部位疼痛,深呼吸、咳嗽或转动体位时疼痛加剧。受伤处胸壁肿胀、压痛触及骨擦感、间接挤压痛。连枷胸的患者,伤侧胸壁出现反常呼吸运动,患者常伴有明显的呼吸困难。刺破肺时可出现血、气胸的表现。

【主要护理诊断/问题】

(1)气体交换受损 与呼吸道梗阻、肺萎陷、损伤及胸廓活动受限有关。

(2)疼痛 与损伤穿刺或放置引流管有关。

(3)潜在并发症:肺不张、肺内感染。

【护理目标/评价】

(1)保持呼吸道通畅,改善气体交换状态。

(2)有效止痛。

(3)预防或及时处理并发症。

【护理措施】

（一）严密观察病情

胸腔脏器损伤后病情变化快,常需紧急处理,要密切观察呼吸、血压、心律、意识的变化。若体温超过 38.5℃,应通知医生及时处理。

（二）保持呼吸道通畅

及时清除呼吸道血液、呕吐物、异物。对咳嗽无力,不能有效排痰或呼吸衰竭者,气管插管或气管切开给氧吸痰或辅助呼吸。

（三）维持正常换气功能

小范围胸壁软化时,用厚敷料压盖于软化区,再用多头胸带包扎胸廓;范围大的胸壁软化,采用体外牵引固定或手术内固定。牵引固定方法:用无菌巾钳夹住中央处游离段肋骨,另一端通过滑轮重力牵引,使浮动胸壁复位。对牵引固定的患者要注意牵引的方向、位置、有无滑脱等。采用包扎固定法治疗时,要保持压迫松紧度适宜,压迫敷料妥善固定,勿移位、外脱。在现场对连枷胸的急救可用坚硬的垫子或手掌施压于胸壁软化部位。另一种方法是采用患侧向下压迫胸壁软化部位。

(四)疼痛护理

遵医嘱行胸带或宽胶布条固定,应用镇痛、镇静剂或用1%普鲁卡因肋间神经阻滞或封闭骨折处,患者咳痰时,协助或指导其用双手按压患侧胸壁。

(五)预防感染

鼓励并协助患者有效咳嗽,对开放性损伤者,及时交换创面敷料,保持敷料干燥和引流管通畅,按医嘱合理使用抗生素。

二、气　胸

胸膜腔内积气称为气胸。气胸的形成多由于肺组织、支气管破裂,空气逸入胸膜腔或因胸壁伤口穿破壁层胸膜,胸膜腔与外界相通,外界空气进入所致。气胸分为闭合性、开放性和张力性三类。①闭合性气胸:气胸形成后,胸膜腔内积气压迫肺裂口使之封闭,不再继续漏气。②开放性气胸:胸膜腔积气而且气体经胸壁伤口随呼吸自由出入胸膜腔。由于患侧胸膜腔和大气直接相通,胸膜腔内负压消失,肺被压缩。另外,呼气与吸气时两侧胸膜腔压力交替变化,出现纵隔左右扑动,而影响静脉血回流心脏。含氧低的气体在两侧肺内重复交换,造成严重缺氧。③张力性气胸:由于胸膜腔裂口处的活瓣作用,进入胸膜腔空气不断增多,压力逐渐升高,超过大气压。患侧肺萎陷,将纵隔推向健侧,挤压健侧肺,产生呼吸及循环功能的严重障碍。

胸膜腔积气较多时需要进行胸膜腔穿刺或行胸膜腔闭式引流,促使肺及早膨胀。气胸经胸腔闭式引流后漏气仍严重,患者呼吸困难未见好转,肺不复张,往往提示肺、支气管裂伤较大或断裂,应及早剖胸探查,修补裂口或切除严重损伤的肺段、肺叶。一般肺裂口多在3~7日内闭合,对于长期漏气者也应行手术修补裂口。

【护理评估】

1. 健康史

(1)闭合性气胸:多并发于肋骨骨折,由于肋骨断端刺破肺,空气进入胸膜腔所致。

(2)开放性气胸:多并发于刀刃、锐器、弹片或火器等导致的胸部穿透伤。

(3)张力性气胸:较大的肺泡破裂,较深、较大的肺裂伤或支气管破裂。

2. 身体状况

(1)闭合性气胸:胸腔小量积气,肺萎陷在30%以下,患者多无明显症状。大量积气时患者出现胸闷与气促、胸痛症状,体检发现气管向健侧移位,伤侧胸部叩诊呈鼓音,听诊呼吸音减弱或消失。

(2)开放性气胸:患者常有气促、呼吸困难和发绀,甚至休克。胸壁伤口开放者,呼吸时能听到空气出入胸膜腔的响声。伤侧胸部叩诊呈鼓音,听诊呼吸音减弱或消失。

(3)张力性气胸:患者极度呼吸困难,端坐呼吸。缺氧严重者,发绀、烦躁不安、昏迷,甚至窒息。查体可见伤侧胸部饱满,常触及皮下气肿,叩诊呈高度鼓音,听诊呼吸音消失。

【主要护理诊断/问题】

(1)气体交换受损　与疼痛、胸部损伤、胸廓活动受限或肺萎陷有关。

(2)疼痛　与组织损伤有关。

(3)潜在并发症:肺或胸腔感染。

【护理目标评价】

(1)保持呼吸道通畅,改善气体交换状态。

(2)有效止痛。

(3)预防或及时处理并发症。

【护理措施】

(一)严密观察病情变化

胸腔脏器损伤后病情变化快,常需紧急处理,要密切观察呼吸、血压、心律、意识的变化。

(二)保持呼吸道通畅

及时清除呼吸道的血液、呕吐物及异物。对咳嗽无力、不能有效排痰或呼吸衰竭者,气管插管或气管切开给氧吸痰或辅助呼吸。

(三)维持正常换气功能

开放性气胸需立即封闭伤口。紧急时利用手边任何物品,折叠的手帕、围巾、衣服或手掌紧密盖住伤口。有包扎条件时凡士林纱布封闭伤口,外面加盖干纱布,并以绷带加压包扎,使胸膜腔封闭严密。在转运过程中,密切观察患者有无张力性气胸发生,若有呼吸困难加重倾向,需立即打开敷料。

张力性气胸的抢救要争分夺秒,在危急情况下可用一个或几个大号针头,在伤侧第二肋间锁骨中线处刺入胸膜腔,即能收到排气减压效果。在转送过程中于插入针的接头处,绑缚一橡胶手指套,将指套顶端剪一个1 cm开口,可起到活瓣作用。呼气能排出胸腔气体,吸气时指套塌陷,防止空气进入。或用一长橡胶管一端连接插入的针头,另一端放在无菌水封瓶水面下,以保持持续排气。

(四)维持心血管功能

动态观察病情变化,发生低血容量性休克时,应迅速建立静脉通路,补充血容量。

(五)心理护理

胸部损伤患者易产生紧张、焦虑情绪,心肺损伤严重时患者常表现出极度窘迫感,此时要尽量使患者保持镇静,具备信心。积极配合治疗。

(六)胸腔闭式引流护理

胸腔闭式引流又称水封闭式引流,胸腔内插入引流管,管的下方置于引流瓶水中,利用水的重力作用,维持引流单一方向,避免逆流,以重建胸膜腔负压。

1. 胸腔闭式引流的目的　排除胸腔内液体与气体,恢复和保持胸膜腔负压,维持纵隔的正常位置,促使术侧肺迅速膨胀,防止感染。

2. 胸腔闭式引流的方法　根据体征和胸部X线检查,明确胸膜腔内气体、液体的部位。气体多积聚在胸腔上部,液体多位于胸腔下位,引流气体时一般在锁骨中线第2肋间或腋中线第3肋间插管;引流液体时在腋中线和腋后线之间的第6~8肋间插管。排液的引流管选用质地较硬、管径为 1.5~2 cm 的硅胶管或橡胶管,不易折叠堵塞,利于通畅引流;引流气体的胶管可选用质地较软、管径为 1 cm 的胶管,既能达到引流的目的,又可减少局部刺激,减轻疼痛。

置管时患者取坐位或半卧位,局部消毒后,在定位处用 1% 普鲁卡因溶液 3~5 ml 胸壁逐层浸润麻醉。作一个长约 2 cm 切口,插入止血钳分开肌层,沿肋骨上缘刺入胸膜腔,将有侧孔的胶管经切口插入胸膜腔内 4~5 cm,其外端连接于无菌引流瓶。缝合切口,并固定引流管。

3. 胸腔引流的种类及其装置

(1)单瓶水封阀式引流:一个容量 2000~3000 ml 的广口无菌引流瓶,内装无菌盐水,上面有两个空洞的紧密橡皮塞,两根中空的管由橡皮塞上插入,短管作为空气通路,长管插至水平面下 3~4 cm,另一端与患者的胸腔引流管连接。当引流液逐渐增加时,应去除水封瓶内部分液体,否则深入水下的管子越来越长,患者加大压力才能将胸膜腔内气体或液体排出。

(2)双瓶水封闭式引流:一个空瓶子收集引流液,而另一个瓶子则是水封瓶。空引流瓶介于患者和水封瓶之间,引流瓶的橡皮塞上插入两根短管:一根管子与患者胸腔引流管连接;另一根管子用一短橡皮管连接到水封瓶的长管上。

4. 胸腔引流装置的固定 引流管的长度约 100 cm,它可垂直降到引流瓶,但不能垂下绕圈。因引流液积聚环圈处而使引流中断并造成回流压,阻碍引流,可用橡皮筋或胶带条环绕引流管,以别针穿过橡皮筋或胶带条再固定于床上或将引流管两端的床单拉紧形成一凹槽,再用别针固定。引流瓶放置应低于胸腔引流出口 60 cm 以上,并妥善安置,以免意外踢倒。搬运患者前,先用止血钳夹住引流管,将引流瓶放在病床上以利搬运。在松开止血钳前需先把引流瓶放到低于胸腔的位置。

5. 维持引流通畅 引流管通畅时有气体或液体排出,或引流瓶长管中的水柱随呼吸上下波动。应注意检查引流管是否受压折曲、阻塞、漏气等。引流液黏稠、有块状物时,须定时挤压引流管。机械抽吸时,抽吸控制瓶内的液体中有气泡溢出,而水封瓶长管内的液体不会随患者的呼吸而升降。

6. 体位与活动 最常采用的体位是半坐卧位。如果患者躺向插管侧,可在引流管两旁垫以沙袋或折叠的毛巾,以免压迫引流管。鼓励患者经常深呼吸与咳嗽,以促进肺扩张,促使胸膜腔气体与液体的排出。当病情稳定时,患者可在床上或下床活动。活动时患者应知道发生引流管脱落或引流瓶打破等意外时的紧急处理方法:立即将胸侧引流管折曲,防止气体进入胸腔,或备用止血钳夹住胸管。

7. 胸腔引流的观察与记录 观察引流液量、性状。如出血已停止,引出胸液多呈暗红色;创伤后引流液较多,引流液呈鲜红色,伴有血凝块,考虑胸膜腔内有进行性出血,应当立即通知医生,并准备剖胸手术。

8. 胸腔引流管的拔除及注意事项 24 h 引流液小于 50 ml,脓液小于 10 ml,无气体溢出,患者无呼吸困难,听诊呼吸音恢复,X 线检查肺膨胀良好,可去除胸管。方法:安排患者坐在床缘或躺向健侧,嘱患者深吸一口气后屏气拔管,迅速用凡士林纱布覆盖,再盖上纱布、胶布固定。对于引流管放置时间长、放置粗引流管者,拔管前留置缝合线,去管后结扎封闭引流管口。拔管后最初几小时观察患者有无胸闷、呼吸困难、引流管口处渗液、漏气、管口周围皮下气肿等,并给予处理。

三、血　胸

胸膜腔积血,称为血胸。血胸常与气胸同时存在,称为血气胸。胸膜腔内血液来源:①肺组织裂伤;②肋间血管或胸廓内血管损伤;③心脏和大血管损伤。血胸一方面造成血容量减少,另一方面使肺受压萎陷,对呼吸和循环功能均造成危害。

血胸量少时可自然吸收;中等量以上行胸膜穿刺或闭式引流,排除积血。

【护理评估】

(一)健康史

多数因胸部损伤所致肋骨断端或利器损伤胸部均可能刺破肺、心脏、血管而导致胸膜腔积血。

(二)身体状况

病情根据出血量、出血速度和患者体质而有所不同。小量血胸(成人 0.5 L 以下),可无明显症状。中量血胸(0.5~1 L)和大量血胸(1 L 以上),尤其是急性失血时,可出现气促、脉搏增快、血压下降等低血容量性休克症状,以及气管向健侧移位,伤侧胸部叩诊浊音、呼吸音减弱或消失的胸膜腔积液体征。心脏、大血管损伤,出血量多而急,如不及早救治,往往于短时间内导致失血性休克而死亡。

【主要护理诊断/问题】

1. 气体交换受损　与肺组织受压有关。

2. 组织灌注量改变　与损伤失血性休克有关。

3. 潜在并发症　感染。

【护理目标/评价】

(1)保持呼吸道通畅,改善气体交换状态。

(2)维持正常心脏功能和有效循环血容量。

(3)预防或及时处理并发症。

【护理措施】

1. 严密观察病情变化　胸腔脏器损伤后病情变化快,常需紧急处理,要密切观察呼吸、血压、心律、意识的变化。

2. 保持呼吸道通畅　及时清除呼吸道血液、呕吐物、异物。对咳嗽无力,不能有效排痰或呼吸衰竭者,气管插管或气管切开给氧吸痰或辅助呼吸。

3. 维持正常换气功能　血气胸通过胸膜腔穿刺或引流积气积血,恢复肺复张。

4. 维持心血管功能　动态观察病情变化,发生低血容量性休克时,应迅速建立静脉通路,补充血容量。出现下列征象提示胸腔进行性出血:①脉搏逐渐增快,血压持续下降;②输血补液后血压不回升或升高后又迅速下降;③血红蛋白、红细胞计数和血细胞比容持续降低;④胸膜腔穿刺因血液凝固抽不出血液,胸部 X 线检查显示胸膜腔阴影持续增大;⑤闭式胸膜腔引流血液每小时超过 200 ml 并持续 3 h 及以上。进行性血胸在输血、补液的同时,须及时剖胸止血。

5. 咯血患者护理　痰中带血丝为轻度肺、支气管损伤,安静休息数日后可自愈。咯血或咳大量泡沫样血痰,常提示肺、支气管严重损伤。对这样的患者首先要稳定情绪,鼓励咳出支气管内积血,以减少肺不张的发生。大量咯血时,行体位引流以防止窒息,并做好剖胸探查的准备。

6. 胸腹联合 下胸、上腹部损伤患者,注意胸腹腔脏器有无损伤,诊断未明确前患者禁饮食、置入胃管行胃肠减压,亦可同时注入硫酸钡造影,协助诊断。观察胸腔引流管中有无胃肠液,并做好术前各项准备。

7. 心理护理 胸部损伤患者易产生紧张、焦虑情绪,心肺损伤严重时患者常表现出极度窘迫感,此时要尽量使患者保持镇静,具备信心,积极配合治疗。

8. 并发症预防及护理

(1)卧床期间,每小时协助或鼓励患者施行深呼吸及有效咳痰,以促进肺扩张,减少感染的发生。呼吸困难者,尽早做气管切开、定时给予吸痰,改善低氧状态。

(2)严重失血者,除积极止血外,输血、补液保障肾脏灌流,尽早应用利尿剂,预防肾衰竭。

(3)肺损伤严重者记录液体出入量,避免输液过快、过量而并发肺水肿。

9. 健康指导

(1)胸部损伤患者常需要做胸膜腔穿刺、胸膜腔闭式引流,操作前向患者或家属说明治疗的目的、意义,以取得配合。

(2)向患者说明深呼吸、有效咳嗽的意义,鼓励患者在胸痛的情况下积极配合治疗。

(3)告知患者肋骨骨折愈合后,损伤恢复期间胸部仍有轻微疼痛,活动不适时疼痛可能会加重,但不影响患侧肩关节锻炼及活动。

(4)胸部损伤后出现肺容积显著减少或严重肺纤维化的患者,活动后可能出现气短症状,应嘱患者戒烟并减少或避免刺激物的吸入。

(5)心肺损伤严重者定期来院复诊。

第二章　循环系统疾病患者的护理

第一节　先天性心脏病

一、小儿循环系统解剖生理特点

原始的心脏于胚胎的第 2 周开始形成,为一个纵直的管道。约在第 4 周开始有循环作用,第 5 周心房间隔形成,第 8 周形成心室间隔,成为具有四个腔的心脏。同时动脉总干被螺旋形主肺动脉隔分开,形成主动脉和肺动脉,主动脉向左后旋转与左心室相连,肺动脉则向右前旋转与右心室相连。所以心脏胚胎发育的关键时期是在胚胎第 2~8 周,在此期间若受到某些物理、化学及生物等因素的影响,则易引起心血管发育畸形。

(一)正常胎儿血液循环

胎儿氧合血是由胎盘经脐静脉进入体内,至肝下缘分成两支,一支入肝与门静脉吻合,另一支经静脉导管入下腔静脉,与来自下半身的静脉血混合,共同流入右心房。此混合血约 1/3 经卵圆孔入左心房、左心室入升主动脉,供应心、脑及上肢,其余的流入右心室。从上腔静脉回流的来自上半身的静脉血,入右心房后绝大部分流入右心室,与来自下腔静脉的血液一起进入肺动脉。由于胎儿肺处于压缩状态,使肺动脉的血液只能少量入肺,大部分经动脉导管入降主动脉,供应腹腔器官及下肢,最后经脐动脉回至胎盘,换取营养及氧气。故胎儿期供应脑、心、肝及上肢的血氧含量远较下半身高。

胎儿血液循环有以下特点:①胎儿的营养及气体代谢是通过脐血管和胎盘进行交换的。②静脉导管、卵圆孔、动脉导管是胎儿血液循环的特殊通路。③左、右心都向全身供血;由于肺无呼吸,只有体循环而无有效的肺循环。④胎儿体内除脐静脉是氧合血外,其他都是混合血。含氧量最高的器官为肝脏,其次为脑、心、上肢,而腹腔脏器及下肢含氧量最低。

(二)出生后血液循环的改变

出生后脐血管被剪断,新生儿呼吸建立,肺泡扩张,肺脏开始进行有效的气体交换,肺循环压力下降,从右心经肺动脉流入肺的血液增多,肺静脉流入左心房的血增多,左心房压力增高超过右心房,卵圆孔瓣膜先在功能上关闭,到生后 5~7 个月,解剖上大多闭合,遗留下卵圆窝。由于肺循环建立,流经动脉导管血流逐渐减少,还因血氧增高致使导管壁平滑肌收缩,使动脉导管逐渐闭塞,最后血流停止,形成动脉韧带。足月儿约 80% 在生后 24 h 形成功能性关闭,约 95% 婴儿在生后 1 年内形成解剖上关闭。

(三)心脏的形态、大小和位置

小儿心脏出生时呈球形,以后逐渐变成圆锥形或椭圆形,6 岁后与成人相近似,呈长椭圆形。小儿心脏体积相对比成人大,4 个心腔的容积初生时为 20~22 ml;1 岁时达 2 倍;2 岁半时增至 3 倍;7 岁时为 5 倍,达 100~200 ml;以后增长缓慢,青春期后增长又加快,18~20 岁时达 240~250 ml。小儿心脏的位置随年龄增长而改变,新生儿和 2 岁以下的幼儿心脏多呈横位,心尖搏动在左侧第4肋间隙、锁骨中线外侧,2岁后逐渐转为斜位,心尖搏动位置在3~7岁时就已位于左锁骨中线第5肋间隙处,7岁后心尖位置逐渐移至锁骨中线内0.5~1.0 cm。

(四) 心率

年龄越小心率越快,与小儿新陈代谢旺盛和交感神经兴奋性较高有关,随年龄增长心率逐渐减慢。新生儿平均120次/分,1岁以内110~130次/分,2~3岁100~120次/分,4~7岁80~100次/分,8~14岁70~90次/分。小儿脉搏次数易受各种内外因素影响,如活动、进食、哭闹和发热时均可增快,故测量小儿心率、脉搏应在安静时进行。一般体温每升高1℃,心率增加10~15次/分。如果脉搏显著增快,而且睡眠时也不减慢,应怀疑有器质性心脏病。

(五) 血压

由于小儿心搏出量较少,动脉壁的弹性较好和血管口径较大,故血压偏低,但随着年龄增长而逐渐升高。新生儿收缩压为60~70 mmHg,1岁70~80 mmHg,2岁后可按公式计算,收缩压(mmHg) = 年龄(岁)×2+80,舒张压为收缩压的2/3,收缩压高于此标准20 mmHg 时为高血压,低于此标准20 mmHg 时为低血压。正常情况下,下肢血压较上肢约高20 mmHg。测量血压应在安静时进行,袖带宽度以上臂长度的1/2~2/3 为宜。

二、先天性心脏病

先天性心脏病(congenital heart disease)简称先心病,是胎儿时期心脏血管发育异常而导致的畸形,为小儿最常见的心脏病,其发生率为活产婴儿的7‰~8‰。严重和复杂畸形的患儿,多于生后数周或数月死亡,故年长儿中复杂的心血管畸形者比婴儿期少见。近50年来,由于心导管检查、心血管造影和超声心动图等诊断技术的广泛应用和提高,以及低温麻醉和体外循环下心脏直视外科手术的快速发展,许多常见的先天性心脏病能得到及时准确诊断,获得彻底根治。对部分复杂的先天性心脏病的诊治也有了很大的变化。因此,先天性心脏病的预后较前已大有改观。

先天性心脏病的病因大致分为内在因素和外来因素两类,但以后者更为多见。①内在因素:主要与遗传有关,包括染色体易位与畸变,单一基因突变、多基因病变及先天性代谢紊乱等。②外来因素:较重要的是宫内感染,特别是妊娠3个月内患风疹病毒感染,其次为流行性感冒、流行性腮腺炎、柯萨奇病毒感染等;孕妇缺乏叶酸、接触大剂量放射线、服用某些药物(甲糖宁、抗癌药等)、患有代谢性疾病(糖尿病、高钙血症等),以及子宫内缺氧的慢性疾病等也可导致心脏血管畸形。

临床上根据心脏左右两侧或大血管之间有无血液分流和临床有无青紫,将先天性心脏病分为三类。①左向右分流型(潜伏青紫型):临床最常见的类型,约占先天性心脏病的50%;正常情况下,体循环压力高于肺循环,左心室压力大于右心室,血液由左向右分流而不出现青紫,在患儿剧烈哭闹、屏气时或在病理情况下,肺动脉和右心室压力增高超过左心压力,导致血液自右向左分流,临床上出现暂时性青紫,故又称为潜伏青紫型先天性心脏病。常见的有室间隔缺损、房间隔缺损、动脉导管末闭等。②右向左分流型(青紫型):临床上病情重、死亡率高的类型。由于畸形的存在,使右心压力增高并超过左心,血液由右向左分流;或大血管起源异常,使大量含氧量低的静脉血流入体循环,临床上出现持续青紫及严重缺氧,故又称为青紫型先天性心脏病。常见的有法洛四联症、大动脉错位等。③无分流型(无青紫型):心脏左右两侧或大血管之间无异常通路及血液分流,临床上不出现青紫,故又称为无青紫型先天性心脏病。常见的有主动脉缩窄、肺动脉狭窄等。

先天性心脏病的主要病理生理改变如下。①室间隔缺损(VSD):左、右心室之间的室间隔上存在的异常通道。由于左心室压力高于右心室,血液由左向右分流,所以一般无青紫。分流至肺循环血量增加,导致肺血管阻力增加。当屏气、剧烈哭闹或任何病理情况致肺动脉和右心室压力高时,出现双向分流或反向分流而出现青紫。当肺动脉高压显著,产生自右向左分流时,临床上出现持久性青紫,称为艾森曼格(Eisenmenger)综合征。②房间隔缺损(ASD):左、右心房之间的异常通道。由于左心房的压力高于右心房,因此血液由左向右分流。分流造成右心房和右心室负荷过重而产生右心房和右心室增大,肺循环血量增加而体循环血量减少,肺动脉压力增高。当右心房的压力大于左心房时,便出现右向左分流,出现持久性青紫。③动脉导管未闭(PDA):胎儿期动脉导管被动开放是血液循环的重要通道,约80%在生后3个月解剖性关闭。1年后在解剖学上完全关闭。若持续开放,并产生病理、生理改变,即称为动脉导管未闭。由于主动脉的压力较肺动脉为高,故无论在收缩期或舒张期,血液均自主动脉向肺动脉分流,至肺循环血量增加,回流到左心房和左心室的血量也增加,出现左心房和左心室肥大。分流量大者,长期高压冲击造成肺动脉壁增厚,肺动脉压力增高,当肺动脉压力超过主动脉时,即产生右向左分流,造成下半身青紫,称为差异性青紫。④法洛四联症:由四种畸形组成,即肺动脉狭窄、室间隔缺损、主动脉骑跨和右心室肥厚。由于肺动脉狭窄,血液进入肺动脉受阻,引起右心室压力相对增高,使血液自右心室向左心室及主动脉分流。由于主动脉骑跨于两心室之上,主动脉同时接受来自左、右心室的血,向全身输送的血变成混合血,临床上出现青紫。另外,由于肺动脉狭窄,进入肺循环进行气体交换的血流减少,更加重了青紫的程度。

先天性心脏病的治疗以内科治疗为主,较大的室间隔缺损、房间隔缺损应于学龄前期在体外循环心内直视下做修补术,缺损小者不必手术治疗,但应定期随访;动脉导管未闭者应于学龄前期行手术结扎或切断缝扎导管术;法洛四联症宜在2~3岁在体外循环心内直观下做修补手术:切除流出道肥厚部分,修补室间隔缺损,纠正主动脉右跨,年龄过小的婴幼儿及重症患儿可先行姑息分流手术,待一般情况及肺血管发育好转后再行根治术。

法洛四联症患儿缺氧发作的处理:发作轻者,置患儿于膝胸卧位即可缓解,重者应立即吸氧,皮下注射吗啡,每次0.1~0.2 mg/kg,并给予5%碳酸氢钠1.5~5.0 ml/kg静脉注射,以纠正酸中毒,经常有缺氧发作者,可口服普萘洛尔预防其发作。

【护理评估】

(一)健康史

评估母亲妊娠史,特别是在妊娠初3个月内有无病毒感染(如风疹、腮腺炎、流行性感冒和柯萨奇病毒感染等);有无接触过大剂量的放射线,以及是否服用过抗癌药、甲糖宁等药物;母亲是否患有引起宫内缺氧的慢性疾病或其他代谢性疾病(如糖尿病、高钙血症等);家族中有无心脏畸形患者。

(二)身体状况

1. 室间隔缺损　是最常见的先天性心脏病,其症状的轻重取决于缺损的大小。小型缺损患儿无症状,多在体检时发现心脏杂音。大型缺损,体循环流量减少,影响生长发育,体格发育落后于同年龄正常儿童,患儿多消瘦、乏力、多汗、喂养困难,易患肺部感染和心力衰竭。胸骨左缘 3~4 肋间可闻及Ⅲ~Ⅳ级粗糙的全收缩期杂音,并广泛传导,可于杂音最响处触及收缩期震颤。肺动脉瓣第二心音增强提示有肺动脉高压,此时临床上出现青紫。

2. 房间隔缺损 症状出现的迟早和轻重取决于缺损的大小。缺损小者终生无症状,仅在体检时发现心脏杂音。缺损较大者体循环血量减少,表现为生长发育落后、消瘦、气促、乏力,当哭闹、患肺炎时,右心房压力可超过左心房,出现暂时性青紫。体检时可发现心前区隆起,胸骨左缘 2~3 肋间可闻及Ⅱ~Ⅲ级喷射性收缩期杂音,肺动脉瓣区第二心音增强,并呈固定分裂。

3. 动脉导管未闭 症状取决于动脉导管的粗细。导管口径较细者,临床可无症状,仅在体检时发现心脏杂音。导管粗大者分流量大,表现为消瘦、气急、咳嗽、乏力、多汗、生长发育落后等。体检胸骨左缘第 2 肋间可闻及粗糙响亮的连续性机器样杂音,向左锁骨下、颈部和肩部传导,最响处可扪及震颤,肺动脉瓣区第二心音增强。婴幼儿合并肺动脉高压或心力衰竭时,主、肺动脉压力差在舒张期不明显,仅可听到收缩期杂音。此外,因动脉舒张压降低,脉压增大,可出现周围血管征,如水冲脉、毛细血管搏动及股动脉枪击音。有显著肺动脉高压者可出现下半身青紫。

以上三种常见先天性心脏病均易并发支气管肺炎、充血性心力衰竭及亚急性细菌性心内膜炎。

4. 法洛四联症 是存活婴中最常见的青紫型先天性心脏病。青紫为主要表现,其程度与肺动脉狭窄程度有关,表现为唇、指(趾)甲床、口腔黏膜等毛细血管丰富的部位发绀。患儿通常生长发育落后,多有蹲踞现象,蹲踞时下肢屈曲,增加体循环阻力,使静脉回心血量减少,减轻了心脏负荷,从而右向左分流量减少,缺氧症状暂时缓解。由于缺氧,致使指、趾末端毛细血管扩张增生,随后指、趾末端膨大如鼓槌,称杵状指。少数患儿由于脑缺氧出现头晕、头痛,有时在吃奶或哭闹后出现呼吸困难,严重者可引起昏厥、抽搐,这是由于在肺动脉漏斗部狭窄的基础上,突然发生该处肌肉痉挛,引起一时性肺动脉梗阻,使脑缺氧加重所致,称为缺氧发作。此外,由于长期缺氧,红细胞增多,血液黏稠度高,血流变慢引起脑栓塞,若为细菌性血栓,则易形成脑脓肿。体检胸骨左缘 2~4 肋间可闻及Ⅱ~Ⅲ级喷射性收缩期杂音。肺动脉瓣区第 2 音减弱或消失。

法洛四联症常见并发症为脑血栓、脑脓肿、亚急性细菌性心内膜炎。

(三)心理-社会状况

家长对先天性心脏病患儿的娩出,伴随喂养困难、发育迟缓、体弱多病、昂贵的手术费用、手术成功率的不确定、检查治疗过程中的危险状况等,往往表现出紧张、焦虑、悲观等言行,而年长患儿常因住院处于陌生环境、活动受限,会出现抑郁、自卑、恐惧等心理。

【主要护理诊断/问题】

(一)手术前

1. 活动无耐力 与心排血量减少,氧供给不足有关。

2. 营养失调:低于机体需要量 与喂养困难及体循环血量减少、组织缺氧有关。

3. 有感染的危险 与肌体抵抗力低下及肺循环充血有关。

4. 潜在并发症 充血性心力衰竭、脑血栓、感染性心内膜炎。

5. 焦虑 与疾病的威胁和对手术的担忧有关。

（二）手术后

1. 有不能维持自主呼吸的危险　与麻醉药物作用及手术损伤有关。

2. 有组织灌注量改变的危险　与手术导致血容量的改变有关。

3. 疼痛　与手术创伤有关。

4. 有感染的危险　与术后机体抵抗力低下有关。

【护理措施】

（一）手术前护理

1. 保持适度的活动量　安排好患儿的作息时间,保证睡眠、休息,减少心脏负担。根据病情适当安排活动量,避免情绪激动和大哭大闹,多给予安抚,各项护理操作应集中进行。法洛四联症患儿在游戏或走路时,应让其自然蹲踞起立,不要强行拉起。严重患儿应卧床休息。

2. 供给充足营养　供给充足能量、蛋白质和维生素,保证营养需要。对喂养困难的小儿要有耐心,应少量多餐,用小匙或选择合适方式喂哺,避免呛咳和呼吸困难,住院患儿可在喂奶前后间歇给氧,减少呛咳、呼吸困难和缺氧。有水肿者根据病情采用无盐或低盐饮食。多食蔬菜、水果等粗纤维食物,保证大便通畅。法洛四联症患儿,要注意供给充足液体,防止因血液浓缩、血液黏度增加导致血栓栓塞。发热、多汗、吐泻时应鼓励多饮水,必要时可静脉补充液体。

3. 预防感染　注意体温变化,按气温改变随时增减衣服,避免受凉感冒引起呼吸道感染。注意保护性隔离,避免与感染性疾病患儿接触,避免到公共场所、人群集中的地方,以防交叉感染。除严重心力衰竭者,均需按时接受预防接种,预防各种传染病。接受小手术(拔牙、扁桃体切除术等)时,严格执行无菌操作,术前、术后按医嘱给予足量抗生素预防感染。

4. 观察病情,防止并发症发生

(1)观察患儿有无极度烦躁、发绀、呼吸困难、心率增快等心力衰竭先兆,如有上述表现,立即给患儿吸氧,保持安静,置患儿于半卧位,严格控制输液量及速度,立即通知医生,按照心力衰竭进行护理。

(2)注意观察法洛四联症患儿是否因活动、哭闹、便秘引起缺氧发作,如患儿突然晕厥、抽搐应立即将患儿置于膝胸卧位,给予吸氧,通知医生并备好吗啡、普萘洛尔等急救物品。

5. 心理护理　对患儿关心爱护,建立良好的护患关系。充分理解家长及患儿对检查、治疗、预后的期望心情,耐心向家长和患儿解释病情和检查、治疗经过,取得他们的理解和配合。

6. 健康指导　指导家长合理安排患儿的饮食、生活,建立合适的生活制度;尽量避免到公共场所和人群密集的地方,按时进行预防接种,预防各种感染;指导家长评估患儿活动耐受力的方法和限制活动的指征;教会家长观察心力衰竭、脑缺氧的表现,定期复查,调整心功能达到最佳状态,安全到达合适的手术年龄,安度手术关。

（二）手术后护理

1. 维持有效呼吸　术后将患儿置于监护室由专人严密监护,定时记录心率、心律、呼吸、血压、体温等生命体征,管理好机械通气,定时吸痰,定时测血气,调整氧浓度和氧流量。

2. 维持正常血容量　限制水盐入量,适当增加胶体溶液,保证有效血容量。

3. 减轻疼痛　按医嘱定时给予止痛药,减少患儿痛苦。

4. 预防感染　严格无菌操作,避免医源性感染;保持伤口干燥,注意伤口护理,防止伤口感染;加强营养,增强机体抵抗力。

附:病毒性心肌炎

病毒性心肌炎(viral myocarditis)是病毒侵犯心脏所致的以心肌炎性病变为主要表现的疾病,有的可伴有心包炎和心内膜炎。任何年龄均可发病,近年来发生率有增多的趋势,症状的轻重与年龄有关,小婴儿常呈急性暴发,幼儿呈急性发作,年长儿症状不典型,多数预后良好,少数可发生心力衰竭、心源性休克,甚至猝死。

任何病毒感染均可能累及心脏。引起心肌炎的病毒有柯萨奇病毒、埃可病毒、脊髓灰质炎病毒、腺病毒、乙型肝炎病毒、流感和副流感病毒、麻疹病毒、单纯疱疹病毒及流行性腮腺炎病毒等。其中以柯萨奇病毒乙组(1~6型)最常见。本病发病机制尚不完全清楚,一般认为与病毒及其毒素直接侵犯心肌细胞有关,另外可能与病毒感染后的变态反应和自身免疫有关。

目前尚无特殊处理。主要是减轻心脏负荷,改善心肌代谢及心功能,促进心肌修复。

(1)保证患儿充分休息以减轻心脏负荷。

(2)改善心肌代谢:大剂量的维生素 C 可改善心肌代谢,一般每日 100~200 mg/kg 加入葡萄糖溶液中静脉注射。同时用能量合剂促进心肌修复,常用三磷酸腺苷(ATP)、辅酶A 等。

(3)糖皮质激素在病程早期及轻症病例不主张用。对重症患儿合并心源性休克、严重心律失常、心力衰竭时可早期使用。常用氢化可的松每日 15~20 mg/kg 或地塞米松 0.2~0.4 mg/kg。

(4)控制心力衰竭参见本章第四节。由于心肌炎患儿对强心剂比较敏感,一般用有效剂量的 1/2~2/3 即可。

【护理评估】

(一)健康史

评估患儿近期有无呼吸道、消化道病毒感染史及传染病接触史。

(二)身体状况

患儿病前数日或 1~3 周有轻重不等的呼吸系统和胃肠道前驱症状。轻型病例一般无明显症状,典型病例常诉心前区不适、胸闷、心悸、头晕及乏力等。体检发现心脏扩大、心动过速、心律失常、第一心音低钝及奔马律,伴心包炎者可听到心包摩擦音。危重病例可发生心力衰竭,晕厥或突然出现心源性休克,在数日内死亡。

(三)心理-社会状况

患儿及家长可能因为对本病的了解不够,因患儿可能发生猝死而产生焦虑及恐惧心理。

【主要护理诊断/问题】

1. 活动无耐力　与心肌受损、收缩无力有关。

2. 潜在并发症　心律失常、心力衰竭、心源性休克。

【护理措施】

（一）适当休息，减轻心脏负荷

急性期卧床休息，到热退后 3~4 周基本恢复正常时逐渐增加活动量。恢复期继续限制活动量，一般总休息时间为 3~6 个月。有心功能不全及心脏扩大患儿应绝对卧床，至心功能改善、心脏情况好转后逐渐恢复活动量。

（二）严密观察病情，及时发现和处理并发症

密切观察并记录患儿精神状态、面色、心率、心律、呼吸、体温和血压的变化。患儿有气促、胸闷应给予合适的体位并吸氧。烦躁不安者可根据医嘱给予镇静剂。对严重心律失常者应持续进行心电监护。发现心力衰竭早期表现时立即报告医生并采取紧急措施，注意控制输液速度，以免加重心脏负担，应用洋地黄时剂量应偏小些。做好抢救药物和器械的准备，以备抢救时使用。

（三）健康指导

向患儿及家长介绍本病的病因、治疗原则及预后，使患儿及家长减少焦虑及恐惧心理。强调患儿休息的重要性及预防呼吸道、消化道感染的常识，疾病流行期间尽量少到公共场所。心律失常患儿，应了解常用抗心律失常药物名称、剂量、用药时间及副作用。指导出院后定期到门诊复查。

第二节　心力衰竭

心力衰竭（heart failure，HF）是各种心脏结构或功能性疾病导致的心室充盈和（或）射血功能受损，引起心排血量减少，不能满足机体组织器官代谢需要，以肺循环和（或）体循环淤血为临床表现的一组综合征，主要表现包括呼吸困难、体力活动受限和体液潴留。心功能不全（cardiac insufficiency）或心功能障碍（cardiac dysfunction）理论上是一个更广泛的概念，心力衰竭是指伴有临床症状的心功能不全。

【临床类型】

按发病缓急分为急性和慢性心力衰竭；按发生部位分为左心、右心和全心衰竭；按生理功能分为收缩性和舒张性心力衰竭。

【心力衰竭分级与分期】

按患者心力衰竭状况分级，可大体上判断病情严重程度，对治疗措施的选择、预后的判断、劳动力的评定等有实用价值。临床通用至今的是 1928 年美国纽约心脏病学会（New York Heart Association，NYHA）提出的一项分级方案，主要是按照诱发心力衰竭症状的活动程度划分为以下 4 级：

Ⅰ级：患者患有心脏病，但日常活动量不受限制。平时一般活动不引起疲乏、心悸、呼吸困难或心绞痛等症状。

Ⅱ级：患者的体力活动轻度受限。休息时无自觉症状，但平时一般活动即可出现上述症状，休息后症状很快缓解。

Ⅲ级：患者的体力活动明显受限。休息时无症状，低于平时一般活动即可出现上述症状，休息较长时间后症状方可缓解。

Ⅳ级：患者不能从事任何体力活动。休息时也出现心力衰竭的症状，体力活动后加重。

这种分级方案的优点是简便易行,缺点是缺乏客观依据,有时受患者主观意识和个体差异的影响。2001 年美国心脏病协会及美国心脏学会(American College of Cardiology, ACC/AmericanHeart Association, AHA)以心力衰竭相关的危险因素、心脏的器质性及功能性改变、临床症状等为依据,将心力衰竭进行以下分期:

A 期(前心力衰竭阶段):患者目前无器质性心脏病或心力衰竭症状及体征,但存在发生心力衰竭的高危因素,如高血压、冠心病、糖尿病和肥胖、代谢综合征等。

B 期(前临床心力衰竭阶段):患者无心力衰竭症状和(或)体征,但已有心脏结构性病变,如左心室肥厚、左心室射血分数(LVEF)降低等。

C 期(临床心力衰竭阶段):患者有心脏结构性病变且目前或既往有心力衰竭症状和(或)体征。

D 期(难治性终末期心力衰竭阶段):虽然采用了内科优化治疗,但患者休息时仍有明显症状,常伴有心源性恶病质,需长期反复住院。

此分期方法是以客观检查发现为主要依据,揭示心力衰竭的发生、发展过程,有利于对心力衰竭的发生及发展实施防治性干预。另外,用 6 min 步行试验(患者在平直地面尽可能快步行走,测定其 6 min 的步行距离,将心力衰竭划分为轻、中、重 3 个等级,即距离小于 150 m 为重度心力衰竭,150~425 m 为中度心力衰竭,426~550m 为轻度心力衰竭)来评定慢性心力衰竭患者的运动耐力及治疗效果,也是目前临床一项以主观感觉及客观结果为依据,简单、安全、易行的方法。

【病因与发病机制】

(一) 基本病因

1. 原发性心肌损害

(1)缺血性心肌损害:冠心病心肌缺血和(或)心肌梗死是引起心力衰竭最主要的原因。

(2)心肌炎和心肌病:病毒性心肌炎和原发性扩张型心肌病最为常见。

(3)心肌代谢障碍性疾病:糖尿病心肌病最为常见。

2. 心脏负荷过重

(1)容量负荷(前负荷)过重:见于心脏瓣膜关闭不全,血液反流,如主动脉瓣、二尖瓣关闭不全;左、右心或动、静脉分流性疾病,如房、室间隔缺损或动脉导管未闭等;此外,伴有全身血容量增多或循环血量增多的疾病,如慢性贫血、甲状腺功能亢进症等。

(2)压力负荷(后负荷)过重:见于使左、右心室射血阻力增加的疾病,如高血压、肺动脉高压、主动脉及肺动脉瓣狭窄和肺栓塞等。

(二) 诱因

心脏病患者心力衰竭的发生常由原发病加重或出现并发症及存在增加心脏负荷的因素而诱发,常见诱因包括:

1. 感染 是最重要的诱因,呼吸道感染最常见,其次为感染性心内膜炎。

2. 心律失常 心房颤动是最常见的心律失常之一,也是诱发心力衰竭最重要的因素;其他快速性及严重缓慢性心律失常均可诱发心力衰竭。

3. 血容量增加 摄入钠盐过多,静脉输液过快、过多等。

4. 情绪激动或过度劳累 暴怒、妊娠末期及分娩、重体力劳动等。

5. 药物使用不当 不恰当停用利尿剂、降压药及洋地黄类药物等。

6. 并发其他疾病或原有心脏病病情加重　并发甲状腺功能亢进、贫血、风湿热或冠心病发生心肌梗死。

【病理生理】

心力衰竭是一种不断发展的疾病,其病理生理十分复杂,当心功能因心脏病变受损时,机体首先发生多种代偿机制,这些机制可使心功能在一定时间内维持在相对正常的水平,但也有其负性效应,从而发生失代偿。

（一）Frank-Starling 机制

Frank-Starling 机制指增加心脏的前负荷,使回心血量增多,心室舒张末期容积增大,从而增加心排血量及提高心脏做功量,短期内可使心功能维持在正常水平。但心室舒张末期容积增大,也意味着心室的被迫扩张及心室舒张末期压力的增高,从而导致心房压、静脉压的升高。当左心室舒张末压大于 2.34 kPa（18 mmHg）时,就会出现肺充血的症状和体征;若心脏指数<2.2 L/（min·m^2）时,出现低心排血量的症状和体征。

（二）心肌肥厚

当心脏后负荷增高时,常以心肌肥厚作为主要的代偿机制,以增加心肌收缩力,使心排血量在一段时间内维持正常。但心肌肥厚时心肌细胞并不增多,而以心肌纤维增多为主,心肌从整体上能源不足,逐渐出现心肌顺应性下降、舒张功能降低、心室舒张末压升高而出现心功能障碍。

（三）神经体液的代偿机制

1. 交感神经兴奋性增强　心力衰竭患者血中去甲肾上腺素水平升高,作用于心肌 β-肾上腺素能受体,增强心肌收缩力并提高心率,以增加心排血量;但周围血管收缩,也造成心脏后负荷增加,心率加快,使心肌耗氧量增加;同时,交感神经兴奋还可使心肌应激性增强而导致心律失常。

2. 肾素-血管紧张素-醛固酮系统（renin-angiotensin-aldosterone system,RAAS）**激活**　由于心排血量降低,肾血流量随之减低,RAAS 被激活,可使心肌收缩力增强、周围血管收缩以维持血压,调节血液的再分配,保证心、脑等重要脏器的血液供应;同时可促进醛固酮分泌,使水、钠潴留,增加总体液量及心脏前负荷。近年的研究表明,RAAS 被激活后,血管紧张素Ⅱ（angiotensinⅡ,AⅡ）及醛固酮分泌增加使心肌、血管平滑肌、血管内皮细胞发生重构,促使心肌间质纤维化,并使血管舒张受影响,进一步加重心肌损伤和心功能恶化。

3. 体液因子的改变　①心房钠尿肽（atrial natriuretic peptide,ANP）和脑钠肽（brain natriuretic peptide,BNP）:其生理作用为扩血管,增加排钠。心力衰竭时,心房钠尿肽和脑钠肽分泌增高,其增高的程度与心力衰竭的严重程度呈正相关。因此,血浆中心房钠尿肽和脑钠肽水平可作为评定心力衰竭的进程和预后的指标。②精氨酸升压素（arginine vasopressin,AVP）:其生理作用为收缩周围血管、抗利尿和维持血浆胶体渗透压。心力衰竭时精氨酸升压素水平增高,增加心脏后负荷。③内皮素（endothelin）:其生理作用为很强的收缩血管功能,在心力衰竭时血浆内皮素水平增高,且直接与肺动脉压力特别是肺血管阻力升高有关。内皮素还可导致细胞增生、肥大,参与心室重构过程。

4. 心肌损害与心室重塑　大量研究表明,心力衰竭发生、发展的基本机制是心室重塑。原发性心肌损害和心脏负荷过重导致心脏扩大和心肌肥厚,在心腔扩大、心肌肥厚的过程中,心肌细胞、胞外基质、胶原纤维网等均有相应变化,即心室重塑的过程。心室重塑及各种代偿机制的负面影响使心肌细胞减少，心肌纤维增加，导致心肌的整体收缩功能下降，心室的顺应性下降，从而使心肌收缩力不能发挥其应有的射血效应，如此形成恶性循环，最终发展到不可逆转的终末阶段。

一、慢性心力衰竭患者的护理

慢性心力衰竭(chronic heart failure, CHF)是心血管疾病的终末表现，也是患者最主要的死亡原因。随着世界人口的老龄化及引起心力衰竭的基础心脏病呈明显上升态势，其发生率、死亡率也在逐年上升。2005 年我国对 17 个地区 CHF 病因进行调查，以冠心病为首位(占 57.1%)，高血压次之(占 30.4%)，而风湿性心脏瓣膜病退居第 3 位，慢性肺源性心脏病和高原性心脏病也具有一定的区域高发性。

【临床表现】

(一) 左心衰竭

左心衰竭以肺循环淤血和心排血量降低为主要表现。

1. 症状

(1)程度不同的呼吸困难:①劳力性呼吸困难:是左心衰竭最早出现的症状，系因活动使回心血量增加，左心房压力升高，加重了肺淤血，表现为体力活动时呼吸困难发生或加重，休息后缓解或消失。②夜间阵发性呼吸困难:左心衰竭的典型表现，其发生机制除因睡眠平卧血液重新分配使肺血流量增加外，夜间迷走神经张力增高、小支气管收缩、横膈上抬、肺活量减少等也是其促发因素，常表现为患者已入睡后突然憋醒，被迫坐起，呼吸深快，严重者伴哮鸣音，称之为"心源性哮喘"。③端坐呼吸:严重心力衰竭时，肺淤血达到一定程度，患者可出现端坐呼吸。系因平卧时回心血量增多，横膈上抬，呼吸困难更为明显，采取的坐位越高说明左心衰竭的程度越重，故可据此估计左心衰竭的严重程度。另外"心源性哮喘"进一步发展，可出现急性肺水肿，是最严重的左心衰竭表现。

(2)咳嗽、咳痰和咯血:咳嗽、咳痰是肺泡和支气管黏膜淤血所致，开始常在夜间发生，坐位或立位时可减轻，痰呈白色浆液性泡沫状，偶可见痰中带血丝。长期慢性淤血时肺静脉压力升高，导致肺循环和支气管血液循环之间形成侧支，在支气管黏膜下形成扩张的血管，此种血管一旦破裂可引起咯血。

(3)疲倦、乏力、运动耐力减低、头晕、心慌:上述表现是由于心排血量降低，心、脑、骨骼肌等组织器官血液灌注不足及代偿性心率加快所致。

(4)尿量减少及肾功能损害症状:严重左心衰竭时血液进行再分配，首先是肾血流量明显减少，患者出现少尿;长期慢性肾血流量减少可出现血尿素氮、肌酐升高并可有肾功能不全的相应症状。

2. 体征

(1)肺部湿啰音:左心衰竭的主要体征。由于肺毛细血管内压增高，液体可渗出到肺泡而出现湿啰音，随着病情由轻到重，啰音可从局限于肺底直至全肺，特点为在患者身体低垂的部位较明显。

(2)心脏体征:除基础心脏病固有体征外，慢性左心衰竭的患者一般会有心脏扩大、肺动脉瓣听诊区第二心音亢进及舒张期奔马律。

（二）右心衰竭

右心衰竭以体循环淤血为主要表现。

1. 症状

（1）消化道症状：食欲减退、恶心、呕吐、腹胀是右心衰竭最常见的症状，系因胃肠道及肝脏淤血所致。

（2）劳力性呼吸困难：继发于左心衰竭的右心衰竭及单纯性右心衰竭均可出现劳力性呼吸困难。

2. 体征

（1）水肿：特点为首先出现于身体的低垂部位，呈凹陷性及对称性，严重者可出现右侧或双侧胸腔积液，均由体循环压力升高所致。

（2）颈静脉征：颈静脉充盈、搏动增强、怒张是右心衰竭的最主要体征，肝颈静脉反流征阳性则更具特征性。

（3）肝脏体征：肝脏因淤血而肿大，伴压痛。一般发生在皮下水肿之前，持续慢性右心衰竭可致心源性肝硬化，晚期可出现黄疸、大量腹水及肝功能受损。

（4）心脏体征：除基础心脏病的原有体征外，右心衰竭可因右心室扩大而出现三尖瓣关闭不全的反流性杂音。

（三）全心衰竭

右心衰竭继发于左心衰竭而形成的全心衰竭，因右心排血量减少，阵发性呼吸困难等肺淤血症状反而有所减轻。扩张型心肌病等表现为左、右心室同时衰竭者，肺淤血往往不严重。

【诊断要点】

慢性心力衰竭的诊断应综合病因、病史、临床表现及客观检查而作出。主要依据：①有明确的器质性心脏病的诊断；②典型的肺循环、体循环淤血的症状和体征；③实验室及其他检查的客观指标。诊断应包括病因学诊断、病理解剖和病理生理诊断及心功能分级。

【治疗要点】

慢性心力衰竭的治疗除缓解症状外必须采取综合治疗，包括危险因素如冠心病、高血压、糖尿病等的早期管理，调节心力衰竭的代偿机制以减少其负面效应，防止心肌重塑的进展等，以提高患者运动耐量，改善生活质量；防止或延缓心肌损害进一步加重；降低住院率及死亡率。

（一）一般治疗

1. 休息与活动　避免精神刺激和情绪紧张，控制体力活动，保证充足睡眠，可以降低心脏负荷，有利于心功能的恢复。

2. 控制钠盐摄入　心力衰竭患者血容量增加，体内水、钠潴留，减少钠盐的摄入有利于减轻水肿症状，但应注意在用强效排钠利尿剂时，不可过分限盐，以免导致低钠血症。

（二）病因治疗

1. 基本病因的治疗　如控制高血压、糖尿病；通过药物、介入或手术治疗改善冠心病心肌缺血；心瓣膜病及先天性心脏病的介入及手术治疗等。

2. 消除诱因　针对最常见的诱因呼吸道感染，应积极选用敏感抗生素治疗。对于心室率较快的心房颤动，如不能及时复律应尽快控制心室率。甲状腺功能亢进症、贫血也可能是心力衰竭加重的原因,应注意检查并予以及时治疗。

(三) 药物治疗

1. 肾素-血管紧张素-醛固酮系统(RAAS)抑制剂的应用

(1)血管紧张素转换酶抑制剂(angiotensin-converting enzyme inhibitors, ACEI):是治疗心力衰竭的首选药物。其作用机制:①通过抑制肾素-血管紧张素-醛固酮系统,达到扩血管、改善和延缓心室重塑的作用;②抑制缓激肽的降解可使前列腺素生成增多而扩张血管。上述机制除了改善心力衰竭时的血流动力学,减轻淤血症状外,还可降低心力衰竭患者代偿性神经体液的不利影响,改善和延缓心肌、小血管的重塑,维护心肌的功能,延缓心力衰竭的进展,降低远期死亡率。常用药物:①卡托普利:每次 12.5~25 mg,每天 2 次;②贝那普利:每次 5~10 mg,每天 1 次;③培哚普利:每次 2~4 mg,每天 1 次;④其他尚有依那普利、赖诺普利等。

(2)血管紧张素受体拮抗剂(angiotensin receptor blocker, ARB):其作用机制与 ACEI 相似,具有阻断肾素-血管紧张素-醛固酮系统的效应,在心力衰竭患者不能耐受 ACEI 引起的干咳时使用,常用药物有氯沙坦、缬沙坦、坎地沙坦等。

(3)醛固酮受体拮抗剂:螺内酯作为临床应用最广泛的醛固酮受体拮抗剂,其作用机制是阻断醛固酮效应,对抑制心血管重塑、改善心力衰竭的远期预后有很好的作用。常用剂量为每次 20 mg,每天 1~2 次。

2. 利尿剂的应用 利尿剂是心力衰竭治疗中最常用的药物,其作用机制是通过排钠排水,减轻心脏的容量负荷,缓解淤血症状,减轻水肿。常用的利尿剂:①排钾利尿剂:氢氯噻嗪(双氢克尿塞)每次 25 mg,隔日 1 次,较重患者每天 75~100 mg,分 2~3 次服用;呋塞米(速尿)每次日服 20 mg,较重患者可每次 50 mg,每天 2 次,效果不佳者可静脉给药,每次 20~50 mg,最大量可每次 100 mg,长期应用注意补钾。②保钾利尿剂:与噻嗪类或袢利尿剂合用起到保钾排钠利尿作用,螺内酯(安体舒通)口服每次 20 mg,每天 3 次;氨苯喋啶每次 50~100 mg,每天 2 次。

3. β-受体阻滞剂的应用 β-受体阻滞剂主要用于抑制心力衰竭代偿机制中交感神经兴奋性增强的效应,从而抑制心室重塑,长期应用能明显提高患者的运动耐量,降低住院率和死亡率,尤其是猝死率;与 ACEI 联合应用具有叠加效应;常用药物有卡维地洛、比索洛尔、美托洛尔等。但 β-受体阻滞剂有负性肌力作用,临床应用需十分慎重。待心力衰竭情况稳定后从小剂量开始,逐渐增加剂量,适量维持。患有支气管痉挛性疾病、严重心动过缓、二度及二度以上房室传导阻滞、重度急性心力衰竭及严重周围血管疾病的患者禁用。突然停用 β-受体阻滞剂可导致患者临床症状恶化,应予避免。

4. 正性肌力药的应用

(1)洋地黄类药物:洋地黄可使心肌收缩力增强,抑制心脏传导系统,对迷走神经系统有直接兴奋作用,从而改善心力衰竭患者的血流动力学变化。研究证实,地高辛可显著减低轻中度心力衰竭患者的临床症状,减少住院率。但肺源性心脏病导致的右心衰竭,洋地黄效果不好且易于中毒,应慎用。肥厚型心肌病主要是舒张不良,洋地黄属于禁用。常用洋地黄制剂:①地高辛:0.25 mg,每天 1 次,连续口服相同剂量 7 天后血浆浓度可达稳态,适用于年龄在 70 岁以下、无肾功能不全的轻、中度心力衰竭患者的维持治疗;②毛花苷 C(西地兰)为静脉注射用制剂,每次 0.2~0.4 mg,稀释后缓慢静脉注射,24 h 总量 0.8~1.2 mg,适用于急性心力衰竭或慢性心力衰竭加重时,特别适用于收缩性心力衰竭伴快速心房颤动、心房扑动者;③毒毛花苷 K 为静脉注射用制剂,每次 0.25 mg,稀释后缓慢静脉注射,24 h 总量 0.5~0.75 mg,适用于急性心力衰竭患者。

(2)非洋地黄类正性肌力药物:①β-受体兴奋剂:多巴胺及多巴酚丁胺,小剂量可使心肌收缩力加强、血管扩张等,大剂量则可出现不利于心力衰竭治疗的负性作用,因此应用时应由小剂量开始逐渐增量,以不引起心率加快及血压升高为度,且只能静脉短期应用;②磷酸二酯酶抑制剂:氨力农和米力农,可明显改善心力衰竭症状,但长期应用可能增加慢性心力衰竭患者的死亡率,所以目前临床仅应用于重症心力衰竭患者的短期治疗。

(四) 非药物治疗

1. 心脏再同步化治疗(cardiac resynchronlzation therapy,CRT) 通过改善房室、室间和室内收缩同步性增加心排血量而改善心力衰竭症状,提高运动耐力,减少住院率,降低死亡率。

2. 左室辅助装置(left ventricular device,LVAD) 用于严重心脏事件后或准备行心脏移植术患者的短期过渡治疗及急性心力衰竭的辅助治疗,并有望成为心力衰竭器械治疗的新手段。

3. 心脏移植 是治疗顽固性心力衰竭的最终治疗方法,但因供体来源及排异反应而难以广泛开展。

【常见护理诊断/问题】

1. 气体交换受损 与左心衰竭所致肺循环淤血有关。

2. 体液过多 与右心衰竭所致体循环淤血、水钠潴留、低蛋白血症有关。

3. 活动无耐力 与心排血量下降、氧的供需失调有关。

4. 有皮肤完整性受损的危险 与被迫卧床,水肿部位受压及循环不良有关。

5. 潜在并发症 洋地黄中毒。

【护理措施】

1. 活动与休息 原则是减少机体耗氧、减轻心脏负担。急性期或病情不稳定期呼吸困难不能平卧的患者应严格限制活动量,取舒适半坐卧位或端坐位(可使用床上小桌加软垫)休息;保持病室安静、空气流通及适宜温、湿度;保证充足睡眠;限制探视;患者着装及盖被应轻软宽松,以减轻患者的憋闷感。呼吸困难缓解及稳定期应严格评估患者活动耐力,与患者及家属共同制订活动计划,在保证患者有足够休息的情况下逐步增加活动量、确定活动方式及持续时间,并注意监测活动过程中的反应,如患者活动中出现疲乏、呼吸困难、头晕、心悸等症状时应停止活动,就地休息,若休息后症状仍不缓解应及时通知医师给予处理。嘱患者勿用力大便,必要时使用缓泻剂。

2. 氧疗 遵医嘱给予吸氧及调节给氧流量,给氧方法包括鼻导管吸氧、面罩吸氧及无创正压通气给氧,注意观察患者缺氧状况有无改善。

3. 呼吸状况监测 如呼吸困难的程度、发绀情况、肺部啰音的变化、血气分析和血氧饱和度等,以判断治疗效果和病情进展。

4. 输液护理 严格控制输液总量和速度,患者 24 h 内输液总量应在 1500 ml 以内,输液速度每分钟 20~30 滴,并告知患者及家属不可随意调快滴速,以免诱发急性肺水肿。

5. 饮食护理 告诉患者及家属适当控制液体、总热量的摄入,限制钠盐的摄入,加强营养的重要性;给予高蛋白、高维生素、易咀嚼、易消化、清淡少盐饮食。护士应严格掌握、记录每天液体入量、食盐摄入量,指导和督促患者及家属执行护士为其制订的饮食原则,如患者饮水需用固定的容器,食盐量每天不能超过 5 g(应用利尿剂者可适当放宽),不应食用含钠量高的食品如腌制品、海产品、发酵面食、罐头、味精、啤酒、碳酸饮料等,要少量多餐、避免过饱等。

6. 皮肤护理 保持床褥清洁、柔软、平整、干燥。保持患者皮肤清洁,嘱患者穿干净、柔软、宽松的衣服。定时为患者更换体位,按摩水肿及受压处皮肤,为患者做按摩或翻身时避免损伤皮肤。严重水肿患者可使用气圈或气垫床,注意观察皮肤状况,预防压疮的发生。

7. 心理护理 关注呼吸困难给患者日常生活如体位、睡眠带来的不利影响,安慰、鼓励患者,帮助患者树立战胜疾病的信心。指导家属给予心理支持,以利于患者情绪稳定、安心治疗。

8. 用药护理

(1)使用血管紧张素转换酶抑制剂的护理:遵医嘱正确使用血管紧张素转换酶抑制剂,注意观察不良反应,如低血压、干咳、蛋白尿、高血钾及血管性水肿等,患者如出现上述症状应及时报告医师给予处理;与保钾利尿剂合用时应注意监测血钾。

(2)使用利尿剂的护理:遵医嘱正确使用利尿剂,并注意其不良反应的观察和预防:①袢利尿剂和噻嗪类利尿剂的主要不良反应是低钾血症,从而诱发心律失常或洋地黄中毒,故应监测有无乏力、腹胀、肠鸣音减弱等低钾血症的表现,必要时监测血钾。同时多补充含钾丰富的食物,如深色蔬菜、橙子、柑橘、香蕉、红枣、菇类、马铃薯等,必要时遵医嘱补充钾盐。注意口服补钾应在饭后或将水剂与果汁同饮,以减轻钾盐对胃肠道的刺激。外周静脉补钾时每 500 ml 液体中 KCl 含量不宜超过 1.5 g,且速度不宜过快。噻嗪类的其他不良反应还有胃部不适、呕吐、腹泻、高血糖、高尿酸血症等。②氨苯蝶啶的不良反应有胃肠道反应、嗜睡、乏力、皮疹,长期用药可产生高钾血症,尤其是伴肾功能减退、少尿或无尿者应慎用。③螺内酯毒性较小,除高血钾外还有嗜睡、运动失调、男性乳房发育、面部多毛等不良反应,肾功能不全及高钾血症者禁用。另外,非紧急情况下,利尿剂的应用时间选择以早晨或日间为宜,以避免夜间排尿次数过频影响患者的休息和睡眠。

(3)使用洋地黄的护理:①洋地黄用药注意事项:老年人、冠心病心肌缺血缺氧、重度心力衰竭、低钾血症、低镁血症、肾功能减退等对洋地黄较敏感,使用时应严密观察患者用药后反应。注意不能与普罗帕酮、维拉帕米、钙剂、胺碘酮、阿司匹林等药物合用,以免引起中毒。严格按医嘱给药,教会患者服地高辛时应自测脉搏,当脉搏少于每分钟 60 次或节律不规则时应暂停服药并报告医师。用毛花苷 C 或毒毛花苷 K 时必须稀释后缓慢静脉注射,并同时监测心电图变化。②密切观察洋地黄中毒表现:洋地黄中毒最重要的表现是各类心律失常,最常见者为室性期前收缩,多呈二联律,其他如房性期前收缩、心房颤动、非阵发性交界性心动过速、房室传导阻滞等。快速房性心律失常伴传导阻滞是洋地黄中毒的特征性表现。用维持量法给药时,胃肠道反应如食欲缺乏、恶心、呕吐和神经系统症状如头痛、倦怠、视物模糊等十分少见。③洋地黄中毒的处理:立即停药,快速性心律失常者可选用苯妥英钠或利多卡因,一般禁用电复律,因其易导致心室颤动。有传导阻滞及缓慢性心律失常者可用阿托品静脉注射,必要时安置临时起搏器。血钾浓度低时应补充钾盐,可口服或静脉补充氯化钾,并停用排钾利尿剂。

【健康指导】

1. 疾病知识 宣教指导患者积极治疗原发病及干预各种危险因素,如控制血压、血糖及血脂的异常;注意避免心力衰竭的诱发因素,如避免呼吸道感染、过度劳累、情绪激动、液体及钠盐摄入过多、输液过快过多等。育龄妇女应在医师指导下妊娠与分娩。

2. 合理安排活动与休息 告诉患者适当活动有利于提高心脏储备力、提高活动耐力、改善心理状态和生活质量。指导患者选择从事轻体力工作,严格避免重体力劳动。在心功能恢复后进行适当体育锻炼,但要注意运动方式,建议选择散步、打太极拳等有氧运动。

3. 饮食指导 饮食宜低盐、清淡、易消化、富含营养;多食蔬菜、水果,防止便秘;进餐不宜过快、过饱,戒烟限酒。

4. 用药指导 详细告知患者及家属药物的名称、剂量、用法,强调严格遵医嘱服药、不随意增减或撤换药物的重要性。服洋地黄时绝对不能突然停服、漏服或补服,应学会识别其中毒反应,出现时及时就诊。用血管转换酶抑制剂者,改变体位时动作宜缓慢,以防止发生直立性低血压而发生意外。

5. 心理指导 教育家属给予患者心理支持,多了解、关心患者的思想状况,帮助患者树立战胜疾病的信心,保持精神愉快,情绪稳定。

6. 随访 嘱患者定期门诊随访,出现不适及药物不良反应时及时就诊。

二、急性心力衰竭患者的护理

急性心力衰竭(acute heart failure,AHF)是心力衰竭急性发作和(或)急性加重的一种临床综合征,可表现为急性新发或慢性心力衰竭急性失代偿。临床上以急性左心衰竭较常见,主要表现为急性肺水肿或心源性休克。急性右心衰竭较少见,主要由右心室梗死、急性大面积肺栓塞、右心瓣膜病而引起。

【病因】

(1)慢性心力衰竭:急性失代偿、急性冠状动脉综合征、高血压急症、急性心脏瓣膜功能障碍、急性重症心肌炎、围生期心肌病及严重心律失常。

(2)急性右心室梗死、急性大面积肺栓塞、严重肺动脉高压。

(3)高心排血量综合征、严重心肾综合征。

(4)其他:如输液过快、过多,突然加重心脏容量负荷(前负荷);药物(如抗肿瘤药物)或毒物所致的心肌急性损伤或坏死等。

【病理生理】

心力衰竭急性发作或加重使心肌收缩力突然严重降低,心排血量骤然减少,导致肺循环压力突然升高及周围循环阻力增加,形成急性肺水肿伴周围组织、器官严重灌注不足和心源性休克。

【临床表现】

突发严重呼吸困难,呼吸频率可达每分钟30~40次,强迫坐位,频繁咳嗽,咳粉红色泡沫样痰,面色灰白或发绀,大汗,皮肤湿冷,有窒息感,极度恐惧、烦躁不安,严重者可因脑缺氧而致神志模糊。早期血压可一度升高,随后下降。听诊两肺满布湿啰音和哮鸣音,心率增快,心尖部第一心音减弱,可闻及舒张期奔马律,肺动脉瓣第二心音亢进。

【诊断要点】

根据患者典型的症状和体征,一般不难做出诊断。

【急性肺水肿的抢救及护理配合】

急性左心衰竭的缺氧和重度呼吸困难严重威胁患者的生命,抢救治疗和护理配合是否及时、有效与患者预后密切相关。

1. 体位 立即协助患者取半卧位或端坐位,双腿下垂,以减少静脉血液回流,减轻心脏负荷。

2. 氧疗 立即高流量鼻导管给氧,一般每分钟 6~8 L。可在湿化瓶内加入 20%~30% 的乙醇将氧气湿化,使肺泡内泡沫表面张力降低而破裂、消失,以利于肺泡通气;病情特别严重者应采用无创呼吸机持续加压(CPAP)或双水平气道正压(BIPAP)给氧,使肺泡内压在吸气时增加,气体交换增强,同时对抗组织液向肺泡内渗透。

3. 迅速建立两条静脉通道 遵医嘱及时、正确使用药物并观察疗效。

(1)吗啡:3~5 mg 缓慢静脉注射,可使患者镇静、减少躁动,同时扩张小血管,减轻心脏负荷;必要时可间隔 15 min 重复使用,共2~3次;但严重休克、重度意识障碍、呼吸衰竭者禁用,老年患者应酌情减量或改为肌内注射。

(2)快速利尿剂:呋塞米(速尿)20~40 mg 静脉注射,2 min 内注完,4 h 后可重复 1 次,其作用为快速利尿及使静脉扩张缓解肺水肿。

(3)血管扩张剂:①硝普钠为动、静脉扩张剂,静脉注射后 2~5 min 起效,一般剂量每分钟 12.5~25 μg。②硝酸甘油或硝酸异山梨醇酯类可扩张小静脉,降低回心血量。硝酸甘油一般从每分钟 10 μg 开始,每 10 min 调整 1 次,每次增加 5~10 μg 至血压正常。硝酸异山梨醇酯药品种类较多,以医嘱为准。③重组人脑利钠肽(recombinant human brain natriuretic peptide,rhBNP)具有扩血管、利尿、抑制肾素-血管紧张素-醛固酮系统和交感神经活性的作用。

(4)洋地黄制剂:最适用于心房颤动伴快速心室率或已知有心脏增大伴左心室收缩功能不全者,可选用毛花苷 C 稀释后缓慢静脉注射,首剂 0.4~0.8 mg,2 h 后可酌情再给0.2~ 0.4 mg;急性心肌梗死患者 24 h 内不宜应用。

4. 机械辅助治疗 冠心病急性左心衰竭患者可采用主动脉内球囊反搏(intra-aortic ballon pump,IABP);有条件的医院对极危重患者可采用左心室辅助装置(left ventricular assist device,LVAD)和临时心肺辅助系统。

5. 病情监测 严密监测患者呼吸、血压、血氧饱和度、心电图及血气分析;注意观察患者意识状态,皮肤颜色及温度,尿量,咳嗽、排痰及肺部啰音的变化。对安置漂浮导管者应密切监测血流动力学指标的变化,以判断药物疗效和病情进展。

6. 用药护理 用吗啡时应注意患者有无呼吸抑制、心动过缓;用利尿剂要严格记录尿量;用血管扩张剂要注意监测血压变化,及时调节给药剂量及输液速度。硝普钠见光易分解,需避光滴注,且其含有氰化物,连续使用不得超过 24 h。患者对硝酸甘油和硝酸异山梨醇酯类的耐受差异很大,应注意观察;洋地黄制剂静脉使用时要稀释,推注速度宜缓慢。

7. 心理护理 医护人员在抢救时必须保持镇静,操作熟练,配合默契,忙而不乱。同时简要介绍本病的救治措施及使用监测设备的必要性,使患者产生信任、安全感,以减少紧张、恐惧和误解。必要时可留亲属陪伴患者,以提供情感支持。

【健康指导】

(1)向患者及家属介绍急性心力衰竭的常见病因及诱因,需针对基本病因和诱因进行治疗,防止复发。

(2)告知有心脏病史的患者,在静脉输液前应主动向医护人员说明,以便输液时控制输液量及速度。

第三节　心律失常

一、概　述

心律失常(cardiac dysrhythmia)是心脏冲动的起源部位、频率、节律、传导速度或激动次序的异常。心脏传导系统由能够形成和传导心电冲动的特殊心肌组成,包括窦房结、结间束、房室结、希氏束、左右束支和浦肯野纤维;窦房结是心脏正常窦性心律的起搏点;心脏传导系统接受迷走神经与交感神经支配。

【分类】

根据心律失常发生时心率的快慢可将其分为快速性心律失常和缓慢性心律失常;按其发生原理可分为冲动形成异常和冲动传导异常。

(一)冲动形成异常

1. 窦性心律失常　①窦性心动过速;②窦性心动过缓;③窦性心律不齐;④窦性停搏。

2. 异位心律失常

(1)被动性异位心律:①逸搏(房性、房室交界区性、室性);②逸搏心律(房性、房室交界性、室性)。

(2)主动性异位心律:①期前收缩(房性、房室交界区性、室性);②阵发性心动过速(房性、房室交界区性、室性);③心房扑动、心房颤动;④心室扑动、心室颤动。

(二)冲动传导异常

1. 生理性冲动传导异常　干扰和房室分离。

2. 病理性冲动传导异常　①窦房传导阻滞;②房内传导阻滞;③房室传导阻滞;④束支或分支阻滞(左、右束支及左束支分支传导阻滞)或室内阻滞。

3. 房室间传导途径异常　预激综合征。

【病员与发病机制】

(一)冲动形成异常

1. 自律性增高　自主神经系统兴奋性改变或心脏传导系统的内在病变,均可导致原来具有自律性的心肌细胞(窦房结、结间束、房室结的远端、冠状窦口附近、希氏束和浦肯野纤维等处的心肌细胞均具有自律性)发放不适当的冲动;原来无自律性的心肌细胞如心房、心室肌细胞亦可在病理状态下(心肌缺血、电解质紊乱、血中儿茶酚胺增高等)出现异常自律性,从而形成各种心律失常。

2. 触发活动(triggered activity)　心房、心室与希氏束-浦肯野组织在动作电位后可产生除极活动,被称为后除极(after depolarization)。若后除极振幅增高并抵达阈值,便可引起反复激动,持续的反复激动即可导致持续性快速性心律失常,一般见于心肌缺血-再灌注、局部儿茶酚胺浓度增高、低血钾、高血钙、洋地黄中毒时。

(二)冲动传导异常

折返是所有快速性心律失常最常见的发病机制。产生折返的基本条件是传导异常,包括:①心脏两个或多个部位的传导性与不应期各不相同,相互连接形成一个折返环路即闭合环;②折返环的两支应激性不同,其中一条通道发生单向传导阻滞;③另一通道传导缓慢,使原先发生阻滞的通道有足够时间恢复兴奋性;④原先阻滞的通道再次激动从而完成一次折返激动,冲动在环内反复循环,从而产生持续而快速的心律失常。

【诊断要点】

1. 病史采集 心律失常诊断应从详细的病史采集入手,如:①心律失常的存在及类型;②心律失常的诱发因素(烟、酒、运动、情绪等);③心律失常发作的频率与起止方式;④心律失常对患者造成的影响;⑤心律失常时对药物及非药物(体位、呼吸、活动)的反应等。

2. 体格检查 体格检查应包括心脏视、触、叩、听的全面检查,部分心律失常依靠心脏的某些体征即能基本确诊,如心房颤动等。

3. 特殊检查 心电图是诊断心律失常最重要的一项无创性检查技术,应记录 12 导联心电图,并记录能清楚显示 P 波的导联,通常选用 II 导联或 V$_1$ 导联。其他辅助诊断的检查还有动态心电图(holter ECG monitoring)、运动试验等。临床心电生理检查,如食管心电图、心腔内心电生理检查、三维心脏电生理标测及导航系统等对明确心律失常的起源部位与发病机制、类型、治疗及预后判断均有很大作用。

二、窦性心律失常

正常窦性心律的冲动起源于窦房结,其频率为每分钟 60~100 次。心电图显示窦性心律的 P 波在 I 、II 、aVF 导联直立,aVR 导联倒置,P-R 间期为 0.12~0.20 s。

【窦性心动过速】

窦性心动过速(sinus tachycardia)指成人窦性心律的频率超过每分钟 100 次,其频率大多在每分钟 100~150 次,偶有高达每分钟 200 次。

1. 病因 健康人常在吸烟、饮浓茶或咖啡、饮酒及剧烈运动或情绪激动等情况下发生;某些病理状态如发热、甲状腺功能亢进、贫血、心肌缺血、心力衰竭、休克等时会出现;应用肾上腺素、阿托品等药物亦可引起窦性心动过速。

2. 临床表现 窦性心动过速发生与终止通常均较缓慢,患者一般只表现为心悸。

3. 心电图检查 符合窦性心律的特征,频率超过每分钟 100 次。

4. 治疗要点 窦性心动过速还应针对病因治疗和去除诱发因素,如治疗心力衰竭、控制发热、纠正贫血等,必要时可应用 β-受体阻滞剂如普萘洛尔(心得安)或非二氢吡啶类钙通道阻滞剂如地尔硫䓬来减慢心率。

【窦性心动过缓】

窦性心动过缓(sinus bradycardia)指成人窦性心律的频率低于每分钟 60 次,常同时伴发窦性心律不齐(不同 P-P 间期的差异大于 0.12 s)。

1. 病因 窦性心动过缓常见于健康青年人、运动员与睡眠状态;亦可见于颅内疾患、严重缺氧、甲状腺功能减退、阻塞性黄疸、服用洋地黄及抗心律失常药物如 β-受体阻滞剂、胺碘酮、非二氢吡啶类钙通道阻滞剂等;在窦房结病变、急性下壁心肌梗死等器质性心脏病中亦常见窦性心动过缓。

2. 临床表现 窦性心动过缓多无自觉症状。当心率过于缓慢,出现心排血量不足时,患者可有胸闷、头晕、甚至晕厥等症状。

3. 心电图检查 心电图符合窦性心律的特征,频率低于每分钟 60 次。

4. 治疗要点 无症状的窦性心动过缓通常不必治疗,如因心率过慢而出现症状者则可用阿托品或异丙肾上腺素等药物,但不宜长期应用。症状不能缓解者可考虑心脏起搏治疗。

【病态窦房结综合征】

病态窦房结综合征(sick sinus syndrome,SSS)简称病窦综合征,是由窦房结病变导致功能障碍,产生多种心律失常的综合表现,即患者可在不同时间出现一种以上的心律失常。

1. 病因 众多病变过程,如纤维化与脂肪浸润、淀粉样变性、硬化与退行性变、某些感染、甲状腺功能减退等均可损害窦房结,导致其功能障碍;而窦房结周围神经和心肌的病变及动脉供血的减少及迷走神经张力增高、某些抗快速性心律失常药物也是 SSS 的病因。

2. 临床表现 轻者为发作性头晕、黑矇、乏力等心、脑供血不足的症状,重者可出现阿-斯综合征,如有心动过速发作则可出现心悸、心绞痛。

3. 心电图检查 心电图特点:①持续而显著的窦性心动过缓,心率在每分钟 50 次以下,且非药物引起;②窦性停搏与窦房传导阻滞;③窦房传导阻滞与房室传导阻滞并存;④心动过缓-心动过速综合征,是指心动过缓与房性快速性心律失常(如房性心动过速、心房扑动、心房颤动)交替发作;⑤房室交界区性逸搏心律等。

4. 治疗要点 原则为无心动过缓相关症状者应随诊观察,不必治疗;有症状者应选择起搏器治疗。应用起搏器治疗后患者仍有心动过速发作,则可同时应用抗心律失常的药物。

【窦性停搏】

窦性停搏(sinus pause)或称窦性静止(sinus arrest),指窦房结在一个不同长短的时间内不能产生冲动。

1. 病因 常见于迷走神经张力增高或颈动脉窦过敏、急性心肌梗死、脑血管意外、窦房结变性及纤维化等,应用洋地黄、乙酰胆碱等药物也可引起。

2. 临床表现 一旦窦性停搏时间过长而又不能及时出现逸搏,患者常可发生头晕、黑矇、短暂意识障碍或晕厥,严重者可发生阿-斯综合征以致死亡。

3. 心电图检查 心电图表现为在较正常 P-P 间期内无 P 波,或 P 波与 QRS 波均不出现,长的 P-P 间期与正常的 P-P 间期无倍数关系。长时间的窦性停搏后,出现房室交界性或室性逸搏及逸搏心律。

4. 治疗要点 窦性停搏的治疗可参照本节"病态窦房结综合征"的治疗。

三、期前收缩

期前收缩(premature beats)是临床上最常见的心律失常,指由于窦房结以外的异位起搏点过早发出冲动,控制心脏收缩。根据异位起搏点的部位不同,可将期前收缩分为房性、房室交界性、室性 3 类,其中以室性期前收缩最为常见。

【病因与发病机制】

健康人过度疲劳,情绪紧张、焦虑,饮酒或饮浓茶,过多吸烟时可出现生理性期前收缩;冠状动脉粥样硬化性心脏病、高血压性心脏病、风湿性心脏病、肺源性心脏病、心肌炎、心肌病、二尖瓣脱垂等常可引起病理性期前收缩;此外,药物、电解质紊乱、手术等亦可引起各种类型的期前收缩。

【临床表现】

偶发的期前收缩一般无特殊症状,部分患者自觉有漏跳感。当期前收缩频发或连续出现,可出现心悸、胸闷、憋气、乏力、心绞痛等症状;临床听诊呈心律不齐,第一心音常增强,而第二心音相对减弱甚至消失。

【心电图检查】

1. 房性期前收缩(atrial premature beats) ①P 波提前发生,其形态与窦性 P 波不同,提前发生的 P 波的 P-R 间期大于 0.12 s;②提前的 P 波后继以形态正常的 QRS 波,伴室内差异性传导时 QRS 波可宽大畸形;③期前收缩后常见不完全性代偿间歇。

2. 房室交界区性期前收缩(premature atrioventricularj unctional beats) 简称交界区性期前收缩:①提前出现的 QRS-T 波群,形态与正常窦性冲动的 QRS-T 波群基本相同;②P 波为逆行型(在标准 Ⅱ、Ⅲ 与 aVF 导联中倒置),可出见在 QRS 波群之前(P-R 间期小于 0.12 s)或之后(R-P 间期小于 0.20 s),偶尔可埋没于 QRS 波群之内;③期前收缩后多见有一完全性代偿间歇。

3. 室性期前收缩 ①提前出现的 QRS 波,时限超过 0.12 s,宽大畸形,其前无 P 波;②ST-T 与 T 波的方向与 QRS 主波方向相反;③提前出现的 QRS 波后可见一完全性代偿间歇。

室性期前收缩可孤立或规律出现:①恰巧插入两个窦性搏动之间称为间位性室性期前收缩;②二联律指每个窦性搏动后跟随一个室性期前收缩,三联律指每两个窦性搏动后跟随一个室性期前收缩,如此类推;③连续发生两个室性期前收缩称为成对室性期前收缩;④同一导联内室性期前收缩形态相同者为单形性室性期前收缩,不同者称多形性或多源性室性期前收缩。

【治疗要点】

(1)积极治疗原发病,去除诱因,如改善心肌供血,纠正电解质紊乱,控制心肌炎症,防止过度疲劳或情绪紧张焦虑等。

(2)无明显症状者通常无须药物治疗;如有明显症状,不同类型的期前收缩可选用不同的药物。房性、交界性期前收缩可选用普罗帕酮、莫雷西嗪、β-受体阻滞剂等药物;室性期前收缩常选用 β-受体阻滞剂、美西律、普罗帕酮、莫雷西嗪等。近年研究,对急性心肌梗死的急性期伴发室性期前收缩者早期应用 β-受体阻滞剂,可能减少心室颤动的危险。二尖瓣脱垂发生室性期前收缩者仍遵循上述原则,可首先给予 β-受体阻滞剂。

四、心 动 过 速

心动过速(tachycardia)是一种快速而规律的异位心律,由 3 个或 3 个以上连续发生的期前收缩形成。根据异位起搏点的部位不同,可分为房性心动过速(atrial tachycardia)、与房室交界区相关的折返性心动过速或称阵发性室上性心动过速(paroxysmal supraventricular tachycardia,PSVT)和室性心动过速(premature tachycardia)。由于房性与房室交界区性心动过速在临床上难以区别,故统称为室上性心动过速,简称室上速;室性心动过速简称室速。

【病因与发病机制】

1. 房性心动过速 房性心动过速可发生在心肌梗死、慢性心力衰竭、慢性阻塞性肺疾病、代谢障碍、洋地黄中毒伴低血钾的患者;大量饮酒也可发生。

2. 与房室交界区相关的折返性 心动过速患者通常无明显器质性心脏病,不同性别和年龄均可发生。

3. 室性心动过速 室性心动过速多见于各种器质性心脏病的患者,最常见于急性心肌梗死患者,其他如心肌病、心力衰竭、心瓣膜病、代谢障碍、电解质紊乱等;亦有个别发生于无器质性心脏病者。

【临床表现】

1. 房性心动过速 有些患者可无任何症状,大部分患者可表现为心悸、胸闷、憋气、乏力、头晕等症状,合并器质性心脏病的患者可发生晕厥、心绞痛或肺水肿等。症状发作可呈短暂、间歇或持续发生,发作时心率逐渐加快,刺激迷走神经不能终止心动过速且可能加重房室传导阻滞。

2. 与房室交界区相关的折返性 心动过速突然发作、突然停止,可持续数秒、数小时甚至数天,发作时患者可感心悸、头晕、胸闷,甚至发生心绞痛、晕厥、心力衰竭、休克。症状轻重取决于发作时的心室率及持续时间。听诊心律绝对规则,心尖部第一心音强度恒定。

3. 室性心动过速 临床症状的轻重可因发作时心室率、发作持续时间、基础心脏病变及患者的心功能状况而各有不同,非持续性室速(发作持续时间短于 30 s,能自行终止)的患者通常无症状;持续性室速(发作持续时间超过 30 s,需应用药物或电复律才能终止)常伴明显血流动力学障碍及心肌缺血,使心、脑、肾等脏器血液供应骤然减少,临床上可出现心绞痛、呼吸困难、少尿、低血压、晕厥、休克甚至猝死。听诊心率多在每分钟 140~220 次,心律轻度不规则,第一、二心音分裂,收缩期血压可随心搏变化而变化。如发生完全性房室分离,则第一心音强度经常变化不一致,颈静脉可间歇出现巨大的 a 波。

【心电图检查】

1. 房性心动过速 ①心房率通常为每分钟 150~200 次;②P 波形态与窦性心律不同;③常出现二度Ⅰ型或Ⅱ型房室传导阻滞,呈现 2∶1 传导;④P 波之间的等电位线仍存在。

2. 与房室交界区相关的折返性心动过速 ①心率每分钟 150~250 次,节律规则;②QRS波形态及时限正常(伴有室内差异性传导或原有束支传导阻滞者可增宽);③P 波为逆行性(Ⅱ、Ⅲ、aVF 导联倒置),常埋藏于 QRS 波内或位于其终末部分,与 QRS 波保持恒定关系,往往不易辨认;④起始突然,通常由一个房性期前收缩触发,其下传的 PR 间期显著延长,而后呈现心动过速。

3. 室性心动过速 ①突然发作。②3 个或 3 个以上的室性期前收缩连续出现。③QRS波形态畸形,时限大于 0.12 s,有继发性 ST-T 改变,ST-T 波方向与 QRS 波主波方向相反。④心室率通常为每分钟 100~250 次,心律一般规则。⑤多数情况下,P 波与 QRS 波无固定关系,形成房室分离。⑥常可见到心室夺获或室性融合波,是确立室速诊断的最重要依据。心室夺获指室速发作时少数室上性冲动下传心室而产生心室夺获,表现为 P 波之后提前发生一次正常的 QRS 波;当窦性冲动与室性异位起搏点的冲动几乎同时抵达心室,可产生室性融合波,其形态介于窦性与异位心室搏动之间,为部分心室夺获。⑦根据室速发生时QRS 波的形态,可将室速分为单形性室速和多形性室速。

【治疗要点】

1. 房性心动过速治疗方法取决于患者心室率的快慢及血流动力学的情况,一般情况不需处理,如心室率达每分钟 140 次以上、由洋地黄所致或患者出现严重的心力衰竭或休克征象,应紧急治疗,方法如下:

(1)病因治疗:如由洋地黄引起的,需立即停用洋地黄,纠正伴发的电解质紊乱如低钾血症,必要时可选用利多卡因、β-受体阻滞剂。

(2)控制心室率:可选用洋地黄、β-受体阻滞剂、非二氢吡啶类钙通道阻滞剂以减慢心室率。

（3）转复窦性心律：可选择加用ⅠA、ⅡC或Ⅲ类抗心律失常药，如效果不佳可考虑应用射频消融治疗。

2. 与房室交界区相关的折返性心动过速 急性发作期治疗原则：①刺激迷走神经，如诱导恶心、Valsalva动作（深吸气后屏气，再用力做呼气动作）、按摩颈动脉窦（患者取仰卧位，尽量伸展颈部，头转向对侧，轻推胸锁乳突肌，在下颌角处触及颈动脉搏动，以轻柔的按摩手法逐渐增加压力，持续约5 s，切勿双侧同时按摩）、将面部浸于冰水内等。②抗心律失常药：首选腺苷，其他可选用维拉帕米、普罗帕酮、艾司洛尔等药物。③升压药，如苯福林、甲氧明、间羟胺等；对合并低血压的患者，可通过升高血压，反射性兴奋迷走神经，终止心动过速。④胆碱能药物，如依酚氯铵等，可用于终止室上速发作，但临床已很少使用。⑤洋地黄类，如毛花苷C静脉注射，除伴有心力衰竭者可作首选外，其他患者已较少应用。⑥对于药物治疗无效或不适于药物治疗者，可采用经食管心房起搏或经静脉心房或心室超速起搏或程序刺激，亦能有效终止心动过速。⑦以上方法无效可采用同步直流电复律。预防发作可选用维拉帕米、普罗帕酮等药物。对于长期频繁发作，且症状较重、口服药物预防效果不佳者，有条件者建议行导管射频消融术以求根治。

3. 室性心动过速 目前对于室速的治疗一般遵循的原则：①无器质性心脏病者发生非持续性短暂室速，如无症状或血流动力学影响，治疗同室性期前收缩；②持续性室速发作，无论有无器质性心脏病，均应给予治疗；③有器质性心脏病的非持续性室速亦应考虑治疗。

（1）终止室速发作：室速患者如无显著血流动力学障碍，首选利多卡因静脉注射后静脉持续滴注，首次剂量为50~100 mg，必要时5~10 min后重复。发作控制后应继续用利多卡因静脉滴注维持24~48 h以防复发，维持量每分钟1~4 mg。其他药物可选用：普罗帕酮、胺碘酮、索他洛尔、普鲁卡因胺、溴苄胺等。如患者已发生低血压、休克、心绞痛、脑部血流灌注不足等危急表现时，应迅速施行同步直流电复律。洋地黄中毒引起的室性心动过速，不宜用电复律，应给予药物治疗。

（2）预防复发：①应努力寻找和治疗诱发室速持续的各种可逆性病变，如缺血、低血压、低血钾等；对于某些特殊类型的室性心动过速，如尖端扭转型室性心动过速，因其病因不同，应努力寻找和消除导致QT延长的病变和停用有关药物，治疗可使用镁盐、异丙肾上腺素，禁用ⅠA、ⅠC类、Ⅲ类能使QT延长的抗心律失常药物。起搏治疗可做首选。β-受体阻滞剂通过改善心肌缺血能降低心肌梗死后猝死发生率；维拉帕米对大多数室速的预防无效，但可应用于"维拉帕米敏感性室速"患者。②单一药物治疗无效时，可联合应用作用机制不同的药物，各自用量均可减少，而不应使用单一药物大剂量治疗，以免增加药物的不良反应。③抗心律失常药物亦可与埋藏式心室或心房起搏装置合用，治疗复发性室性心动过速。埋藏式心脏自动除颤复律器、导管消融术、外科手术等已应用于一些病例的治疗。对某些冠心病心肌梗死合并室速的患者，冠脉旁路移植手术亦可能有效。

五、扑动与颤动

当自发性异位搏动的频率超过心动过速的范围时，即形成扑动或颤动。根据异位搏动起源的部位不同可分为心房扑动与颤动（atrial flutter and atrial fibrillation）、心室扑动与颤动（ventricular flutter and ventricular fibrillation）。心房颤动是仅次于期前收缩的常见心律失常，较心房扑动多见。心室扑动与颤动是最危重的心律失常。

【病因与发病机制】

心房扑动与颤动的病因基本相同,绝大多数见于器质性心脏病患者,最常见于风湿性心脏病二尖瓣狭窄、冠心病、心肌病及甲状腺功能亢进、洋地黄中毒等;心室扑动与颤动常为器质性心脏病及其他疾病患者临终前发生的致命性心律失常,临床多见于急性心肌梗死、心肌病、严重缺氧、缺血、严重低血钾、洋地黄或胺碘酮中毒、电击伤等。

【临床表现】

1. 心房扑动与颤动　其临床症状取决于心室率的快慢,如心室率不快者可无任何症状,心室率快者则可有心悸、胸闷、头晕、乏力、心绞痛等症状。心房扑动者听诊时心律可规则,亦可不规则。心房颤动者听诊第一心音强弱变化不定,心律绝对不规则,心室率快时有脉搏短绌发生。另外,心房颤动是心力衰竭的最常见诱因之一,还易引起心房内附壁血栓的形成,部分血栓脱落可引起体循环动脉栓塞,常见脑栓塞、肢体动脉栓塞、视网膜动脉栓塞等。

2. 心室扑动与颤动　其临床表现基本无差别,一旦发生,患者迅速出现意识丧失、抽搐、继之呼吸停顿甚至死亡。听诊心音消失,脉搏触不到,血压也无法测到。

【心电图检查】

1. 心房扑动　①P 波消失,代之以每分钟 250～300 次、间隔均匀、形状相似的锯齿状 F 波,扑动波之间的等电位线消失,在 Ⅱ、Ⅲ、aVF 及 V_1 导联最明显;②F 波与 QRS 波群成某种固定的比例,最常见的比例为 2：1 房室传导,有时比例关系不固定,则引起心室律不规则;③QRS 波形态一般正常,伴有室内差异性传导或原有束传导阻滞者 QRS 波群可增宽、形态异常。

2. 心房颤动　①P 波消失,代之以每分钟 350～600 次,小而不规则的基线波动,间隔不均匀且形态、振幅均变化不定的 f 波;②QRS 波群间隔绝对不规则,心室率通常在每分钟 100～160 次;③QRS 波形态一般正常,伴有室内差异性传导或原有束支传导阻滞者 QRS 波群可增宽、变形。

3. 心室扑动　心电图为均匀、整齐、大而规则的正弦波图形,其频率为每分钟 150～300 次,无法辨认 QRS 波、ST 段与 T 波。

4. 心室颤动　心电图表现为形态、频率及振幅极不规则的波动,其频率为每分钟 150～500 次,QRS-T 波消失。

【治疗要点】

1. 心房扑动　应针对原发疾病进行治疗。转复心房扑动最有效的办法是同步直流电复律术,通常应用低于 50J 的电能即可转复。普罗帕酮、胺碘酮对转复及预防心房扑动复发有一定的疗效;钙通道阻滞剂如维拉帕米或地尔硫草,对控制心房扑动的快速心室率亦有效;对发作频繁的心房扑动的心室率的控制,可选洋地黄类制剂,但常需较大剂量。部分患者可行射频消融术以求根治。

2. 心房颤动　除积极寻找和治疗原发疾病及诱发因素外,还应:①对阵发性心房颤动,如持续时间短、发作不频繁、自觉症状不明显者无须特殊治疗。②对发作时间长、频繁、发作时症状明显者,可给予洋地黄、维拉帕米、普罗帕酮、胺碘酮等药物治疗。如药物治疗无效可施行导管消融术,如失败可消融房室结-希氏束,同时植入起搏器。③对持续心房颤动者,可应用洋地黄类药物控制心室率。如有复律适应证者,可采用胺碘酮做药物复律,但最有效的复律手段仍为同步直流电复律术。慢性心房颤动者栓塞的发生率较高,如无禁忌应采用抗凝治疗。

3. 心室扑动及颤动 应争分夺秒进行抢救,尽快恢复有效的心脏收缩,包括胸外心脏按压、人工呼吸、立即静脉注射利多卡因 50~100 mg 或其他复苏药物,如阿托品、肾上腺素。如心电图示颤动波高而大、频率快,应立即采用非同步直流电复律术及进一步心肺复苏。

六、心脏传导阻滞

冲动在心脏传导系统传导时,在任何部位均可能发生传导缓慢或阻滞,若发生在窦房结与心房之间称窦房传导阻滞;发生在心房与心室之间称房室传导阻滞;发生在心房内称房内传导阻滞;发生在心室内称室内传导阻滞。依据阻滞的严重程度又可分为三度,一度、二度又称为不完全性传导阻滞,三度则为完全性传导阻滞,此时全部冲动均不能被传导。下面重点介绍房室传导阻滞。

房室传导阻滞(atrioventricular block,AVB)又称房室阻滞,指房室交界区脱离了生理不应期后,心房冲动传导延迟或不能传导至心室,可发生在房室结、希氏束、双束支等不同的部位。

【病因与发病机制】

运动员等健康人常可在夜间出现不完全性房室传导阻滞,可能与迷走神经张力增高有关。但临床上最常见的病因为器质性心脏病,如冠状动脉痉挛、急性心肌梗死、病毒性心肌炎、急性风湿热、感染性心内膜炎、心肌病、钙化性主动脉瓣狭窄、先天性心血管病、原发性高血压等,其他病因如药物中毒(洋地黄)、电解质紊乱、心脏肿瘤、心脏手术、甲状腺功能低下、Lev 病(心脏纤维支架的钙化与硬化)等。

【临床表现】

(1)一度房室传导阻滞:患者除有原发病症状外,通常无其他症状,听诊第一心音强度减弱。

(2)二度房室传导阻滞:分为莫氏 I 型与 II 型。I 型又称文氏型房室传导阻滞,患者可有心悸与心搏脱漏感,听诊第一心音强度逐渐减弱并有心搏脱漏;II 型患者可有头晕、乏力、心悸、胸闷等症状,有间歇性心搏脱漏,但第一心音强度恒定,该型易发展成完全性房室传导阻滞。

(3)三度房室传导阻滞:临床症状取决于心室率的快慢与伴随病变,患者可出现疲倦、乏力、头晕、血压偏低、心绞痛及心力衰竭;如心室率过慢导致脑缺血,则可出现暂时性意识丧失,甚至抽搐,即阿-斯综合征,严重者可发生猝死;听诊第一心音强度不等,第二心音可呈正常或反常分裂,可闻及响亮亢进的第一心音,当心房与心室同时收缩时,颈静脉处会出现巨大的 α 波(大炮波)。

【心电图检查】

1. 一度房室传导阻滞 每个心房冲动都能传导至心室,房室传导束的任何部位发生传导缓慢,导致 P-R 间期超过 0.20 s,无 QRS 波脱落,QRS 波形态与时限均正常。

2. 二度房室传导阻滞

(1)I 型:常见的二度房室传导阻滞类型表现为:①P-R 间期进行性延长,直至一个 P 波受阻不能下传至心室,即一个 QRS 波脱落;②相邻的 R-R 间期进行性缩短,直至 P 波后 QRS 波脱落;③包含 QRS 波脱落的 R-R 间期比正常窦性两倍 P-P 间期短;④最常见的房室传导比例为 3:2 或 5:4;⑤大多数情况下,阻滞位于房室结,QRS 波形态与时限均正常。

（2）Ⅱ型：①下传的搏动中，P-R 间期恒定不变，可正常亦可延长；②有间歇性的 P 波后 QRS 波脱落，常呈 2∶1 或 3∶2 传导；③QRS 波形态一般正常，亦可有形态异常。

3. 第三度房室传导阻滞 ①P-P 间隔相等，R-R 间隔相等，P 波与 QRS 波群间无关。②P 波频率快于 QRS 波频率。③QRS 波形态取决于阻滞部位，如阻滞位于希氏束及其附近，心室率每分钟 40~60 次，QRS 波正常，心律亦较稳定；如位于室内传导系统的远端，心室率可在每分钟 40 次以下，QRS 波增宽，心室律亦常不稳定。

【治疗要点】

应针对不同病因进行治疗。

1. 一度或二度Ⅰ型房室传导阻滞 心室率不太慢且无临床症状者，除必要的针对原发病进行治疗外，心律失常本身无须进行治疗。

2. 二度Ⅱ型或三度房室传导阻滞 心室率慢并影响血流动力学，应及时提高心室率以改善症状，防止发生阿-斯综合征。常用药物：①阿托品：每次 0.5~2 mg 静脉注射，可提高房室阻滞的心率，适用于阻滞位于房室结的患者；②异丙肾上腺素：每分钟 1~4 μg 静脉滴注，可用于任何部位的房室传导阻滞，但对急性心肌梗死患者要慎用，因可能导致严重室性心律失常；③对心室率低于每分钟 40 次、症状严重者，特别是曾有阿-斯综合征发作者，应首选临时性或永久性心脏起搏治疗。

七、心律失常患者的护理

【常见护理诊断/问题】

1. 活动无耐力 与心律失常导致心排血量减少有关。

2. 有受伤的危险 与心律失常引起晕厥有关。

3. 潜在并发症 猝死、心力衰竭。

4. 焦虑 与心律失常反复发作、治疗效果欠佳有关。

【护理措施】

1. 体位、活动与休息 二度Ⅱ型或三度房室传导阻滞、持续性室性心动过速、窦性停搏等严重心律失常的患者应卧床休息，以减少心肌耗氧量。当心律失常发作导致胸闷、心悸、头晕等不适时，采取高枕卧位、半卧位或其他安全、舒适体位，尽量避免左侧卧位，因左侧卧位时患者常能感觉到心脏的搏动而使不适感加重。卧床期间加强生活护理，避免突然变化体位，必要时加床档。对无器质性心脏病的良性心律失常的患者，评估其活动受限的原因、活动方式与活动量，与患者及家属共同制订活动计划，鼓励患者适当活动，告诉患者限制最大活动量的指征及活动时需有家属陪伴，保证充分的休息与睡眠，避免过度劳累。

2. 饮食护理 给予富含维生素、易消化、清淡饮食，避免辛辣、刺激性食物，避免进食过快、过饱，预防便秘。

3. 给氧 伴有呼吸困难、发绀等缺氧表现时，遵医嘱给予氧气吸入。

4. 心电监护 严重心律失常的患者，应持续给予心电监护，严密监测心率、心律、心电图、血压及血氧饱和度的变化。发现频发（在每分钟 5 次以上）、多源性、成对的或呈 R-on-T 现象的室性期前收缩、二度Ⅱ型房室传导阻滞、三度房室传导阻滞、室性心动过速、窦性停搏等，应立即报告医师，协助采取积极的处理措施。安放监护电极前注意清洁皮肤，电极放置部位应避开胸骨右缘 2、3 肋间和心前区，以免影响做心电图和紧急电复律。每 1~2 天或在发现电极松动时更换电极，观察局部皮肤有无发红、发痒等过敏反应，必要时给予抗过敏药物。

5. 做好抢救准备 对于严重心律失常的患者应留置静脉导管,备齐治疗心律失常的药物及其他抢救药品、除颤器、临时起搏器等,一旦发生意识突然丧失、抽搐、大动脉搏动消失、呼吸停止、血压测不到等应立即配合医师抢救,给予心脏按压、人工呼吸、电复律或安装临时起搏器等。

6. 用药护理 严格按医嘱给予抗心律失常药物,以纠正因心律失常引起的心排血量减少,改善机体缺氧状况,提高活动耐力。口服药应按时按量服用;静脉注射药物(如普罗帕酮、维拉帕米)时速度应缓慢;静脉滴注速度严格遵医嘱执行,尽量用输液泵调节滴数,必要时监测心电图。注意用药过程中及用药后的心率、心律、血压、脉搏、呼吸、意识的变化,及时判断疗效和有无不良反应。常见抗心律失常药物的不良反应如下:

(1)利多卡因:心力衰竭,肝、肾功能不全,酸中毒和老年患者应用利多卡因时,半衰期明显延长,应减少剂量,否则可致中枢神经系统毒性反应和心血管系统不良反应,可表现为眩晕、视物不清、嗜睡、感觉异常,严重者可有谵妄、昏迷,偶有窦房结抑制、传导阻滞、低血压、抽搐等。

(2)普罗帕酮:不良反应较小,可有神经系统及胃肠道反应,如眩晕、口内金属味、视力模糊、手指震颤及恶心、呕吐等。少数患者可出现窦房结抑制、房室传导阻滞和低血压,亦可使心力衰竭、支气管痉挛加重。

(3)普萘洛尔:可出现低血压、心动过缓、心力衰竭等不良反应,还可加重哮喘与慢性阻塞性肺部疾病,糖尿病患者可能引起低血糖、乏力。

(4)胺碘酮:肺纤维化是其最严重的不良反应,还可发生转氨酶升高、光过敏、角膜色素沉着,胃肠道反应如恶心、呕吐、排便习惯改变,甲状腺功能亢进或减退,心脏方面反应如心动过缓、房室传导阻滞或因 QT 间期过度延长而致尖端扭转型室速。

(5)维拉帕米:偶有肝毒性,增加地高辛血中浓度,有负性肌力作用与延缓房室传导作用,可致低血压。

(6)腺苷:可有皮肤潮红、胸部压迫感、呼吸困难等不良反应,但持续时间通常较短,可为一过性。

7. 心理护理 做好心律失常相关知识的宣教,避免发作时的不适让患者感到恐惧及反复发作给患者带来焦虑,鼓励患者保持稳定乐观情绪,避免激动。

【健康指导】

(1)向患者及家属讲解心律失常的常见病因、诱因及防治等相关知识。

(2)对无器质性心脏病的心律失常患者,鼓励其正常工作和生活,建立健康的生活方式,注意劳逸结合、生活规律,保证充足的休息与睡眠,保持乐观、稳定的情绪,避免劳累、情绪激动、感染等,以防止诱发心力衰竭。

(3)有晕厥史的患者避免从事高空作业、驾驶等有危险的工作,有头昏、黑矇时要立即原地平卧,以免晕厥发作时摔伤或发生其他意外。

(4)嘱患者多进食含纤维素丰富的食物,戒烟酒,避免摄入刺激性食物如辣椒、咖啡、浓茶等。避免饱餐,保持大便通畅,心动过缓患者避免排便时屏气,以免兴奋迷走神经而加重心动过缓。

(5)说明按医嘱服抗心律失常药物的重要性,嘱患者不可自行减量、停药或擅自改服其他药物;教会患者观察药物疗效和不良反应,嘱有异常时及时就诊。

（6）教会患者自测脉搏的方法以利于自我病情监测；对反复发生严重心律失常危及生命者，教会家属心肺复苏术以备急救。

第四节　心脏瓣膜病

心脏瓣膜病（valvular heart disease）是指各种原因，包括炎症粘连和纤维化、黏液瘤样变性、缺血坏死、钙质沉着或先天性发育畸形，引起心脏瓣膜（瓣叶、腱索及乳头肌）解剖结构或功能上的异常，造成单个或多个瓣膜急性或慢性狭窄和（或）关闭不全，导致心脏血流动力学显著变化，所出现的一系列临床症候群。临床上常见的瓣膜病为风湿热所致的风湿性心脏瓣膜病，其次为动脉硬化及老年性退行性变所致的瓣膜钙化、增厚，冠心病心肌梗死及慢性心肌缺血引起的乳头肌纤维化伴功能障碍、感染性心内膜炎、先天性畸形亦能见到。心脏瓣膜病最常累及的瓣膜为二尖瓣，其次为主动脉瓣，三尖瓣和肺动脉瓣较少累及。本节主要介绍风湿性心脏瓣膜病（rheumatic valvular heart disease）。

风湿性心脏瓣膜病简称风心病，是指风湿热后所遗留下来的以心脏瓣膜病变为主的心脏病。风心病在我国较常见，主要累及40岁以下的人群，女性略多于男性，目前风心病的发病率正在降低。在慢性瓣膜病的基础上，可以有急性风湿炎症的反复发作，称为风湿活动，反复的风湿活动可使原有的瓣膜病变进一步加重。

风湿热与甲族乙型溶血性链球菌感染有关。感染后人体对链球菌产生免疫反应，使心脏、关节、皮肤、神经等部位的结缔组织发生炎症病变。急性心肌炎后，在炎症修复过程中，心脏瓣膜可因相互粘连、增厚、变硬、畸形而致瓣膜开放受到限制，阻碍血流通过，称为瓣膜狭窄；瓣膜也可因增厚、缩短而导致不能完全闭合，使部分血液反流，称为瓣膜关闭不全。瓣膜狭窄或关闭不全均可造成血流动力学的改变，使心脏的负荷增加。病变早期，心脏尚能通过代偿维持其正常的功能状态，一旦代偿功能不全，便出现心力衰竭的各种临床表现。

解决瓣膜病变的根本办法是手术治疗，包括瓣膜分离术、瓣膜修复术、瓣膜置换术等。但在风心病的整个病程中，积极预防和控制风湿活动、减轻症状、改善心功能仍是内科治疗的主要原则。

【护理评估】

（一）健康史

通常，从初次发生风湿性心肌炎到出现明显的风心病的症状可长达10~20年。由于目前临床上典型的风湿热已很少见，故在对患者疾病史的询问中很难了解到详细的有关资料，但仍应仔细询问患者以往是否曾有咽喉部、扁桃体感染史。反复的风湿活动、呼吸道感染、妊娠与分娩、感染性心内膜炎等，是促使病情加重、心功能恶化的主要诱因，在评估时应注意这方面的因素并收集患者心功能变化的情况。

（二）身体状况

1. 二尖瓣狭窄　二尖瓣狭窄后，舒张期血流由左心房流入左心室时受限，使左心房压力异常增高。左心房压力的升高可引起肺静脉和肺毛细血管压力升高，继而扩张和淤血。肺循环血容量的长期超负荷，可导致肺动脉压力上升。长期肺动脉高压，使肺小动脉痉挛、硬化，右心室压力负荷加重，引起右心室肥厚与扩张，继而可发生右心室衰竭。发生右心室衰竭后，肺动脉压力会有所降低，肺循环血容量有所减少，肺淤血得以缓解。此外，由于左心房扩大和压力增高,难以维持正常的心电活动,故常发生心房颤动;快速的心房颤动可使肺毛细血管压力升高,易加重肺淤血或诱发肺水肿。

(1)主要症状:早期患者可无症状,随病情进展可出现如下症状。

1)呼吸困难:为最常见的早期症状,主要由肺的顺应性降低所致。开始出现在劳动、活动或用力时,以后随着狭窄的加重、日常活动即可出现呼吸困难,重者呈端坐呼吸。当有劳累、情绪激动、呼吸道感染、妊娠、快速心房颤动等诱因时,可诱发急性肺水肿。

2)咳嗽、咯血:咳嗽多在夜间睡眠时及劳动后发生,多为干咳。咯血常见,若肺泡壁或支气管内膜毛细血管破裂可致痰中带血;若因肺静脉压力升高使曲张的支气管静脉破裂则可发生大咯血,急性肺水肿时咳粉红色泡沫样痰。

3)乏力、心悸:前者由心功能减退、心输出量减少致供血不足所致,后者由心律失常尤其是心房颤动所致。

4)食欲减退、腹胀、肝区胀痛、下肢水肿:由右心衰竭致体循环淤血所致。

(2)护理体检:①二尖瓣面容,见于严重二尖瓣狭窄的患者;②心尖部可触及舒张期震颤;③心尖区舒张中晚期隆隆样杂音是二尖瓣狭窄最重要的体征;④心尖区第一心音亢进呈拍击样及二尖瓣开瓣音(opening snap,Os),存在则高度提示二尖瓣狭窄,以及瓣膜仍有一定的柔顺性和活动力,对决定手术治疗的方法有一定的意义;⑤肺动脉瓣区第二心音亢进、分裂。

(3)并发症

1)心律失常:以心房颤动最常见,开始为阵发性,以后可发展为持久性,常可诱发心功能不全、栓塞、急性肺水肿等。

2)充血性心力衰竭和急性肺水肿:充血性心力衰竭是心脏瓣膜病患者的主要死亡原因之一,呼吸道感染是常见诱因。急性肺水肿是重度二尖瓣狭窄的急重并发症,多发生于剧烈体力活动、情绪激动、感染、突发心动过速或快速心房颤动时,妊娠和分娩时更易诱发。

3)栓塞:以脑栓塞最常见,亦可发生于四肢、肠、肾、脾等脏器。栓子多来源于扩大的左心房,伴心房颤动者更易发生。

4)肺部感染:肺静脉压力增高及肺淤血易合并肺部感染,出现肺部感染后又可加重或诱发心力衰竭。

5)感染性心内膜炎:较少见。

2. 二尖瓣关闭不全　使心脏在收缩时,部分血流自左心室反流入左心房,左心房除接受肺静脉回流的血液外,还接受左心室反流的血液,因此左心房负荷加重,导致左心房压力增高、内径扩大。左心房压力的升高可引起肺静脉和肺毛细血管压力的升高,继而扩张和淤血。同时,左心室舒张期容量负荷增加,左心室扩大,早期通过代偿使每搏量和射血分数增加,左心室舒张期末容量和压力可不增加;失代偿时,每搏量和射血分数下降,左心室舒张期末容量和压力明显增加,临床上出现肺淤血和体循环灌注低下的表现。晚期可出现肺动脉高压和全心衰竭。

(1)主要症状:由于左心室代偿能力强,故二尖瓣关闭不全的代偿期很长,但一旦发生心力衰竭,则进展迅速。轻度关闭不全者可无明显症状或仅有轻度不适感,严重关闭不全可出现乏力、呼吸困难、端坐呼吸等,活动耐力明显下降。咯血较少见,晚期可出现右心功能不全的表现。

(2)护理体检:①心尖区全收缩期粗糙的吹风样杂音是二尖瓣关闭不全的最重要体征,

杂音向左腋下、左肩胛下处传导;②心尖区第一心音减弱或被杂音掩盖;③肺动脉瓣区第二心音亢进;④心尖搏动向左下移位,触诊呈抬举性。

(3)并发症:与二尖瓣狭窄相似,但出现较晚。感染性心内膜炎较多见,栓塞少见。

3. 主动脉瓣狭窄　主动脉瓣狭窄后,收缩期左心室阻力增加,逐渐引起左心室肥厚,导致左心室舒张期顺应性下降,舒张期末压力增高。当瓣口严重狭窄时,可导致左心房压、肺动脉压、肺毛细血管楔嵌压及右心室压均升高,心排血量减少,冠状动脉和全身动脉供血不足。

(1)主要症状:心绞痛、劳力性晕厥和呼吸困难等。

(2)护理体检:①主动脉瓣区粗糙而响亮的收缩期杂音是主动脉瓣狭窄的最重要体征,杂音向颈动脉及锁骨下动脉传导;②心尖区抬举性搏动;③脉压缩小。

(3)并发症:心力衰竭多见,50%~70%的患者死于充血性心力衰竭。

4. 主动脉瓣关闭不全　使左心室在舒张期不仅要容纳左心房流入的血,还要接受大量从主动脉反流的血,使左心室舒张期容量负荷加重,左心室扩张。早期左心室代偿、收缩力正常或加强,左心室搏出量增加,射血分数正常。随着病情的进展,反流量增多,可达心搏出量的80%,左心室进一步扩张,当左心室收缩减弱时,心搏出量减少,左心室舒张期末容积和压力显著增加,并导致左心房、肺静脉和肺毛细血管压力的升高,继而扩张和淤血。主动脉瓣反流明显时,主动脉舒张压明显下降,导致冠脉灌注压降低,使心肌供血减少,进一步使心肌收缩力减弱。

(1)主要症状

1)心悸:因左心室明显增大、心尖搏动增强所致。

2)眩晕、头颈部搏动感:因舒张压过低,快速改变体位时可产生脑缺血而眩晕;脉压增大明显时可有颈部搏动感。

3)呼吸困难:呼吸困难的出现,表示心脏的储备能力已经降低,心功能失代偿。

4)心绞痛:由冠脉供血减少所致,比主动脉瓣狭窄少见。

(2)护理体检:①胸骨左缘3~4肋间主动脉瓣第二听诊区舒张期叹气样杂音是主动脉瓣关闭不全的最重要体征,杂音向心尖部传导;②主动脉瓣区第二心音减弱或消失,见于瓣膜活动很差或反流严重时;③心尖搏动向左下移位,呈抬举性搏动;④因脉压增大,出现周围血管体征,包括水冲脉、毛细血管搏动、股动脉枪击音、Duroziez双重杂音。

(3)并发症:充血性心力衰竭多见,也是主动脉瓣关闭不全患者的主要死亡原因。感染性心内膜炎亦可见,栓塞少见。

(三)实验室和其他检查

1. 超声心动图检查　M型图可见瓣膜异常。二维和多普勒超声检查可见瓣膜狭窄、关闭不全及血流反流程度等,尤其对二尖瓣狭窄来说,超声心动图检查是最敏感和特异的诊断方法,M型超声检查可见舒张期充盈速率下降,正常的双峰消失,二尖瓣前叶、后叶于舒张期呈从属于前叶的同向运动,即所谓"城垛样"改变。

2. X线检查　二尖瓣狭窄见左心房增大及右心室增大,由于左心房增大、肺动脉高压,使心腰部膨出,心影呈梨形;二尖瓣关闭不全可见左心房及左心室增大;主动脉瓣狭窄可见左心室增大和主动脉瓣钙化影;主动脉瓣关闭不全见左心室增大,心影呈靴形。

3. 心电图检查　二尖瓣狭窄主要为左心房增大(出现双峰型P波,即二尖瓣型P波)和右心室增大的表现;二尖瓣关闭不全主要显示左心室肥厚和劳损;主脉瓣狭窄和关闭不全均可显示左心室肥大的图形。此外,可出现各种类型的心律失常,以心房颤动最常见。

(四) 心理-社会状况

风湿性心脏瓣膜病在瓣膜损害早期、心功能尚处于代偿阶段时,症状不明显,患者思想上常不重视,个体防御意识较差。随着瓣膜损害的加重,心功能逐渐减退,出现心力衰竭的表现,对活动的耐力逐渐下降,甚至丧失劳动力,导致患者情绪低落。以后,随着各种并发症的出现,反复发生的风湿活动,造成患者躯体不适的增加,加上治疗时间和治疗过程漫长,使患者和其家庭的负担加重,患者的性格逐渐发生改变,容易烦躁和焦虑,当病情进展而内科保守治疗效果不佳需外科手术时,患者或因经济条件限制,或因担心手术风险等,思想上常会产生顾虑,若得不到家庭的支持与帮助,则患者会产生悲观和厌世的情绪。而对于已决定手术的患者来说,由于心脏手术风险较大,患者和家属仍存有顾虑,尤其是患者,易显得焦虑和不安。

【主要护理诊断/问题】

1. 活动无耐力 与心输出量减少、冠状动脉灌注不足等有关。

2. 有感染的危险 与长期肺淤血、呼吸道抵抗力低下、风湿活动等有关。

3. 知识缺乏 与患者不了解疾病过程、治疗手段、药物性能等有关。

4. 家庭应对无效 与长期照顾患者导致其家庭人力、精力及经济负担过重有关。

5. 体温过高 与风湿活动、并发感染有关。

6. 潜在并发症 心力衰竭、栓塞、心绞痛、心律失常、感染性心内膜炎、猝死等。

【护理目标/评价】

(1)患者能保持一定的活动耐力,生活自理。

(2)自我保护意识增强,感染减少。

(3)患者了解疾病的特点,理解治疗的长期性,能积极配合。

(4)家庭成员能从各方面给予患者支持与鼓励,积极配合医院治疗。

【护理措施】

(一) 减轻心脏负担,增强活动耐力

(1)对患者的心功能状态进行评估,按照评估的结果与患者及其家属共同制订活动与休息的方案。要告知患者及家属适当的活动可改善心肌的新陈代谢,使心肌细胞得到更多的血液供应,增加心脏储备力,以减慢心率、增加心搏量。但应避免剧烈活动和过度疲劳,有风湿活动、并发症、心力衰竭时应卧床休息。

(2)饮食方面宜摄取易消化、低脂和低胆固醇、低热量、低盐、高蛋白质、丰富维生素的饮食,以增加机体抵抗力。

(3)保持情绪稳定,心情舒畅。

(二) 预防和控制感染

(1)预防风湿活动,关键在于积极防治链球菌感染,应避免上呼吸道感染、咽炎、扁桃体炎等,如发生感染应及时用青霉素等药物控制。经常有风湿活动的患者,可长期甚至终生肌内注射苄星青霉素(长效青霉素),120万单位,每月一次。

(2)平时注意保暖,预防感冒。

(三) 并发症的预防及护理

1. 充血性心力衰竭 积极预防和控制感染,纠正心律失常,避免过度劳累和情绪激动,

以免诱发心力衰竭。保持有规律的生活,根据病情适当进行体育锻炼,提高机体抵抗力。监测生命体征,评估患者是否出现呼吸困难、乏力、食欲减退、尿量减少等症状及有无肺部湿啰音、颈静脉充盈怒张、肝脏肿大、下肢水肿等体征。一旦出现心力衰竭的表现,则按心力衰竭护理。

2. 心律失常　最常见的为心房颤动。应注意稳定患者情绪,避免各种诱因。心室率不快者一般症状不明显,不需要处理;心室率较快的,常口服地高辛来减慢心率,应教患者学会听诊心率和检查脉搏的方法,以便调整用药,一般使心室率控制在休息状态下 70 次/分左右、活动状态下 90 次/分左右。用药期间注意洋地黄的毒副作用。

3. 栓塞　应遵医嘱使用抗血小板聚集的药物,若超声检查提示左心房扩大并有巨大附壁血栓者应严格卧床休息,以防血栓脱落。卧床时间较长的患者,如病情允许,应鼓励并协助其床上活动或下床活动,每天用温水泡脚或按摩下肢,防止下肢深静脉血栓形成。密切观察有无栓塞的征象,脑栓塞时有局灶性症状如偏瘫;四肢动脉栓塞可引起肢体剧痛、动脉搏动消失、局部皮肤苍白、发凉、发绀甚至坏死;肾栓塞可有腰痛、血尿、蛋白尿;脾栓塞时表现为左上腹剧痛并伴脾大;肠系膜动脉栓塞时出现剧烈腹痛,可伴有便血;肺栓塞则表现为突然出现的胸痛、气急、发绀、咯血和休克。一旦出现上述情况,应立即报告医生,并配合医生抢救,做好相应的护理。

4. 感染性心内膜炎　当患者出现不明原因的发热、皮肤黏膜瘀点、贫血、脾大、杵状指及栓塞等表现时,应警惕感染性心内膜炎的发生,及时通知医生并遵医嘱采血做血培养。

（四）手术患者的护理

1. 术前准备

（1）常规检查:与准备除三大常规、肝肾功能及凝血机制等检查外,还必须做血沉和抗链球菌溶血素"O"检查,以确定体内是否有风湿活动。做好常规术前准备。

（2）改善心功能手术:尽量在心功能代偿期进行。心力衰竭者,或伴有心房扑动、心房颤动的,可用地高辛 0.125~0.25 mg/d。应卧床休息,吸氧,控制钠盐和液体的摄入,交替或联合使用利尿剂,注意纠正电解质紊乱。

（3）改善呼吸功能:年老者,为减少术后发生呼吸衰竭,应注意在术前改善患者的呼吸功能。入院后告知患者戒烟,评价患者的肺功能,指导患者深呼吸和咳嗽。

（4）增加营养:心力衰竭患者因长期消化道淤血、消化功能减退,会造成营养不良,甚至不能耐受手术。因此,术前要鼓励患者积极进食,饮食要富含营养。对饮食不良者,应静脉滴注白蛋白、血浆、脂肪乳剂、维生素等,白蛋白浓度提高到 60 g/L 以上时才能手术。

（5）控制感染:凡有感染或有风湿活动的,应在感染或风湿活动控制 2 周后进行手术,遵医嘱使用抗生素。

（6）做好患者及家属工作:术前要向患者及家属耐心解释手术的必要性和手术风险,也可以让动过手术并已康复的患者现身说法,增加患者及家属的信心和安全感,使之有充分的思想准备,提高手术成功率。

（7）术前用药护理:①抗生素:术前 1 天、手术当日早晨,常规应用青霉素或头孢菌素。②麻醉前用药:术前 1 天晚上常规应用苯巴比妥或地西泮,去手术室前根据麻醉医生要求给予苯巴比妥、哌替啶、东莨菪碱等。③洋地黄:应用洋地黄的,术前 2 天应停药,心力衰竭较重的可继续使用。

2. 术后护理

(1)重症监护:术后常见并发症包括心律失常、心搏骤停、低心排血量综合征、急性肺水肿、灌注肺、术后出血、心包填塞、急性肾衰竭、心内膜炎等,故术后应加强重症监护。①全面监测和记录体温、脉搏、呼吸、血压、中心静脉压等,每 30～60 min 重复一次;观察尿量和呼吸音改变。②床旁 X 线检查和心电监护。③监测血常规、血细胞比容、电解质,每日 2 次;血气分析,3～12 h 一次。④术后初期患者取仰卧位,清醒后取半卧位。

(2)维持体液平衡:由于体外循环时的血液稀释、术后大量排尿和内环境紊乱,以及心脏直视手术后的心功能受损等原因,患者容易出现体液失衡的现象,要及时纠正。补液常规用 5% 葡萄糖溶液,48 h 内一般不给氯化钠,根据尿量和检查结果调整钾入量。

(3)引流管护理:①心包纵隔或心包内引流管:每 15～30 min 挤压一次,观察引流液的颜色、性质、量,如连续 3 h 不减少或出现血块,应开胸止血。②导尿管:每小时记录尿量一次,注意尿量、颜色、比重和酸碱度,术后以保持尿量在 1～2 h/(kg·h)较合适;排尿中断时应及时查找原因,并用 1 : 5000 呋喃西林溶液冲洗。③胃管:体外循环术后常规保留胃管,通过自然引流或负压吸引,保持管道通畅,以防胃膨胀而影响呼吸,每 6 h 记录胃液一次,等量补充生理盐水,重症患者不能进食时,可间断适量进流质饮食。

(4)常规应用:头孢唑啉 2 g,每日 2～3 次,肌内注射或静脉给药。

(五)健康指导

(1)向患者及家属说明本病的病因、病程进展特点、治疗的长期性和艰巨性,鼓励他们正确对待,积极配合。由于手术治疗可显著提高患者的存活率,改善生活质量,故对有手术适应证的,应劝说患者尽早择期手术并取得家庭的支持与配合。

(2)注意休息与活动。在心功能代偿期,仍可以参加工作并进行适当的体力与耐力的锻炼,以不感心悸、气促为度,但要保证充足的睡眠和健康良好的精神状态;心功能不全时,则不宜参加运动和体力劳动,应增加卧床休息的时间,避免情绪激动。女性患者不要因家务劳动过于繁重而使病情加重,要做好家属的工作,使其理解并给予支持。

(3)尽可能改善生活和工作环境,保持室内温暖、干燥、空气流通。

(4)风湿性心脏病患者在施行拔牙、内镜检查、导尿术、分娩、人工流产等手术操作前,应告诉有关医生自己的详细病史,便于医生预防性地使用抗生素。扁桃体炎反复发作的患者,建议在风湿活动控制后 2～4 个月做扁桃体摘除术。

(5)育龄期妇女要在医生的指导下控制好妊娠与分娩的时机。一般来说,瓣膜病变较轻或心功能Ⅰ、Ⅱ级的,可在医生的严密监护下度过妊娠、分娩及产褥各期;心功能Ⅲ、Ⅳ级的,最好不要生育,以免加重病情,这尤其要取得男方及其家庭的理解、配合与支持。

(6)主动向患者提供有关药物的用药注意事项,特别是施行瓣膜置换术的患者,由于需终身服用抗凝药,故应告诉患者坚持按医嘱服药的重要性,定期门诊复查。

第五节　冠状动脉粥样硬化性心脏病

冠状动脉粥样硬化性心脏病(coronary atheroscleroticheart disease)是指冠状动脉粥样硬化使血管腔狭窄或阻塞,和(或)因冠状动脉功能性改变(痉挛)导致的心肌缺血缺氧或坏死而引起的心脏病,统称冠状动脉性心脏病(coronary heart disease),简称冠心病,亦称缺血性心脏病(ischemic heart disease)。本病多发生在 40 岁以后,男性多于女性,但在更年期后的妇女发病率会明显增加。

本病病因尚未完全明确,目前认为是多种因素作用于不同环节所致。其主要的危险因素或易患因素有血脂异常、高血压、糖尿病、肥胖、吸烟、缺少体力活动、进食过多的动物脂肪及高糖高钠饮食、遗传和年龄、性别等。

根据冠状动脉病变的部位、范围及病变严重程度、心肌缺血程度,可将冠心病分为五种临床类型:无症状型冠心病、心绞痛型冠心病、心肌梗死型冠心病、缺血性心肌病型冠心病、猝死型冠心病。临床上以心绞痛型冠心病、心肌梗死型冠心病较常见。

一、心　绞　痛

心绞痛(angina pectoris)是因冠状动脉供血不足,导致心肌急剧、暂时的缺血与缺氧所引起的临床综合征。其特点为发作性胸痛或胸部不适。

引起心绞痛最常见的原因是冠状动脉粥样硬化引起的血管管腔狭窄和(或)痉挛。其次是重度主动脉瓣狭窄或关闭不全、肥厚型心肌病、先天性冠状动脉畸形、冠状动脉扩张症、冠状动脉栓塞等。

心脏对机械刺激不敏感,而对缺血、缺氧敏感,当缺血、缺氧时可引起疼痛。正常情况下,冠状动脉(简称冠脉)有很大的储备量,在剧烈活动或情绪激动等情况下,冠脉可适当扩张,血流量增加,以满足心肌需求。当冠脉狭窄时,在劳累、激动等心肌需血量增加的情况下,冠脉不能相应扩张增加心肌供血,或当冠脉痉挛时,血流量进一步减少,心肌缺氧。致痛因素可能是心肌内积聚过多代谢产物,如乳酸、丙酮酸、磷酸等酸性物质,或类激肽的多肽类物质,刺激心脏自主神经传入纤维,产生疼痛;或在缺血区内有神经支配的冠脉血管异常收缩,可直接产生疼痛冲动。

改善冠状动脉供血和减少心肌耗氧是治疗的主要原则,可通过药物治疗如硝酸甘油、硝酸异山梨酯等缓解疼痛和控制危险因素而达到治疗目的。如药物治疗不能缓解,可行经皮穿刺腔内冠状动脉成形术(PTCA)及冠状动脉内支架安置术,改善心肌供血,缓解疼痛。

【护理评估】

(一)健康史

评估时注意有无引起冠状动脉粥样硬化的危险因素、原有心脏病病史、既往健康状况。了解患者生活方式、工作性质和发病前情绪状态,有无劳累、情绪激动、饱食、受寒、阴雨天气、急性循环衰竭等诱因。

(二)身体状况

1. 症状　以发作性胸痛为主要临床表现,典型的疼痛特点如下。

(1)部位:位于胸骨体上段或中段之后,可波及心前区,有手掌大小范围,甚至横贯前胸,界限不很清楚。常放射至左肩、左臂内侧达无名指和小指,或至咽、颈或下颌部等。

(2)性质:常为压迫、发闷或紧缩性,也可有堵塞、烧灼感,偶伴濒死感。

(3)诱因:常因体力劳动或情绪激动(如愤怒、焦虑、过度兴奋)所诱发,也可在饱餐、寒冷、阴雨天气、吸烟、心动过速时发病。

(4)持续时间:疼痛出现后逐步加重,一般可持续3~5 min。

(5)缓解方式:多于停止原来的活动后即缓解和(或)舌下含服硝酸甘油几分钟内缓解。疼痛可数天、数周发作一次,亦可一日内多次发作。

2. 护理体检 一般无异常体征。心绞痛发作时常出现面色苍白、表情焦虑、皮肤湿冷或出汗、血压升高、心率增快。

（三）临床分型

心绞痛的临床分型有利于判断病情轻重,选择治疗措施,估计预后。参照世界卫生组织的"缺血性心脏病的命名及诊断标准",将心绞痛分为如下两种类型。

1. 稳定型心绞痛 稳定型心绞痛是在冠状动脉狭窄的基础上,由于心肌负荷的增加而引起心肌急剧、暂时的缺血缺氧的临床综合征。其典型特点为阵发性的前胸压榨性疼痛,主要位于胸骨后部,可放射至心前区和左上肢尺侧,常发生于劳力负荷增加时,持续数分钟,休息或用硝酸甘油制剂后消失。

2. 不稳定型心绞痛 目前,临床上已趋向于将除上述典型的稳定型劳力性心绞痛以外的缺血性胸痛统称为不稳定型心绞痛(unstable angina pectoris,UAP)。UAP 的胸痛部位、性质与稳定型心绞痛相似,表现为如下几点。①原有稳定型心绞痛在 1 个月内疼痛发作的频率增加、程度加重、时限延长、诱因发生改变,硝酸酯类药物缓解作用减弱。②1 个月之内新发生的较轻负荷所诱发的心绞痛。③休息状态下发作的心绞痛或较轻微活动即可诱发,发作时表现为 ST 段抬高的变异型心绞痛。此外,由于贫血、感染、甲亢、心律失常等原因诱发的心绞痛称为继发性不稳定型心绞痛。

临床上根据不稳定型心绞痛的严重程度,分为低危组、中危组和高危组。低危组是指新发生的,或者是原有劳力性心绞痛恶化加重,发作时 ST 段下移 1 mm 以内,持续时间不超过 20 min 的;中危组是指就诊前 1 个月内(但近 48 h 内未发)发生了静息心绞痛及梗死后心绞痛 1 次或数次,发作时 ST 段下移 1 mm 以上,持续时间不超过 20 min 的;高危组是指就诊前 48 h 内反复发作,静息心电图 ST 段下移 1 mm 以上,持续时间超过 20 min 的。

（四）心理-社会状况

患者多为易激动、急躁、性格好强者,心绞痛发作时的濒死感,使患者精神紧张、恐惧,发作后又易产生焦虑或夜间噩梦现象。患者在缓解期仍能正常工作,但因担心病情突然加重而出现意外,常出现紧张、焦虑的情绪反应。

【主要护理诊断/问题】

1. 疼痛 与心肌缺血、缺氧有关。

2. 活动无耐力 与心肌氧的供需失调有关。

3. 潜在并发症 心肌梗死。

4. 焦虑 与心绞痛反复频繁发作有关。

【护理目标评价】

(1)患者疼痛缓解,生活能自理。

(2)能叙述心绞痛的诱因,遵守保健措施。

【护理措施】

（一）缓解疼痛发作

心绞痛发作时应立即停止活动,坐下或躺下休息,或舌下含服硝酸甘油片 0.3~0.6 mg,服药后 3~5 min 疼痛不缓解,可再服药一次,仍不能缓解,应立即去医院就诊。

（二）健康指导

1. 饮食 减少饱和脂肪的摄入,以多种不饱和脂肪替代,避免高胆固醇的食物,限制饮食中胆固醇含量,多食高纤维素食物,避免过饱、暴饮暴食。

2. 避免诱因,防止意外 避免过劳、情绪激动及用力排便,寒冷刺激,戒烟酒;保持心态平和,改变急躁易怒、争强好胜的性格,洗澡时应有人在场,水温勿过冷或过热,时间不宜过长,以防发生意外。

3. 用药指导 指导患者遵医嘱服药,不要擅自增减药量,自我监测药物的不良反应。嘱患者随身携带硝酸甘油,注意药物有效期一般为 6 个月。药物应放在棕色瓶内避光保存。必要时在体力活动前舌下含服硝酸甘油预防发作。

4. 适当锻炼 要避免竞赛性运动,平时活动以步行、打太极拳、上下楼梯、骑自行车为宜,活动量以不引起疼痛为原则。

5. 定期复诊 进行心电图、血糖、血脂检查。积极治疗高血压、糖尿病、高脂血症。

二、心肌梗死

心肌梗死(myocardial infarction)是指在冠状动脉病变的基础上,发生冠状动脉供血急剧减少或中断,使相应的心肌因严重而持久的缺血导致的坏死。临床表现为持久的胸骨后剧烈疼痛、血清心肌酶增高、心电图进行性改变,可发生心律失常、心力衰竭或休克,属冠心病的严重类型。

本病男性多见,男、女之比为(2~5):1,40 岁以上占绝大多数。冬、春两季发病较高,北方地区较南方地区为多。其发病的危险因素有原发性高血压、高脂血症、糖尿病、吸烟等。

心肌梗死的基本病因是冠状动脉粥样硬化,造成管腔严重狭窄和心肌供血不足,而侧支循环未充分建立或各种原因导致心排血量锐减,心肌耗氧量剧增,以致心肌严重而持久地急性缺血达 th 以上,即可发生心肌梗死。可诱发心肌梗死的因素如下:①管腔内血栓形成、粥样斑块破溃或血管持续痉挛时冠状动脉完全闭塞;②休克、脱水、出血、外科手术或严重心律失常,使排血量骤降,冠状动脉灌流量锐减;③体力活动、情绪过分激动或血压骤升,致使左心负荷明显加重,儿茶酚胺分泌增多,心肌需氧量猛增,冠状动脉供血明显不足。

冠状动脉闭塞后 20~30 min,受其供血的心肌即有少数坏死,开始了急性心肌梗死的病理过程。1~2 h 绝大部分心肌呈凝固坏死,心肌间质充血、水肿,伴大量炎症细胞浸润。继之坏死的心肌纤维逐渐溶解,形成肌溶灶,以后肉芽组织逐渐形成。坏死组织在 1~2 周后开始吸收,并逐渐纤维化,6~8 周形成瘢痕愈合,称为陈旧性或愈合性心肌梗死。

急性心肌梗死发生后,常伴有不同程度的左心衰竭和血流动力学改变,主要包括心脏收缩力减弱,心排血量减少,动脉血压下降,心率增快或有心律失常,外周血管阻力有不同程度的增加,动脉血氧含量降低等。

本病治疗原则是保护和维持心脏功能,挽救濒死心肌,防止梗死扩大,缩小心肌缺血范围。如药物治疗不能缓解或为冠状动脉的主干病变,可行冠状动脉旁路移植手术(简称冠脉搭桥术)。

【护理评估】

(一)健康史

询问心绞痛发作史,疼痛加重的表现特点。心肌梗死多发生在饱餐特别是在进食多量脂肪后,或用力排便时。应了解患者发病的原因、发病时情绪状况等。

（二）身体状况

1. 先兆症状 有 50%～81.2% 的患者在起病前数日至数周有乏力、胸部不适、活动时心悸、气急、烦躁等前驱症状，其中以新发生心绞痛（初发型心绞痛）或原有心绞痛加重（恶化型心绞痛）最为突出。心绞痛发作较以往频繁，程度较重，时间较长，硝酸甘油疗效较差，诱发因素不明显。疼痛时伴恶心、呕吐、大汗和心动过速，或伴有心力衰竭、严重心律失常，同时心电图呈现明显缺血性改变。及时处理先兆症状，可使部分患者避免心肌梗死的发生。

2. 主要症状 与心肌梗死面积的大小、部位及侧支循环情况密切相关。

（1）疼痛最早、最突出的症状。其性质和部位与心绞痛相似，但多无明显诱因，常发生于安静时，程度更剧烈，呈难以忍受的压榨、窒息或烧灼样的疼痛，伴有大汗、烦躁不安、恐惧及濒死感，持续时间可长达数小时或数天，服硝酸甘油无效。部分患者疼痛可向上腹部、颈部、下颌、背部放射而被误诊。少数急性心肌梗死患者可无疼痛，开始即表现为休克或急性心力衰竭。部分患者疼痛位于上腹部，被误认为胃痉挛、急性胰腺炎等急腹症。

（2）发热体温可升高至 38 ℃ 左右，很少超过 39 ℃，持续约 1 周，伴心动过速或过缓。一般在疼痛发生后 24～48 h 出现，由坏死物质吸收引起。

（3）胃肠道症状疼痛剧烈时常伴频繁的恶心、呕吐和上腹胀痛，肠胀气。与迷走神经兴奋和心排血量降低、组织灌注不足等有关。

（4）心律失常见于 75%～95% 的患者，多发生在起病 1～2 周内，常发生 24 h 之内，尤以室性期前收缩多见。前壁心肌梗死易发生室性心律失常，下壁心肌梗死易发生房室传导阻滞。

（5）低血压和休克疼痛期可表现为血压下降，休克多在起病后数小时至一周内发生，发生率为 20% 左右。如果疼痛缓解而收缩压仍低于 80 mmHg（10.67 kPa），同时有烦躁不安、面色苍白、皮肤湿冷、脉细而快、大汗淋漓、尿量减少（尿量<20 ml/h），则为休克的表现。主要为心源性休克，因心肌广泛坏死、心排血量急剧下降所致。近年来由于早期采用冠状动脉再通的措施，使心肌坏死的面积及时缩小，休克的发生率已大幅度下降。

（6）心力衰竭主要为急性左心衰竭，可在起病最初几天内发生，或在梗死演变期出现，为梗死后心肌收缩力显著减弱或不协调所致。其发生率为 32%～48%。患者表现为呼吸困难、咳嗽、发绀、烦躁等，重者出现肺水肿，随后可出现右心衰竭的表现。

3. 护理体检 除急性心肌梗死早期血压可增高外，几乎患者都有血压降低。心率多增快，也可减慢，可有各种心律失常。心尖部第一心音减弱，可闻及奔马律。

4. 并发症

（1）乳头肌功能失调或断裂：发生率为 50%。二尖瓣乳头肌因缺血、坏死等使收缩功能发生障碍，造成二尖瓣脱垂及关闭不全。轻者可以恢复，重者可严重损害左心功能而发生急性左心衰竭，最终导致死亡。

（2）心脏破裂：少见，常在起病一周内出现，多为心室游离壁破裂，造成心脏积血引起急性心脏压塞而猝死。偶有室间隔破裂造成穿孔，可引起心力衰竭和休克而在数日内死亡。

（3）心室壁瘤（或称室壁瘤）：主要见于左心室，发生率为 5%～20%，较大的心室壁瘤体检时可有心脏扩大。超声心动图可见心室局部有反常运动，心电图示 ST 段持续抬高。后期可导致左心衰竭、心律失常、栓塞等。

（4）其他：尚有栓塞及心肌梗死后综合征。

（三）心理-社会状况

多数患者为初次发生心肌梗死,部分患者既往有心绞痛。急性心肌梗死时胸痛更为剧烈,持续时间更长,从而产生濒危感,表现出极度的恐惧。加之患者入院后常需在短期内采取一系列检查和治疗措施,进一步增加了患者的紧张和焦虑。另外,家属、亲友探视受到限制而感到孤独和忧郁。当体验到心脏受损,考虑到以后的生活和工作时,可出现悲哀的情绪。

【主要护理诊断/问题】

1. 疼痛　与心肌缺血坏死有关。

2. 活动无耐力　与氧的供需失调有关。

3. 恐惧　与剧烈疼痛产生濒死感、处于监护病室的陌生环境有关。

4. 有便秘的危险　与进食少、活动少、不习惯床上排便有关。

5. 潜在并发症　心律失常、心力衰竭、心源性休克。

【护理目标/评价】

(1)患者主诉疼痛程度减轻或消失。

(2)能参与所要求的身体活动,进行活动时舒适感逐步增加。

(3)能确认恐惧的来源,自诉恐惧感消失。

(4)能描述预防便秘的措施,排便通畅。

(5)无并发症发生。

【护理措施】

（一）监护

(1)当患者被确诊为急性心肌梗死时,应立即送入冠心病监护病房,密切监测心电图、血压、呼吸 3~5 天。

(2)急性期持续心电监护,观察有无心律失常。若发生严重的心律失常,遵医嘱使用抗心律失常药物,准备好抢救设备和急救药物,随时准备抢救。

（二）解除疼痛

(1)卧床休息,限制探视,减少干扰,安慰患者,稳定患者情绪。

(2)遵医嘱给予吗啡或哌替啶止痛,给予硝酸甘油或硝酸异山梨醇酯,并及时询问患者疼痛及其伴随症状的变化情况,注意有无呼吸抑制、脉搏加快等不良反应,随时监测血压的变化。

(3)间断或持续吸氧,氧流量为 2~4 L/min,以增加心肌氧供应量。

（三）提供生活照顾,限制活动,减轻心脏负荷

(1)根据患者不同阶段指导休息和活动。①急性心肌梗死后第 1~3 天,绝对卧床休息,进食、排便、翻身、洗漱等活动由护理人员协助完成;②第 4~6 天,卧床休息,可做深呼吸运动和上、下肢的被动与主动运动,由床上坐起,或坐在床上活动,有并发症者酌情延长卧床时间;③第 1~2 周,开始在床边、病室内走动,在床边完成洗漱等个人卫生活动,根据病情和对活动的反应,逐渐增加活动量和活动时间;④第 2~3 周,可在室外走廊行走、到卫生间洗漱或如厕;⑤第 3~4 周,试着进行上下楼梯的活动。恢复正常生活至少需要 3 个月时间。对病情严重,有并发症的患者,病情稳定后 7 天再参照上述计划逐步增加活动量。

(2)在患者逐渐增加活动过程中,注意观察心率、血压、心电图的变化,询问其感受,了

解其反应。若患者活动时主诉乏力、头晕、呼吸困难、心前区疼痛,心率比安静时增加 20～30 次/分,血压降低 10～15 mmHg(1.33～2 kPa)甚至以上或血压异常增高,心电图上出现心律失常或 ST 段改变等,表示活动量过大,应立即停止活动,卧床休息。

(四)稳定情绪

(1)保持环境安静,防止不良刺激。向患者介绍冠心病监护病房的环境、监护仪的作用等。

(2)以亲切的语言和耐心的态度回答患者提出的问题,解释不良情绪会增加心脏负荷和心肌耗氧量,不利于病情的控制。

(3)积极采取止痛措施,有效缓解胸痛,必要时遵医嘱用镇静剂。

(五)防止便秘

指导患者采取通便的措施,保持排便通畅。如进食清淡易消化饮食并及时添加纤维素丰富的食物,每日清晨给予蜂蜜 20 ml 加适量温开水同饮;适当腹部按摩(按顺时针方向)以促进肠蠕动。嘱患者勿用力排便,必要时含服硝酸甘油,使用开塞露。

(六)用药护理

1. 溶栓药物 心肌梗死不足 6 h 的患者,可遵医嘱给予溶栓治疗。应用尿激酶或重组组织型纤溶酶原激活剂,对血栓溶解有高度选择性,很少引起全身性出血。进行冠状动脉内给药或静脉用药,可使堵塞的冠状动脉再通,心肌得到再灌注,濒临坏死的心肌可能得以存活或使坏死范围缩小,预后改善。其护理措施包括:询问患者是否有脑血管疾病病史、活动性出血、近期大手术或外伤史、消化性溃疡等溶栓禁忌证;准确、迅速地配制并输注溶栓药物。监测:①观察患者用药后有无寒战、发热、皮疹等过敏反应,是否出现皮肤、黏膜及内脏出血等副作用,一旦出血严重应立即终止治疗、紧急处理;②使用溶栓药物前,应描记 18 导联心电图,溶栓开始后 3 h 内每 30 min 复查一次 12 导联心电图,以后应定期做全套导联心电图,导联电极位置应严格固定;③抽血测心肌酶,用肝素需监测凝血时间。询问患者胸痛有无缓解、消失,观察心电图 ST 段回降、CPK 峰值前移和出现再灌注心律失常是溶栓成功的指征。

2. 洋地黄急性心肌梗死 发生后 24 h 内尽量避免应用洋地黄类药物,以免诱发室性心律失常;静脉输液时控制滴速和输入量,以防心脏负荷加重。

3. β-受体阻滞剂 早期应用效果好,按医嘱从小剂量开始,逐渐加量,须注意防止对心脏收缩功能的抑制。

4. 抗凝药 阿司匹林、肝素、双香豆素等。治疗前先测凝血时间,治疗后需复查,并严密观察有无出血倾向。

5. 抗心律失常药 一旦有频发室性期前收缩、室性心动过速等应按医嘱静脉注射利多卡因 50～100 mg,继续以 1～4 mg/min 静脉滴注维持。

6. 其他药物 维生素 C、辅酶 A、肌苷酸钠、极化液(10% 葡萄糖 500 ml,胰岛素 8～10U,10% 氯化钾 10～15 ml)、1,6-磷酸果糖(FDP)等。

(七)冠状动脉旁路移植手术的护理

常用的手术在升主动脉与冠状动脉之间用大隐静脉做旁路术,即采用一段自体大隐静脉,将静脉的近心端和远心端分别与狭窄段远端的冠状动脉的分支和升主动脉做端侧吻合,以增加心肌供血量。

1. 术前护理

(1)详细了解患者的心、肝、肾脏器的功能,判断患者手术耐受力。术前应用药物控制高血压、糖尿病和高脂血症。

(2)药物的调整:①长期服用华法林药物者,应在术前48~72 h停药。如紧急手术时,应用维生素 K_1,以对抗华法林的抗凝作用。②服用洋地黄及钙通道阻滞剂者,应在术前36 h停药。合并快速心房颤动需要应用洋地黄药物控制心率者除外。③服用口受体阻滞剂如普萘洛尔,术前突然停药可能诱发急性心肌梗死,因此只需将大剂量服药的每日剂量逐渐减至适宜范围内。

(3)术前用药:应选择对心肌无抑制作用的镇静剂,如地西泮、哌替啶等。术前一天给予抗生素预防感染。

(4)教会患者深呼吸,有效咳嗽,说明术后翻身的重要性,术前戒烟2周以上,争取患者术后配合,保持呼吸道通畅和预防呼吸道感染。

(5)做好患者的解释工作,缓解恐惧心理,稳定情绪。多与患者交流,给予心理支持,增强自信。

2. 术后护理

(1)保持体位:回重症病房后,麻醉未清醒的患者应取平卧位头偏向一侧,待拔除气管插管、生命体征平稳后取半卧位以利于胸腔和心包内引流。

(2)辅助呼吸:呼吸机辅助呼吸4~6 h至患者自主呼吸恢复后,根据动脉血气及患者心功能情况逐渐脱离呼吸机并拔除气管插管,对术前心、肺功能不良者,应适当延长呼吸机使用时间。

(3)病情观察

1)术后应摄胸部X线片,了解心脏大小、形态与肺部情况,同时可了解中心静脉通道与气管插管、胸部引流管的位置。

2)密切观察血压、心率、心律,连续监测患者肺动脉楔压、中心静脉压和心电图变化,避免血压波动,以便及时发现和纠正心律失常与心力衰竭。

3)观察切口敷料有无渗液、渗血及脱落等情况。观察引流管是否通畅,记录引流液的性质和量,若在短时间内引出较多的血性液体时,应警惕有内出血的可能。

(4)维持体液平衡

1)静脉输液,补充营养,维持体液平衡。记录液体出入量。

2)术后应保持尿量在1 ml/(kg·h)以上。如尿量减少,根据病因补充血容量或应用利尿剂。

3)术后维持血红蛋白10 g/L即可,血红蛋白过高会增加血液黏稠度和循环阻力。

(5)术后用药护理

1)术前应用钙离子阻滞剂或β-受体阻滞剂的患者,术后应继续服用,以降低手术期心肌梗死的发生率。血压偏高者可用硝酸甘油静脉滴注,以防冠状血管痉挛,剂量为0.5~2.0 μg/(kg·min)。

2)术后次日应口服阿司匹林25 mg,每日3次,以避免吻合口血栓形成;对于行动脉内膜剥脱术者,若术后无出血征象,立即静脉滴注肝素100~200 mg/d,能进食后可给予口服华法林抗凝治疗3日。

3)应用抗生素以预防感染;西咪替丁(甲氰米胍)静脉滴注,以预防术后急性胃黏膜病变。

(6)术后包扎:术后取大隐静脉处用弹力绷带包扎,次日即开始活动肢体,以避免发生下肢深静脉血栓或血栓性静脉炎。

(7)术后其他护理:术后次日,拔除气管插管后,进少量流食,3 日后进半流食,一周后可改为低盐、低脂肪、高蛋白质、高维生素饮食。促进排痰,注意翻身、拍背,预防并发症发生。

(八) 健康指导

除参见"心绞痛"患者的指导外,还应注意如下几点。

(1)调整和改变以往的生活方式。应进食低糖、低脂、低胆固醇饮食,肥胖者限制热量摄入,控制体重,避免饱餐,戒烟酒;防止便秘;克服急躁、焦虑情绪,保持乐观、平和的心态;坚持服药,定期复查等。

(2)向家属解释,患者生活方式的改变需要家人的积极配合与支持,为患者创造一个良好的身心休养环境。

(3)合理安排休息与活动,保证足够的睡眠,适当参加力所能及的体力活动。若病情稳定无并发症,急性心肌梗死第 6 周后可每天步行、打太极拳等;第 8~12 周后可开始较大活动量的锻炼如洗衣、骑车等;3~6 个月后可部分或完全恢复工作,但对重体力劳动、驾驶员、高空作业及其他精神紧张或工作量过大的工种应予以更换。

(4)指导患者遵医嘱服用 β-受体阻滞剂、血管扩张剂、钙通道阻滞剂、降血脂药及抗血小板药物等。

(5)心肌梗死患者如无并发症,在 6~8 周后可恢复性生活,但要注意不宜过劳。

第六节　原发性高血压

原发性高血压系指病因未明,以体循环动脉血压升高为主要表现的临床综合征。长期高血压可引起心、脑、肾等脏器损害,最终可致器官衰竭。原发性高血压应与继发性高血压相区别,后者约占 5%,其血压升高是某些疾病的临床表现之一。

目前,我国采用国际上统一诊断标准,即在非药物状态下,收缩压 ≥18.6 kPa(140 mmHg)和(或)舒张压≥12.0 kPa(90 mmHg),除外继发性高血压,可诊断为原发性高血压。

【病因与发病机制】

本病发生的原因和机制尚不完全清楚,目前认为是多种因素参与的结果。

(一) 病因

1. 超重、肥胖或腹型肥胖　中国成人正常体重指数(body mass index,BMI)为 19~24 kg/m^2,BMI≥24 kg/m^2 为超重,BMI≥28 kg/m^2 为肥胖。人群体重指数的差别对人群的血压水平和高血压患病率有显著影响,男性腰围≥85 cm、女性腰围≥80 cm 者患高血压的危险为腰围低于此界限者的 3.5 倍。

2. 饮酒　男性持续饮酒者比不饮酒者 4 年内高血压发生危险增加 40%。

3. 膳食中钠盐过高　大量研究表明,膳食中钠的摄入量与血压呈显著相关性。

4. 年龄与性别　高血征患病率随年龄而上升,35 岁以后上升幅度较大。性别差异不大,虽然青年时期男性患病率高于女性,但女性绝经期后患病率又稍高于男性。

5. 遗传父母　均为高血压者,其子女患高血压的概率明显高于父母均为正常血压者。

6. 职业脑力劳动者　患病率高于体力劳动者,城市居民高于农村居民。

7. 胰岛素抵抗　据观察,大多数高血压患者空腹胰岛素水平增高,而糖耐量有不同程度降低,提示有胰岛素抵抗现象。实验动物自发性高血压大鼠中也有类似现象。胰岛素抵抗在高血压发病机制中的具体意义尚不清楚,但胰岛素的以下作用可能与血压升高有关:①使肾小管对钠的重吸收增加;②增强交感神经活动;③使细胞内钠、钙浓度增加;④刺激血管壁增生、肥厚。

8. 其他因素　吸烟,长期精神紧张、焦虑,长期的噪声影响等均与高血压的发生有一定关系。

(二)发病机制

1. 中枢神经和交感神经系统的影响　反复的精神刺激和长期的过度紧张使大脑皮质兴奋与抑制过程失调,皮质下血管运动中枢失去平衡,交感神经活动增强,引起全身小动脉收缩,外周血管阻力增加,血压升高。

2. 肾素-血管紧张素-醛固酮系统(RAAS)的影响　由肾小球旁细胞分泌的肾素可将肝产生的血管紧张素原水解为血管紧张素Ⅰ,再经血管紧张素转换酶的作用转化为血管紧张素Ⅱ,后者有强烈的收缩小动脉平滑肌作用,引起外周阻力增加;还可刺激肾上腺皮质分泌醛固酮,使钠在肾小管中再吸收增加,造成水、钠潴留,其结果均使血压升高。

此外,血管内皮系统生成、激活和释放的各种血管活性物质、胰岛素抵抗所致的高胰岛素血症亦参与发病。

【临床表现】

(一)一般表现

大多数患者起病缓慢,早期多无症状,偶于体检时发现血压升高,也可有头痛、头晕、眼花、乏力、失眠、耳鸣等症状。

(二)并发症

血压持续性升高,造成脑、心、肾、眼底等损伤,出现相应表现。

1. 脑　长期高血压可形成小动脉的微小动脉瘤,血压骤然升高可引起破裂而致出血。高血压也促使动脉粥样硬化发生,可引起短暂性脑缺血发作及脑动脉血栓形成。

2. 心　长期血压升高使左心室后负荷加重,心肌肥厚与扩大,逐渐进展可出现心力衰竭。长期血压升高可促进动脉粥样硬化的形成而发生冠心病。

3. 肾　肾小动脉硬化使肾功能减退,出现多尿、夜尿、尿中有蛋白及红细胞,晚期可出现氮质血症及尿毒症。

4. 眼底　可反映高血压的严重程度,分为4级。Ⅰ级:视网膜动脉痉挛、变细;Ⅱ级:视网膜动脉狭窄,动脉交叉压迫;Ⅲ级:眼底出血或絮状渗出;Ⅳ级:出血或渗出伴有视神经乳头水肿。

(三)高血压急症

高血压急症和高血压亚急症曾被称为高血压危象。高血压急症指原发性或继发性高血压患者,在某些诱因作用下,血压突然和显著升高,一般超过24/16 kPa(180/120 mmHg),同时伴有进行性心、脑、肾等重要靶器官功能不全的表现。

1. 高血压危象　在高血压病程中,血压在短时间内剧升,收缩压达34.6 kPa (260 mmHg),

舒张压达 16 kPa(120 mmHg)以上,出现头痛、烦躁、眩晕、心悸、气急、恶心、呕吐、视力模糊等征象。其发生机制是交感神经兴奋性增加导致儿茶酚胺分泌过多。

2. 高血压脑病 高血压脑病指血压急剧升高的同时伴有中枢神经功能障碍,如严重头痛、呕吐、神志改变,重者意识模糊、抽搐、昏迷。其发生机制可能为过高的血压导致脑灌注过多,出现脑水肿所致。

3. 急性心力衰竭、肺水肿 立即进行降压治疗以阻止靶器官进一步损害。

（四）高血压分类和危险度分层

1. 高血压分类 2010 年中国高血压防治指南修订分类标准,将 18 岁以上成人的血压按不同水平分类,见表 2-1。

表 2-1　血压水平的定义和分类

类别	收缩压		舒张压
正常血压	<16 kPa(120 mmHg)	和	<10.7 kPa(80 mmHg)
正常高值	16~18.6 kPa(120~139 mmHg)	和(或)	10.7~11.9 kPa(80~89 mmHg)
高血压:	≥18.7 kPa(140 mmHg)	和(或)	≥12 kPa(90 mmHg)
Ⅰ级高血压(轻度)	18.7~21.2 kPa(140~159 mmHg)	和(或)	12~13.2 kPa(90~99 mmHg)
Ⅱ级高血压(中度)	21.3~23.9 kPa(160~179 mmHg)	和(或)	13.3~14.6 kPa(100~109 mmHg)
Ⅲ级高血压(重度)	≥24 kPa(180 mmHg)	和(或)	≥14.7 kPa(110 mmHg)
单纯收缩高血压	≥18.7 kPa(140 mmHg)	和	<12 kPa(90 mmHg)

当收缩压与舒张压分别属于不同级别时,则以较高的分级为准。既往有高血压病史者,目前正服抗高血压药,血压虽已低于 18.6/12 kPa(140/90 mmHg),仍应诊断为高血压。

2. 高血压危险度的分层 根据血压水平结合危险因素及合并的器官受损情况将患者分为低、中、高、极高危险组。治疗时不仅要考虑降压,还要考虑危险因素及靶器官损害的预防及逆转(表 2-2)。

表 2-2　按危险度分层,量化估计预后

项目	Ⅰ级高血压	Ⅱ级高血压	Ⅲ级高血压
无其他危险因素	低危	中危	高危
1~2 个危险因素	中危	中危	很高危
≥3 个危险因素	高危	高危	很高危
或伴靶器官损害			
临床并发症或合并糖尿病	很高危	很高危	很高危

心血管疾病危险因素:吸烟、高脂血症、心血管疾病家族史、腹型肥胖或肥胖、缺乏体力活动、男性>55 岁、女性>65 岁。

【诊断要点】

定期且正确的血压测量是诊断高血压的关键,并且需在不同时间测量 3 次均值达到高血压诊断标准或通过动态血压监测方能确定,对可疑者应重复多次测量。同时,必须排除由其他疾病导致的继发性高血压,最常见的有肾脏疾病,如肾小球肾炎、多囊肾、肾动脉狭窄;内分泌疾病,如嗜铬细胞瘤、原发性醛固酮增多症、皮质醇增多症等。

【治疗要点】

原发性高血压病因未明,很难彻底治愈,但可通过调整生活方式和服用降压药物使血压下降到或接近正常范围,并可防止和减少心脑血管及肾脏并发症,降低病死率和病残率。

治疗包括非药物及药物治疗两大类。

(一) 非药物治疗

非药物治疗适合于各型高血压患者,尤其是 I 级高血压,无糖尿病、靶器官损害者。

(二) 药物治疗

目前常用降压药物有 5 类,见表 2-3。

(三) 用药原则

(1)原发性高血压诊断一旦确立,通常需要终身治疗(包括非药物治疗)。

(2)药物一般从小剂量开始逐渐增加,达降压目的后改用维持量以巩固疗效。

(3)可联合用药以增强药物协同作用,并可降低每种药物的不良反应。

(4)对一般高血压患者不必急剧降压,以缓慢降压为宜,也不宜将血压降至过低,有效的治疗必须使血压降至正常范围,即 18.7/12 kPa(140/90 mmHg)以下;一般中青年人(<60岁)或合并糖尿病及肾脏疾病的患者,应控制在 17.3/10.7 kPa(130/80 mmHg)以下。

(四) 高血压急症的治疗

应迅速使血压下降,同时也应对靶器官的损害和功能障碍予以处理。

(1)快速降压首选硝普钠静脉滴注,开始剂量每分钟 10~25 μg,以后可根据血压情况逐渐加量,直至血压降至安全范围。

(2)硝酸甘油静脉滴注每分钟 5~100 μg 或硝苯地平舌下含服。

(3)乌拉地尔每分钟 10~50 mg 静脉滴注。

(4)有高血压脑病时宜给予脱水剂如甘露醇;亦可用快速利尿剂如呋塞米 20~40 mg,静脉注射。

(5)有烦躁、抽搐者则给予地西泮、巴比妥类药物肌内注射或水合氯醛保留灌肠。

表 2-3 常用降压药物名称、剂量及用法

药物分类	药物名称	剂量(mg)	用法(次/天)	主要不良反应
二氢吡啶类钙通道阻滞剂				踝部水肿,头痛,潮红
	硝苯地平缓释片	10~80	2	
	硝苯地平控释片	30~60	1	
	氨氯地平	5~10	1	
	非洛地平缓释片	2.5~10	1	
非二氢吡啶类钙通道阻滞剂				房室传导阻滞,心功能抑制
	维拉帕米	80~480	2~3	
	地尔硫草	90~360	1~2	

续表

药物分类	药物名称	剂量(mg)	用法(次/天)	主要不良反应
利尿剂:噻嗪类				血钾降低,血钠降低,血尿酸升高
	氢氯噻嗪	6.25~25	1	
	吲哒帕胺	0.625~2.5	1	
袢利尿剂	呋塞米	20~40	1~2	血钾降低
保钾类	氨苯蝶啶	5~100	1~2	血钾增高
β-受体阻滞剂				支气管痉挛,心功能抑制
	美托洛尔	25~100	1~2	
	阿替洛尔	12.5~50	1~2	
血管紧张素转换酶抑制剂				咳嗽,血钾升高,血管神经性水肿
	卡托普利	25~300	2~3	
	依那普利	2.5~40	2	
	贝那普利	5~40	1~2	
	培哚普利	4~8	1	
血管紧张素Ⅱ-受体抑制剂				血钾升高,血管神经性水肿(罕见)
	氯沙坦	25~100	1	
	缬沙坦	80~160	1	

【常用护理诊断/问题】

1. 疼痛:头痛 与血压升高有关。

2. 有受伤的危险 与头晕和视力模糊有关。

3. 潜在并发症 高血压急症。

4. 知识缺乏 缺乏原发性高血压饮食、药物治疗有关知识。

【护理措施】

1. 休息 保持病室安静,光线柔和,尽量减少探视,保证充足的睡眠。护士操作应相对集中,动作轻巧,防止过多干扰加重患者的不适感。患者有头晕、眼花、耳鸣等症状时应卧床休息,上厕所或外出时有人陪伴,若头晕严重,应协助在床上大小便。高血压初期可不限制一般的体力活动,避免重体力活动;血压较高、症状较多或有并发症的患者应卧床休息,避免体力和脑力的过度兴奋。

2. 饮食 限盐,一般每人每天平均食盐量应为6 g左右。减少膳食脂肪,补充适量优质蛋白质,多吃蔬菜和水果,应增加含钾多、含钙高的食物,如绿叶菜、鲜奶、豆类制品等。

3. 控制体重及运动 减轻体重,BMI保持在20~24 kg/m²。增加及保持适当体力活动,一般每周运动3~5次,每次持续20~60 min。

4. 并发症的护理 高血压脑血管意外的处理:卧床休息,避免活动,安定情绪,遵医嘱给予镇静剂;保持呼吸道通畅,吸氧;心电监护;开放静脉通路,血压高时首选硝普钠静脉注射治疗。严密观察病情变化,发现血压急剧升高、剧烈头痛、呕吐、大汗、视力模糊、面色及神志改变、肢体活动障碍等症状,立即通知医师。

5. 用药护理 遵医嘱予以降压药治疗时,测量用药后的血压以判断疗效,并观察药物不良反应:噻嗪类、袢利尿剂应注意补钾,防止低钾血症;β-受体阻滞剂应注意其抑制心肌收缩力、心动过缓、房室传导时间延长、支气管痉挛、降低血糖、升高血脂等不良反应;血管紧张素转换酶抑制剂可有头晕、咳嗽、血钾升高、肾功能损害;血管紧张素Ⅱ-受体抑制剂可有血钾升高;钙通道阻滞剂可有头痛、面红、下肢水肿、心动过速;地尔硫䓬可致心动过缓和负性肌力作用。

【健康指导】

1. 加强疾病知识指导 向患者及家属解释引起原发性高血压的生理、心理、社会因素及高血压对机体的危害,以引起患者足够的重视。坚持长期的饮食、运动、药物治疗,将血压控制在接近正常的水平,以减少对靶器官的进一步损害。

2. 改变不良的生活方式 戒烟限酒,劳逸结合,保证充分的睡眠。学会调整自我心理平衡,保持乐观情绪。家属也应给患者以理解、宽容与支持。

3. 饮食指导 指导患者坚持低盐、低脂、低胆固醇饮食,限制动物脂肪、内脏、鱼子、软体动物、甲壳类食物,多吃新鲜蔬菜、水果,防止便秘。肥胖者控制体重,减少每天总热量摄入,养成良好的饮食习惯,细嚼慢咽、避免过饱、少吃零食等。

4. 指导规律运动 根据病情选择慢跑、骑车、健身操、太极拳等有氧运动,当运动中出现头晕、心慌、气紧等症状时应就地休息。避免竞技性运动和力量型运动,如球类比赛、举重、俯卧撑等。适当运动有利于大脑皮质功能恢复,还能增加患者对生活的信心。

5. 用药指导 告诉患者及家属有关降压药的名称、剂量、用法、作用与不良反应。教育患者服药剂量必须遵医嘱执行,不可随意增减药量或突然撤换药物。教会患者或家属定时测量血压并记录,定期门诊复查,若血压控制不满意或有心动过缓等应随时就诊。

6. 其他注意事项 告诉患者及家属需要注意的安全事项,避免突然改变体位,不用过热的水洗澡,不洗蒸汽浴,禁止长时间站立。

第七节 病毒性心肌炎

病毒性心肌炎(viral myocarditis)是由病毒感染引起的心肌局限性或弥漫性炎症性病变。

【病因与发病机制】

各种病毒都可引起病毒性心肌炎,临床上绝大多数由柯萨奇病毒 A、B,ECHO 病毒,脊髓灰质炎病毒,流感病毒和 HIV 病毒等引起,其中柯萨奇病毒 B 与心脏疾病的关系最为密切。

病毒作用于心肌的方式有直接侵犯心肌和心肌内小血管、由免疫机制产生的心肌损伤等。急性病毒性心肌炎的组织学特征为心肌细胞溶解、间质水肿、炎性细胞浸润等。

【临床表现】

当机体处于细菌感染、营养不良、劳累、寒冷、酗酒、妊娠、缺氧等情况下,机体抵抗力下降,更易导致病毒感染而发病。病毒性心肌炎临床表现差异很大,轻者可无明显症状,重者可并发严重心律失常、心力衰竭、心源性休克。

1. 病毒感染症状 在发病前 1~3 周,患者常有病毒感染前驱症状,如发热、全身倦怠感等"感冒"样症状或呕吐、腹泻等消化道症状。

2. 心脏受累症状 常出现心悸、胸闷、呼吸困难、心前区隐痛、乏力等表现,严重者可出现阿-斯综合征、心源性休克。

3. 主要体征 可有与发热程度不平行的心动过速、各种心律失常、心尖部第一心音减弱、出现第三心音、舒张期奔马律,或有颈静脉怒张、水肿、肺部啰音及肝大、心脏扩大等心力衰竭体征。

【诊断要点】

目前主要采用综合诊断,依据病史、临床表现及心电图、实验室检查等综合分析,但确诊有赖于心内膜心肌或心包组织中病毒、病毒抗原或病毒基因片段的检出。

【治疗要点】

1. 休息与营养 急性期卧床休息及补充营养。

2. 药物治疗 应用营养心肌、促进心肌代谢的药物,如三磷酸腺苷、辅酶 A、大剂量维生素 C、细胞色素 C、果糖、肌苷等药物静脉滴注。

3. 治疗并发症 心力衰竭者给予利尿剂和血管扩张剂、血管紧张素转换酶抑制剂;由于心肌坏死易导致洋地黄中毒,所以洋地黄用量需减少。药物治疗不理想时采用电复律,如患者出现完全性房室传导阻滞或二度Ⅱ型房室传导阻滞并反复发生阿-斯综合征者,应及时安装临时人工心脏起搏器。目前不主张早期使用糖皮质激素。

4. 抗生素治疗 多主张使用广谱抗生素,防止继发性细菌感染。

【常用护理诊断/问题】

1. 活动无耐力 与心肌受损、心律失常有关。

2. 潜在并发症 心力衰竭、心律失常。

【护理措施】

1. 休息与活动 创造良好的休养环境,保持环境安静,限制探视,减少干扰,保证患者充分的休息和睡眠。一旦确诊即应卧床休息,休息的目的是减轻心脏负担,减少心肌耗氧,防止心脏扩大,有利于心功能恢复,防止病情恶化或转为慢性病程。过度劳累一方面增加心脏负荷,另一方面可诱发心力衰竭和心律失常,甚至猝死。患者常需卧床休息数周至 2~3 个月,直到症状消失,心电图恢复正常,血清心肌酶、抗体滴定度、红细胞沉降率等恢复正常,出现频发期前收缩、房室传导阻滞等心律失常或曾有心功能不全者应延长至半年。

2. 饮食护理 为患者准备易消化、富含蛋白质和维生素的食物,鼓励患者多食新鲜蔬菜和水果,禁烟、酒,禁饮浓茶、咖啡;当患者出现心功能不全时,应给予低热量饮食和低盐饮食。

3. 病情观察 密切观察生命体征、尿量、意识、皮肤及黏膜颜色,注意有无呼吸困难、咳嗽、易疲劳、颈静脉怒张、水肿、奔马律、肺部湿啰音等表现。活动时严密监测心率、心律、血压的变化,若活动后出现胸闷、心悸、呼吸困难、心律失常等,应停止活动,以此作为限制最大活动量的指征。病毒性心肌炎患者半数以上可出现各种类型的心律失常,故急性期应心电监护,注意心率、心律、心电图变化,同时准备好抢救仪器及药物,一旦发生严重心律失常,立即遵医嘱给予抗心律失常药物或配合临时起搏、电复律等。

【健康指导】

1. 疾病知识指导 告诉患者及家属卧床休息的重要性。急性心肌炎患者出院后需继续休息,避免劳累,3~6 个月后可考虑恢复部分或全部轻体力工作或学习。适当锻炼身体,以增强抵抗力,并注意保暖,预防呼吸道感染。

2. 自查及复诊指导 嘱患者定期到医院复查心电图、实验室检查。教会患者及家属测脉率、脉律,发现异常或有胸闷、心悸等不适应及时复诊。

3. 饮食指导 指导患者进食高蛋白、高维生素、易消化的饮食,以促进心肌代谢与修复。

4. 避免诱发因素 病毒性心肌炎患者可发生心力衰竭,应指导患者尽量避免呼吸道感染、剧烈运动、情绪激动、饱餐、妊娠、寒冷、用力排便等。

第八节 心 肌 病

心肌病也称为原发性心肌病(primary cardiomyopathy),指伴有心肌功能障碍的心肌疾病。根据 1995 年 WHO 国际心脏病学会联合会(international society and federation of cardiology,ISFC)工作组的报道,心肌病分类包括扩张型心肌病、肥厚型心肌病、限制型心肌病、致心律失常型右室心肌病及不定型心肌病 5 型。

一、扩张型心肌病

扩张型心肌病(dilated cardiomyopathy,DCM)是一组以一侧或双侧心腔扩大、室壁变薄、心肌收缩期功能障碍为特征的心肌病,可产生充血性心力衰竭。

【病因】

扩张型心肌病病因尚不完全清楚,除家族遗传因素外,近年认为病毒感染是其重要原因,病毒感染触发了机体的免疫反应,所致心肌炎可导致和诱发扩张型心肌病。此外营养与代谢障碍、某些化学物质或重金属中毒及血流动力学变化也可能是扩张型心肌病的发病原因。

【临床表现】

本病起病缓慢,早期患者可有心脏扩大,但多无明显症状;病情发展后出现气急,甚至端坐呼吸、水肿、肝大等充血性心力衰竭的表现,常合并各种心律失常如期前收缩、心房颤动、传导阻滞;晚期患者常发生室速甚至心室颤动,可导致猝死。栓塞是常见并发症之一。

主要体征为心浊音界向两侧扩大及左、右心衰竭的体征。

【诊断要点】

本病缺乏特异性诊断指标,临床上有心脏增大、心律失常和充血性心力衰竭,超声心动图证实有心腔扩大与心脏搏动减弱,除外各种病因明确的器质性心脏病后即应考虑本病的可能。

【治疗要点】

主要针对充血性心力衰竭和各种心律失常进行治疗。一般措施是限制体力活动、低盐饮食,应用利尿剂和洋地黄制剂,但洋地黄类药物用量宜偏小。

二、肥厚型心肌病

肥厚型心肌病(hypertrophic cardiomyopathy,HCM)是以心肌非对称性肥厚、心室腔变小、左心室血液充盈受阻、舒张期顺应性下降为特征的心肌病,根据左心室流出道有无梗阻分为梗阻性肥厚型心肌病及非梗阻性肥厚型心肌病两类。

【病因】

本病约 1/3 有家族史,目前认为是常染色体显性遗传疾病;亦有认为儿茶酚胺代谢异常、高血压、高强度运动等是本病发病的促进因子。

【临床表现】

患者可有劳力性呼吸困难、心悸、乏力、头晕及晕厥。梗阻性肥厚型心肌病患者,在起立、运动时出现眩晕甚至神志丧失。部分患者因肥厚心肌耗氧增多而致心绞痛,但用硝酸甘油和休息后多不能缓解。

主要体征有心脏轻度增大,心尖部可闻及第四心音。流出道有梗阻的患者,可在胸骨左缘第 3~4 肋间或心尖部听到粗糙的喷射性收缩期杂音,使用 β-受体阻滞剂或取下蹲位,使心肌收缩力下降或使左心室容量增加,可使杂音减轻;剧烈运动、含服硝酸甘油时,左心室容量减少或增加心肌收缩力,此杂音可增强。

【诊断要点】

对临床或心电图表现类似冠心病的年轻患者,诊断冠心病依据不充分,结合心电图、超声心动图及心导管检查可为诊断提供重要依据。如有阳性家族史(猝死、心脏增大等),则更有助于诊断。

【治疗要点】

本病的治疗原则为防止心动过速及维持正常窦性心律,减轻左心室流出道狭窄和抗室性心律失常。梗阻性肥厚型心肌病治疗以 β-受体阻滞剂及钙通道阻滞剂为最常用,可减慢心率,减轻流出道肥厚心肌的收缩,缓解流出道梗阻,增加心排血量,并可治疗室上性心律失常。

三、心肌病患者的护理

【常用护理诊断/问题】

1. 气体交换受损 与心排血量下降有关。

2. 活动无耐力 与心排血量下降及心脏规律活动失常有关。

3. 体液过多 与心力衰竭引起水、钠潴留有关。

4. 疼痛:胸痛 与肥厚心肌耗氧量增加、冠状动脉供血相对不足有关。

【护理措施】

1. 注意休息,避免诱因 嘱患者避免劳累、突然屏气或站立、提取重物、情绪激动、饱餐、寒冷刺激,戒烟酒,防止诱发心绞痛;疼痛加重或伴有冷汗、恶心、呕吐时告诉医护人员。

2. 饮食护理 适当控制水摄入量,发生心力衰竭时应限制钠盐入量(每日少于 5 g),限制摄入含钠量高的食物如腌制食品、碳酸饮料、罐头等。观察水肿消长情况,每日测量体重,准确记录 24 h 出入量。

3. 病情观察 密切观察心率、心律、血压、呼吸的变化,必要时给予心电监护。监测患者周围血管灌流情况,如脉搏、皮肤温度、皮肤颜色、毛细血管充盈、尿量及左右心衰竭的征象。

4. 对症护理 疼痛发作时立即停止活动,卧床休息;遵医嘱使用 β-受体阻滞剂或钙通道阻滞剂,注意有无心动过缓等不良反应;持续吸氧,氧流量每分钟 2~4 L。

【健康指导】

1. 休息 心肌病患者限制体力活动甚为重要,可使心率减慢,心脏负荷减轻,心力衰竭得以缓解。症状明显者应卧床休息,症状轻者可参加轻体力工作,但要避免劳累。肥厚型心肌病者体力活动后有晕厥和猝死的危险,故应避免持重、屏气及激烈的体力活动。有晕厥病史者应避免独自外出活动,以免发作时无人在场而发生意外。

2. 合理饮食 给予高蛋白、高维生素、富含纤维素的清淡饮食,少量多餐,以促进心肌代谢,增强机体抵抗力;心力衰竭时低盐饮食,防止因饮食不当造成的水、钠潴留,心肌耗氧量增加及便秘而增加心脏负荷。

3. 避免诱发因素 日常生活中要保持室内空气流通、阳光充足,防寒保暖,预防上呼吸道感染。

4. 用药指导 指导患者遵医嘱坚持服用抗心力衰竭、纠正心律失常的药物,以提高存活年限;说明药物的名称、剂量、用法,教会患者及家属观察药物疗效及不良反应。

5. 定期门诊随访 症状加重时立即就诊,防止病情进展、恶化。

第九节 心 包 炎

心包炎(pericarditis)是指心包脏层和壁层的炎症,可由多种因素引起,它可单独存在,也可作为全身疾病的一部分。心包因细菌或病毒感染、自身免疫、物理和化学等因素而发生心包急性炎性反应和渗液,慢性期可发生心包粘连、增厚、缩窄、钙化等病变。临床上以急性心包炎(acute pericarditis)和慢性缩窄性心包炎(chronic constrictive pericarditis)为最常见。

急性心包炎发病与下列因素有关:①感染性,常见的有结核性、病毒性、化脓性感染;②非感染性,常见的有自身免疫性疾病(如风湿热、系统性红斑狼疮)、肿瘤、内分泌及代谢性疾病(如痛风)、急性非特异性心包炎、急性心肌梗死时反应性心包炎等。

心包由壁层和脏层组成,正常心包腔内含 30~50 ml 液体,这些液体主要起润滑作用。急性心包炎可分为纤维蛋白性和渗出性两种。急性期,心包腔有纤维蛋白、白细胞及少许内皮细胞渗出,此时为急性纤维蛋白性心包炎。当渗出物中的液体增多时称为渗出性心包炎,多为浆液纤维蛋白性、呈黄而清的液体,有时也可为脓性或血性,渗出量 100~500 ml,多时可达 2~3 L。积液一般在数周至数月内被吸收。如液体在短时间内大量积聚可引起心脏压塞。主要治疗方法是针对病因用药,如抗结核药、抗生素等。心包穿刺抽液及引流可减轻症状。

慢性缩窄性心包炎继发于急性心包炎,其病因在我国仍以结核性为最常见,其次为化脓性或创伤性心包炎后演变而来。部分急性心包炎后,随着积液吸收可有纤维组织增生、心包增厚粘连,最终形成坚厚的瘢痕,使心包失去伸缩性,致使心脏舒张期充盈受限而产生血液循环障碍。慢性缩窄性心包炎主要治疗方法为心包剥离手术。

【护理评估】

(一)健康史

应询问患者有无结核病史、其他感染病史,有无自身免疫性疾病等。

(二)身体状况

1. 急性心包炎

(1)主要症状

1)心前区疼痛:常出现在早期,主要见于非特异性心包炎,结核性或肿瘤性心包炎则不明显。疼痛常随发热而突然出现,呈缩窄性或尖锐性疼痛,与呼吸运动有关,常因咳嗽、深呼吸、变换体位而加重。疼痛位于心前区或胸骨后,可发散到颈部、左肩、左臂。

2)心脏受压症状:当心包积液产生过快或量过大时,可有端坐呼吸、身体前倾、呼吸浅快、发绀等。

3)其他症状:发热、出汗、乏力、干咳、嘶哑、吞咽困难、烦躁不安等。

(2)护理体检

1)心包摩擦音:纤维蛋白性心包炎的特异性征象,在胸骨左缘第3、4肋间最清楚,呈抓刮样。部分患者可有心包摩擦感。

2)心包积液征:积液量在 200~300 ml 甚至以上时心尖搏动消失,心浊音界向两侧增大,并随体位改变,心率快,心音遥远。短期内出现大量心包积液时,可出现颈静脉怒张、肝大、腹水、下肢水肿、收缩压下降、脉压减小、奇脉。

2. 慢性缩窄性心包炎 起病缓慢,心包缩窄的表现可出现于急性心包炎后数月至数十年,平均为 2~4 年。

(1)主要症状:主要是呼吸困难,有时可出现端坐呼吸。其次是腹胀,还可有心悸、头晕、乏力、消瘦、上腹胀痛、食欲减退等。

(2)护理体检:心浊音界正常或稍增大,心尖搏动减弱或消失,心音低远,心率快,可触及奇脉。约有半数患者在胸骨左缘第3、4肋间可闻及心包叩击音。此外,心脏受压可有颈静脉怒张、肝大、腹水、胸腔积液、下肢水肿等体征。

(三) 心理-社会状况

在急性心包炎阶段患者和家属均表现为焦虑,并对医务人员寄予极大期望,希望及时治愈疾病,能积极配合治疗。若病情迁延成慢性缩窄性心包炎或需手术治疗时,患者可表现出恐惧或消极心理。

【主要护理诊断/问题】

1. 活动无耐力 与疲乏、氧的供需失调有关。

2. 疼痛 与心包炎症有关。

3. 气体交换受损 与肺淤血、肺或支气管受压有关。

【护理目标/评价】

(1)患者乏力减轻或消失,活动耐力增加。

(2)心前区疼痛缓解。

(3)呼吸困难减轻或缓解。

【护理措施】

(一) 休息与体位

急性期或有大量积液时应卧床休息。呼吸困难者根据病情帮助患者采取半卧位或前倾坐位,提供可依靠的床上小桌,并保持舒适体位,给予氧气吸入。

(二) 心前区疼痛的护理

(1)遵医嘱给予解热镇痛剂、抗生素、抗结核、抗肿瘤等药物治疗,观察药物副作用。若疼痛严重,可适量使用吗啡类药物。

(2)评估心前区疼痛的部位、性质及其变化情况。

(3)保持情绪稳定,呼吸平稳,勿深呼吸、用力咳嗽或突然改变体位,以免使疼痛加重。

（三）饮食

给予高热量、高蛋白质、高维生素、易消化的饮食,限制钠盐的摄入。

（四）病情观察

除监测生命体征及心前区疼痛的变化情况外,还应注意患者是否出现心脏压塞表现。

（五）心理护理

(1)一部分患者从急性心包炎可逐渐发展至心包积液,甚至发生慢性缩窄性心包炎,病程迁延。护士要做细致的工作,体贴关心患者,通过交谈,做好劝导工作,使患者树立战胜疾病的信心。

(2)对于需要做心包切开的患者,要了解其对手术的顾虑和疑虑,说明手术的必要性,使其增加对医护人员的信任感。部分心包疾病是由于恶性肿瘤所致,需要消除患者的不良心理反应,培养积极乐观的态度。

（六）心包穿刺术的护理

(1)做好解释工作,解除思想顾虑,必要时术前用少量镇静剂。

(2)建立静脉通道,并准备好抢救的器械和药物。

(3)术中嘱患者勿深呼吸或剧烈咳嗽。抽液过程中注意随时夹闭胶管,防止空气进入心包腔。

(4)记录抽液量、性质,按要求留标本送检。

(5)心包注入药物时,注意药物的局部刺激。心包引流者需做好引流管护理。

(6)密切观察病情变化,注意脉搏、心率和血压,如有异常应及时报告医生并协助处理。

（七）心包剥离手术前后的护理

(1)术前严格休息,给予低盐、高蛋白质和高热量饮食,保证充足的营养。

(2)心包剥离术后,应密切观察生命体征和心功能变化,限制补液量和速度,以免加重心脏负担引起急性肺水肿。

(3)术后恢复期应逐渐增加活动量,不宜突然过度活动。

(4)应用洋地黄时,注意药物的不良反应,观察有无中毒和电解质紊乱。

（八）健康指导

(1)心包炎患者机体抵抗力减弱,应注意充分休息,加强营养。注意防寒保暖,防止呼吸道感染。

(2)对慢性缩窄性心包炎接受手术治疗的患者,术前有心力衰竭者,术后仍应继续抗心力衰竭治疗。由于萎缩心肌的恢复较慢,常在术后 4~6 个月才出现疗效,故患者必须坚持足够疗程的药物治疗,勿擅自停药。

第十节　下肢静脉曲张

下肢静脉曲张是指下肢浅表静脉因血流障碍而引起的静脉扩张、迂曲,晚期常并发小腿慢性溃疡,是外科的一种常见病,占周围血管疾病的 90% 以上,多见于从事长久站立的职业及体力劳动者。

下肢静脉曲张实际上是指浅静脉和交通支曲张,分单纯性(原发性)及继发性(代偿性)

两种。

下肢静脉系统由深、浅静脉和交通静脉组成。深静脉位于肌肉中间,与动脉伴行,主要有胫前静脉、胫后静脉、腓静脉组成,三者汇合成为腘静脉。经腘窝进入内收肌管裂孔,上行为股浅静脉,在大腿上部与股深静脉汇合为股总静脉。

下肢浅静脉位于皮下,主要有大隐静脉和小隐静脉。大隐静脉起自足背静脉网的内侧,沿下肢内侧上行至卵圆窝处进入股静脉。在进入股静脉前,一般有五个属支:旋髂浅静脉;腹壁浅静脉;阴部外静脉;股内侧静脉;股外侧静脉。小隐静脉起自足背静脉网外侧,沿小腿后外侧上行,在腘窝处穿过深筋膜而进入股静脉。深浅静脉之间、大隐静脉和小隐静脉间有许多交通支。下肢静脉及其交通支的管腔内都有许多瓣膜。瓣膜的作用是使下肢静脉血流由下向上,由浅入深地单向回流。在大隐静脉注入股静脉处及小隐静脉注入腘静脉处都有较坚韧的瓣膜,对阻止股静脉和腘静脉内的血液反流起重要作用。下肢运动时肌肉收缩,挤压深静脉的血液,加以瓣膜的单向活瓣作用,使下肢的血液向心回流。同时,心脏的搏动和胸腔内的负压作用,也是维持下肢血液正常回流的有利因素。下肢静脉患病时,下肢静脉高压使浅静脉扩张,静脉腔扩大,皮肤毛细血管压力升高造成皮肤微循环障碍以致毛细血管通透性增高,血液中的大分子物质渗入组织间隙并积聚、沉积在毛细血管周围,形成阻碍皮肤和皮下组织细胞摄取氧气和营养的屏障,导致皮肤色素沉着、纤维化、皮下脂质硬化和皮肤萎缩,最后形成溃疡。当大隐静脉瓣膜受到破坏而关闭不全时,可影响远侧和交通静脉的瓣膜,甚至通过属支而影响小隐静脉。静脉瓣膜和静脉壁距离心脏越远、强度越差,承受的压力却越高。因此,下肢静脉曲张后期的进展要比初期迅速,曲张的静脉在小腿部远比大腿部明显。

下肢静脉曲张的治疗如下。

1. 非手术治疗 只能改善症状。适用于以下情况:①病变局限,症状较轻;②妊娠期间发病;③症状虽然明显,但不能耐受手术者。主要方法如下。①促进静脉血流:避免久站、久坐,间歇性抬高患肢。穿弹力袜或用弹性绷带,使曲张的静脉萎陷。用弹性绷带时应从足部开始逐步向上缠绕小腿。穿弹力袜时应让患者躺下并抬高患肢后再穿,弹力袜必须合乎患者腿部的大小。②注射硬化剂和压迫疗法:适用于病变范围小且局限者,亦可作为手术的辅助治疗,处理残留的曲张静脉。常用的硬化剂有鱼肝油酸钠、酚甘油液等。将硬化剂注入曲张的静脉后局部加压包扎,利用硬化剂造成的静脉炎症反应使其闭塞。③处理并发症:血栓性浅静脉炎:给予抗生素及局部热敷治疗。湿疹和溃疡:抬高患肢并给予创面湿敷。曲张静脉破裂出血:经抬高患肢和局部加压包扎止血,必要时进行缝扎止血。待并发症改善后择期手术治疗。

2. 手术治疗 适用于深静脉通畅、无手术禁忌证者,是处理下肢静脉曲张的根本方法。可施行高位结扎大隐或小隐静脉,剥除大隐或小隐静脉主干及曲张静脉,结扎功能不全的交通静脉。微创疗法:伴随医学激光和超声等技术的飞速发展,近年来出现了静脉腔内激光治疗。内镜筋膜下交通静脉结扎术、旋切刀治疗,以及静脉内超声消融治疗等微创疗法。微创手术的特点是创伤小、恢复快,有替代传统治疗方式的趋势。

【护理评估】

(一)健康史

(1)先天性静脉壁薄弱、静脉瓣膜缺陷,属于全身结缔组织薄弱的一种表现,与遗传因素有关。有些患者下肢静脉瓣膜稀少,有的甚至完全缺如,造成静脉血逆流。

(2)从事负重工作或长久站立使下肢浅静脉内压力持久增高。

(3)妊娠、盆腔肿块、习惯性便秘等因素使腹腔内压力增高,影响下肢静脉血回流。

(二)身体状况

发病早期,患者常感下肢酸胀、沉重、乏力,久站后足踝部肿胀。小腿处浅静脉扩张、迂曲成团、隆起,直立时更明显。晚期小腿和踝部皮肤发生营养性改变,出现皮肤萎缩、脱屑、瘙痒、色素沉着,甚至溃疡、湿疹形成等,可伴有血栓性静脉炎。曲张静脉破损可引起大出血,反复发作病变的静脉可出现硬索状变。

【主要护理诊断/问题】

1. 活动无耐力 与下肢静脉曲张致血液淤积有关。

2. 皮肤完整性受损 与皮肤营养障碍、慢性溃疡有关。

3. 潜在并发症 血栓性静脉炎、出血。

【护理目标/评价】

(1)促进血液回流。

(2)创面有无继发感染,逐渐愈合。

(3)预防或及时发现并发症。

【护理措施】

(一)非手术治疗时的护理

1. 减少静脉血液淤积

(1)由足背至大腿缚扎上弹性绷带或穿上弹力袜。

(2)维持良好姿势,坐时双膝不要交叉过久,避免长时间站立。

(3)避免腹内压增高。保持大便通畅,肥胖者应有计划减轻体重。

(4)对患肢有水肿者,嘱其卧床,抬高患肢30°~40°,有利于静脉、淋巴回流,从而减轻患肢水肿。

2. 小腿慢性溃疡和湿疹的护理 平卧时抬高患肢,使溃疡周边水肿缓解;保持剖面清洁,局部应勤换药,创面可用生理盐水或1:5000呋喃西林液湿敷,全身应用抗生素控制感染。

3. 出血的护理 立即抬高患肢和加压包扎,必要时需缝扎止血。

4. 血栓性静脉炎的护理 穿弹力袜或用弹性绷带,局部热敷和使用抗生素。

5. 术前准备 为避免手术发生感染,做好充分的皮肤准备。清洗肛门、会阴部,备皮范围包括下肢及腹股沟部、会阴部皮肤。若需要植皮时,应做好供皮区的皮肤准备。

(二)术后护理

(1)术后用弹性绷带包扎。注意保持弹性绷带合适的松紧度。弹性绷带一般需维持两周方可拆除。

(2)观察有无切口或皮下渗血,应注意绷带包扎是否可靠,如有松脱应重新包上。

(3)卧床时抬高下肢30°,以利于静脉回流。同时做足背伸屈运动。

(4)早期离床活动:术后24~48 h鼓励患者下床活动,促进下肢静脉血液回流。

(5)健康指导:①鼓励患者穿弹力袜。②告诉患者平时应保持良好的姿势,避免久站、双膝交叉过久,休息时抬高患肢。③不要用过紧的腰带、穿过紧衣物。④进行适当的体育锻炼,增强静脉壁弹性。⑤避免便秘、肥胖等因素。

第十一节 血栓闭塞性脉管炎

血栓闭塞性脉管炎,又称上 Buerger 病,是一种累及周围中小动脉和静脉的慢性、进行性、非化脓性炎症和闭塞性病变。主要侵袭四肢的小动脉,小静脉也常受累。绝大多数患者为青壮年男性,我国北方多见。

病变主要累及四肢的中、小动脉和静脉,以动脉为主,伴行静脉也可累及,但程度较轻。早期病变为血管内膜增厚、发硬,管腔内渐有血栓形成,使血管腔变窄,甚至闭塞,病变为节段性。晚期血管壁的炎症向周围发展,纤维组织增生、硬化,将动静脉及血管壁上的神经粘连在一起,引起剧烈疼痛,在血管闭塞的同时,血栓逐步机化,并有代偿性侧支循环建立,则疼痛可暂时缓解。当侧支循环不能代偿时,患肢将明显缺血,出现剧烈疼痛,并发生肌肉萎缩,骨质疏松,足部溃疡和坏死。静脉受累时的病理改变与病变动脉相似。

血栓闭塞性脉管炎的治疗原则包括解除血管痉挛,促进侧支循环的建立,改善血液供应,从而减轻疼痛和促进溃疡愈合。治疗方法如下。

1. 非手术治疗 ①一般处理:严格戒烟、防止受潮和外伤,肢体保暖但不做热疗,以免组织需氧量增加而加重症状。疼痛严重者,可用止痛和镇静剂。早期患者患肢进行适度锻炼,可促使侧支循环建立。②药物治疗:活血化瘀、消炎止痛药物、血管扩张剂,有解除动脉痉挛、扩张血管的作用;低分子右旋糖酐,能降低血液黏度,对抗血小板聚集,因而在防止血栓形成和改善微循环中,能起一定作用;对并发溃疡感染者,可选用广谱抗生素。③高压氧治疗:能提高血氧浓度,减轻患肢疼痛。

2. 手术治疗 根据病情可选用以下手术治疗方法。腰交感神经节切除术:切除患侧腰第 2、3 支交感神经节,或同时行肾上腺部分切除术,对第一、二期患者可解除血管痉挛和促进侧支循环建立,近期疗效较满意,此外还有动脉重建术、游离血管蒂大网膜移植术、静脉动脉化转流术及截肢术等。

【护理评估】

(一)健康史

血栓闭塞性脉管炎的发病原因尚未清楚,但可能与下列因素有关。

(1)长期吸烟:在诸多因素中,吸烟与本病的发生密切相关,烟碱能使血管收缩。

(2)寒冷和感染:寒冷可使血管收缩。

(3)血管神经调节紊乱:由于血管调节功能紊乱,导致血管处于痉挛状态。

(4)激素:影响雄性激素和前列腺素失调可引起血管舒缩失常。

(二)身体状况

血栓闭塞性脉管炎起病隐匿,开始时常表现在一侧下肢,以后累及对侧下肢受累罕见。病程缓慢,主要为不同程度的缺血症状,包括疼痛、感觉和皮色改变、游走性浅静脉炎、营养缺乏性改变、坏疽和溃疡。临床上按缺血程度,可分为三期。

1. 局部缺血期 以血管痉挛为主,因患肢供血不足,出现肢端发凉、小腿酸痛、有麻木感。行走一段路后出现小腿疼痛、肌肉抽搐,患者因疼痛被迫停止行走,休息后疼痛可缓解,但在行走后又可发生疼痛,这种现象称为间歇性跛行。约 40% 患者可伴有下肢游走性静脉炎,表现为下肢浅静脉处皮肤红肿、有压痛,并出现条索状硬块,约 2 周逐渐消失,但在另一处又可发生。此期患肢皮肤温度低于正常,足背及胫后动脉搏动减弱。

2. 营养障碍期　除血管痉挛继续加重外,并有明显的血管壁增厚及血栓形成,即使在休息时也不能满足局部组织的血液需求,间歇性跛行更加明显,足趾部疼痛呈持续性,夜间加重。剧痛使患者夜不能眠,常屈膝抱足而坐,或将患肢垂于床缘,以增加血供缓解疼痛,这种现象称为静息痛。此期患肢皮肤温度明显降低,色泽苍白或出现潮红、紫斑,趾甲增厚变形,足背及胫后动脉搏动消失。

3. 坏死期　患肢动脉完全闭塞,局部组织缺血坏死,肢体远端发生变性、坏疽,坏死常始于足趾尖端,逐渐累及全趾,甚至整个足部。皮肤呈暗红色或黑褐色,坏死组织自行脱落,残端趾骨暴露,形成经久不愈的溃疡。合并感染时,变为湿性坏疽,患肢红、肿、热、痛,流出恶臭性脓液。全身可出现高热、畏寒、烦躁不安等症状。

（三）心理-社会状况

患者因反复出现持续剧烈的疼痛、肢端坏死及感染所产生的痛苦、焦虑、悲观的心态和程度;家庭成员能否给予患者足够的支持。

【主要护理诊断/问题】

1. 疼痛　与患肢缺血、组织坏死有关。

2. 焦虑　与患肢剧烈疼痛久治不愈有关。

3. 活动无耐力　与患肢远端供血不足有关。

4. 皮肤完整性受损　与患肢远端供血不足有关。

5. 潜在的并发症　溃疡与感染。

【护理目标/评价】

（1）患肢疼痛能有效控制或缓解。

（2）患者焦虑、悲观程度减轻。

（3）损伤的局部未出现继发感染。

（4）患者活动耐力逐渐增加。

（5）并发症得以预防或及时发现和治疗。

【护理措施】

（一）术前护理

1. 做好心理护理　由于肢端坏死刺激或疼痛使患者异常痛苦和极度焦虑。医护人员应以极大的同情心,关心体贴患者,耐心做好患者的思想工作,使其情绪稳定,能配合治疗和护理。

2. 改善周边组织血液循环

（1）绝对戒烟:长期吸烟将直接影响其预后,要告之患者吸烟的危害,消除烟碱对血管收缩作用。

（2）肢体保暖:避免肢体暴露于寒冷环境中,以免血管收缩。保暖可促进血管扩张,但应避免使用热水袋、热垫或热水给患肢直接加温,因热疗使组织需氧量增加,加重肢体向坏的方面转化。

（3）患者在睡觉或休息时取头高脚低位,使血液容易流至腿及足部。

（4）告诉患者要避免长时间维持同一姿势（站着或坐着）不变,影响血液循环,坐时避免将一腿翘在另一腿膝盖上,防止动脉与静脉受压,阻碍动脉血流出或静脉血回流。

（5）疼痛是脉管炎患者最痛苦的症状,尤其在并发感染或坏疽时,疼痛会更剧烈。疼痛加重患肢血管收缩和血液供应的不足,应采取止痛措施。早期轻症患者可用血管扩张剂,或用中医方法治疗。对疼痛剧烈的中、晚期患者常需使用麻醉性镇痛药。如疼痛难以缓解,可用连续硬膜外阻滞止痛。

3. 适当的休息和运动

（1）鼓励患者步行,鼓励患者每天多走路,以疼痛的出现作为活动量的指标。

（2）指导患者进行 Buerger 运动,促进侧支循环的建立。运动方法:①患者平卧位,将患肢抬高,维持 2~3 min。②患者坐在床缘或椅子上,双足自然下垂,足跟踏在地面上。施行足背曲、左右摆动的运动,其次,将足趾向上翘并尽量伸开,再往下收拢,每一组动作要持续 3 mm。③患者恢复平卧姿势,双腿平放,并盖被保暖,卧床休息 5 min。④抬高足趾、足跟运动 10 次,完成运动。

（3）有以下情况不宜运动:①当腿部发生溃疡及坏死时,绝对不能运动,因为运动会增加组织的耗氧,故宜卧床休息;②当动脉或静脉发生血栓时,绝对不能运动,因为运动时血栓可能脱落而造成栓塞。

4. 预防组织损伤与感染

（1）保持足部清洁、干燥。每天用温水洗脚,告诉患者用手去试水温,勿用足去试水温,以免烫伤。

（2）皮肤瘙痒时,不要用手去抓痒,以免造成开放性伤口,可用止痒药膏。

5. 皮肤发生溃疡或坏死时的护理

（1）卧床休息,减少损伤部位的耗氧量。

（2）保持溃疡部位的清洁,避免受压及刺激。

（3）创面加强换药,可选用敏感的抗生素湿敷。

（4）按医嘱给予抗感染药物。

6. 术前准备　做好手术前的皮肤准备,如需植皮,要做好植皮区的皮肤准备。

（二）术后护理

1. 体位与活动　静脉疾病的手术,术后需抬高患肢 30°,有利于静脉血液的回流,并卧床制动 1 周;动脉疾病手术,术后平置患肢并卧床制动 2 周。卧床期间做足背伸曲活动,以利于静脉回流。

2. 病情观察　①密切观察血压、脉搏、肢体温度及伤口渗血情况;②观察血管通畅度,在血管重建术后及动脉血栓内膜剥除术后,需观察患肢远端的皮肤温度、色泽、感觉和搏动强度来判断血管通畅度。如动脉重建术后出现肢体肿胀、皮肤颜色发紫、皮温降低,应考虑血管重建部位发生痉挛或继发性血栓形成,必要时再次手术探查。

3. 防止感染　术后应密切观察患者的体温变化和伤口情况,如发现伤口有红、肿,应及早理疗,并合理使用抗生素。

4. 心理护理　帮助患者消除悲观情绪,树立信心,促进身心健康,密切配合治疗与护理。

（三）健康指导

（1）劝告患者坚持戒烟。

（2）体位:患者睡觉或休息时取头高脚低位,使血液容易灌流至下肢。告知患者避免长时间维持一种姿势,以免影响血液循环。坐时避免将一腿搁在另一腿膝盖上,以防动、静脉受压和血流受阻。

(3)保护患肢:切勿赤脚走路,避免外伤。鞋子必须合适,不要穿高跟鞋,避免压迫。穿棉制或羊毛制的袜子,每天勤换袜子,预防霉菌感染。

(4)指导患者进行患肢功能锻炼,促进侧支循环建立,改善局部症状。

(5)合理使用止痛药物。

第十二节　心脏骤停

心脏骤停(cardiac arrest)是指患者过去有或无心脏病史,意外地发生心脏射血功能的突然终止,导致脑血流的中断,随之出现意识丧失、呼吸停止、瞳孔散大。心脏骤停为心脏急症中最严重的情况,如能及时而正确地抢救,不少患者可以获救,若抢救不及时或措施不力,常导致死亡。

一、病　因

1. 心脏病变　冠心病最多见(尤其是急性心肌梗死),其他如主动脉瓣狭窄、梗阻性肥厚型心肌病、急性重症心肌炎、各种原因引起的双束支或高度房室传导阻滞、病窦综合征及严重室性心律失常、心力衰竭,急性心脏压塞等。

2. 非心脏病变　常见的原因有触电、溺水、急性缺氧、药物中毒或过敏、严重电解质紊乱和酸碱平衡失调、麻醉或手术意外等。

二、病 理 生 理

心脏骤停发生后,导致机体组织缺氧和二氧化碳潴留,但人体各系统组织对缺氧的耐受性不一,最敏感的是中枢神经系统,尤其是大脑,一般认为脑组织对缺氧的耐受时限是 6 min,超过则预后不良。其次是心脏,严重缺氧时心脏节律和传导受抑制。再次是肝脏和肾脏。如心脏骤停后抢救不及时,脑及心、肾等重要脏器的缺氧性损伤变为不可逆性的,则失去复苏的机会。

三、临 床 表 现

患者突然意识丧失,伴全身或局部抽搐。呼吸断续,呈叹气样或短促痉挛性呼吸,随即呼吸停止。脉搏消失。面色及皮肤苍白或发绀,瞳孔散大。大小便失禁。强刺激无反应。

四、心电图特点

心电图常见下列三种情况:①心室颤动,最常见。②缓慢性心律失常或心室停顿。③无脉搏性电活动,即心电图表现为间断出现的宽而畸形、振幅较低的 QRS 波,心室肌可断续出现慢而极微弱的不完整收缩,触不到脉搏,也听不到心音。

五、心脏骤停的处理

一旦确诊为心脏骤停,应迅速、准确、熟练地进行抢救,保证心、肺、脑复苏成功。复苏成功与否同心脏骤停至复苏开始的时间密切相关。首先立即尝试捶击复律,即先用拳头尺侧以中等强度力量从 20~25 cm 高度向胸骨中下 1/3 交界处捶击 1~2 次,部分患者可瞬即复律;若患者脉搏和呼吸未能立即恢复,不应继续捶击。

(一)基本生命支持(basic life support,BLS)

1. 保持气道通畅(airway,A) 迅速清除口腔黏液、分泌物、呕吐物,必要时用吸引器吸痰。发现义齿立即取下,检查和清除气道内异物。心脏骤停时,患者可发生舌后坠而阻塞呼吸道,故应一手置于患者前额用力加压使患者头后仰,另一手的食指、中指抬起下颏使下颏尖、耳垂与地面垂直,以畅通气道,即仰头抬颏法。高度怀疑颈椎受伤时可用托颌法。

2. 人工呼吸(breath,B) 在保持气道通畅的同时,必须立即开始人工通气,气管内插管是建立人工通气的最好方法。当时间或条件不允许时,口对口呼吸不失为一项有效而简易的人工通气方法。两人进行心肺复苏时,应每 5s 使肺扩张 1 次;单人复苏时,每 15s 使肺扩张 2 次;但口对口呼吸只是临时性紧急措施,应马上争取气管内插管,以人工气囊挤压或人工呼吸机进行辅助呼吸与给氧。无论任何人工呼吸,急救者每次吹气时间应持续 1s 以上。按压与通气的比例为 30∶2。

3. 恢复循环(circulation,C) 胸外心脏按压可使整个胸腔内压改变而产生抽吸作用,改善全身血流量,恢复循环,有利于维持重要器官的血液灌注。胸外心脏按压部位在胸骨下 1/3 处,即两乳头连线与胸骨交界处。按压应平稳、均匀、有规律,速率 100 次/分,胸骨下陷 5 cm,按压与放松时间相等,放松时手掌不离开胸壁。胸按压的并发症主要是肋骨或胸骨骨折、心包积血或填塞、气胸、血胸、肺挫伤等,应遵循正确的操作方法,尽量避免发生。

关于早期 CPCR 的建议:认为在呼吸、心跳停止早期,可以不必强求打开气道人工呼吸,而应进行胸外心脏按压,即 C、A、B 程序。

即使是有效的胸按压,也仅能使心脏指数接近正常低限的 40%。因此,在胸按压的同时,必须设法迅速恢复有效的自主心律,给予进一步生命支持措施。

(二)进一步生命支持(advanced life support,ALS)

给予加强生命支持措施,但以上基本生命支持治疗并非立即停止,而是逐步向第二阶段过渡。

1. 电除颤(D) 见相关介绍。

2. 电监护(E)**除颤和复律** 迅速恢复有效的心律是复苏成功至关重要的一步。若心电监护确定为心室颤动或持续性快速室性心动过速,立即用 200J 能量进行直流电复律,一次不成功,可将能量增大至 300J 或 360J。若初始 1~2 次电复律失败,提示预后不良,但不应放弃努力。电击前如心室颤动的振幅细小,可静脉或心内注射肾上腺素 1 mg,使其变成粗颤,以增加复律的机会。

3. 给药(输液)(F) 迅速建立 1~2 处上肢静脉通道,给予急救药物。常用药物如下。

(1)肾上腺素:所有心脏骤停患者的首选药物。首次剂量 1 mg 静脉注射,观察无效后立即用 5 mg,可重复多次使用,每次间隔 3~5 min。

(2)异丙肾上腺素:15~20 μg/min,静脉滴注。适用于房室传导阻滞引起的缓慢性室性自主心律、阿-斯综合征及心室停顿。

(3)阿托品:0.5~2 mg 静脉注射,适用于因缓慢性心律失常和室性停搏引起的心脏骤停的患者。

（4）利多卡因：对室速和心室颤动尤其是急性心肌梗死患者仍为首选药物。按 1 mg/kg 体重静脉注射，2 min 后可重复此剂量，随后持续静脉滴注，4 mg/min。

（5）普鲁卡因胺和溴苄胺：静脉注射或静脉滴注，用于利多卡因或多次除颤均无效的顽固性室速或心室颤动，但不作为复苏时的第一线抗心律失常药。

（6）碳酸氢钠：不列为早期复苏的常规用药，即使在除颤、心脏按压和药物治疗后也要按照"宁少勿多，宁酸勿碱"的原则合理用药，可纠正代谢性酸中毒。

（7）呼吸兴奋剂：目的在于加强和完善自主呼吸功能。常用药物如洛贝林、尼可刹米等。

4. 人工起搏　对心室停顿或无脉搏性电活动者，其处理不同于心室颤动，除使用肾上腺素、阿托品、异丙肾上腺素等药物外，应争取施行临时性人工心脏起搏，如体外心脏起搏、右心室心内膜起搏。

（三）持续生命支持

1. 病情评估、病因治疗（G）　见相关介绍。

2. 脑复苏（H）　脑组织对缺氧耐受性最差，缺氧后可致脑水肿、颅内压升高，甚至形成脑疝，危及呼吸、循环中枢，可再度引起呼吸、心跳停止，或即使心肺复苏后患者存活，亦可能因脑复苏未成功而成为植物人，故脑复苏是心肺复苏最后成败的关键。为防止脑组织永久性损害需采取以下措施。

（1）低温疗法：可降低颅内压和脑代谢，提高脑细胞对缺氧的耐受性，减轻或预防脑水肿。应争取在心脏骤停后 5 min 内开始，以头部降温为主。一般以保持肛温 32 ℃ 为宜，可用冰帽、冰袋物理降温，或加用冬眠药物，常用氯丙嗪、异丙嗪各 25~50 mg 肌内注射。

（2）脱水疗法：复苏后血压如能相对稳定应及早使用。可用渗透性利尿剂 20% 甘露醇（1~2 g）、25% 山梨醇（1~2 g）快速静脉滴注，以减轻脑水肿；亦可联合使用呋塞米，首次 20~40 mg；必要时增加至 100~200 mg 静脉注射。

（3）防治抽搐：①应用冬眠药物；②选用氢麦角碱 0.6 mg，异丙嗪 50 mg 稀释于 5% 葡萄糖液 100 ml 中静脉滴注；③地西泮 10 mg 静脉注射。

（4）高压氧治疗：通过增加血氧含量及弥散提高脑组织氧分压，改善脑缺氧，降低颅内压。

3. 重症监护（I）　大动脉搏动出现、呼吸恢复、心音出现是复苏有效的指标；一旦心肺复苏成功，应将患者送至监护病房，继续连续密切监测至少 48~72 h，并对导致心脏骤停的原发疾病给予适当处理。监测的内容包括生命体征、呼吸功能、血流动力学、心电图、液体出入量、电解质、肾功能、血气分析、血氧饱和度等。继续维持有效循环、呼吸功能，以及水、电解质、酸碱平衡，预防再次心脏骤停。防治脑水肿、急性肾衰竭和继发感染等。同时做好心理护理，减轻患者的恐惧，更好地配合治疗。

第三章　消化系统疾病患者的护理

第一节　胃　炎

胃炎(gastritis)是由多种病因引起的胃黏膜炎性病变,是最常见的消化系统疾病之一。按临床发病的急缓和病程的长短分为急性胃炎和慢性胃炎。

一、急性胃炎患者的护理

急性胃炎(acute gastritis)是由多种病因引起的胃黏膜急性炎症,常表现为上腹部不适,胃镜检查可见胃黏膜充血、水肿、出血和糜烂,伴有浅表性溃疡等一过性改变。

【病因与发病机制】

引起急性糜烂出血性胃炎常见病因:

1. 急性应激　如重要脏器衰竭、大手术、大面积烧伤、休克等,严重者可导致大出血或发生急性溃疡,称为"应激性溃疡"。Cushing 溃疡(Cushing′s ulcer),又称库欣溃疡,是指在颅脑损伤、脑病变或颅内手术后发生的应激性溃疡,溃疡可见于食管、胃与十二指肠。Curling 溃疡(Curling′s ulcer),又称柯林溃疡,是指中度、重度烧伤后继发的应激性溃疡,溃疡可见于食管、胃与十二指肠。Curling 溃疡可分为两类,最常见的一类在烧伤后最初数天内发生,为急性多发性浅表性溃疡,位于胃底部;第二类发生较晚,常发生于烧伤恢复期,通常位于十二指肠,多为慢性,很少有穿孔。

2. 药物　阿司匹林、吲哚美辛等非甾体抗炎药(nonsteroidal antiinflammatory drugs, NSAIDs),肾上腺皮质激素,某些抗肿瘤药,口服氯化钾和铁剂等可直接损伤胃黏膜上皮细胞。非甾体抗炎药可干扰胃、十二指肠黏膜内前列腺素合成,使黏膜细胞因失去前列腺素的保护作用而发生出血、糜烂。

3. 乙醇　具有亲脂性和溶脂能力,高浓度乙醇可直接破坏黏膜屏障。

【临床表现】

病因不同,临床表现亦不同。

1. 症状　多症状轻微或无症状,或症状被原发病所掩盖。少数患者有上腹部不适、腹胀、恶心、呕吐等消化道症状。急性应激或药物引起者多以突发呕血和黑粪为主,出血量不多时可自行停止。

2. 体征　急性期可有上腹轻压痛。

【诊断要点】

根据病史、临床表现可初步诊断,确诊需纤维胃镜检查。

【治疗要点】

(1)积极治疗原发病:急性应激引起的胃炎要积极治疗原发疾病,消除应激因素,常规应用 H_2-受体拮抗剂或质子泵抑制剂,或应用胃黏膜保护药。

(2)停用损伤胃黏膜的药物,服用制酸剂。

（3）出现消化道大出血时及时处理（详见本章第十节"上消化道大出血患者的护理"）。

（4）呕吐明显，不能进食者需静脉补液，补充水、电解质。

（5）明确为细菌感染者需应用抗菌药物治疗。

【常见护理诊断/问题】

1. 知识缺乏　缺乏胃炎的病因及预防保健知识。

2. 潜在并发症　上消化道大出血。

【护理措施】

1. 休息与体位　为患者提供良好的生活环境，减少活动．保证充足的睡眠。急性应激导致出血的患者嘱其卧床休息，避免病情加重。

2. 饮食护理　注意饮食卫生，少量多餐，给予少渣、温凉、易消化的半流质饮食。少量出血可给予牛奶、米汤等流质饮食以中和胃酸，利于胃黏膜修复；出血量大或频繁呕吐者应暂禁食。

3. 病情观察　观察上腹部不适、恶心、呕吐等症状是否缓解，观察患者呕吐物和大便的颜色、量以便了解有无上消化道出血。合并上消化道出血的患者要注意生命体征的监测。

4. 对症护理

（1）帮助患者认识和去除诱因。

（2）腹痛监测：严密观察患者腹痛的变化情况，通过对神志、面容表情、生命体征等观察，判断疼痛的严重程度；对急性腹痛患者，应详细了解疼痛的特点，重点询问患者腹痛的部位、性质、程度、持续时间及伴随症状。

（3）减轻疼痛的护理：协助患者采取有利于减轻疼痛的体位，应用转移注意力、音乐疗法、局部热敷、针灸等方法缓解疼痛，必要时遵医嘱合理应用镇痛药物。急性腹痛诊断未明者，不可随意使用镇痛药，以免掩盖症状、体征而延误病情。

5. 用药护理　按医嘱给予止血制酸药，注意观察药物不良反应。

6. 心理护理　急性胃炎并消化道出血的患者应加强心理护理，消除思想顾虑；解释病情，鼓励患者积极配合治疗，保持轻松愉快的心情，有利于促进疾病康复。

【健康指导】

（1）向患者及家属讲解急性胃炎的病因和诱发因素，并提供指导。

（2）避免使用非甾体类抗炎药。

（3）注意饮食卫生，规律进食，少用或不用过冷、过热、刺激性食物，戒烟酒，防止损伤胃黏膜。

（4）嘱患者定期门诊复查，如有疼痛持续不缓解、排黑便等应立即到医院检查。

二、慢性胃炎患者的护理

慢性胃炎（chronic gastritis）指各种病因所致胃黏膜的慢性非特异性炎症。我国目前采用新悉尼系统（update Sydney system）的分类方法，根据病理组织学改变和病变部位，结合可能病因，将慢性胃炎分为非萎缩性（既往称浅表性，non-atrophic）、萎缩性（atrophic）、特殊类型（special forms）3 大类。慢性非萎缩性胃炎不伴有黏膜萎缩，病变仅局限于黏膜层，以淋巴细胞和浆细胞的黏膜浸润为主，幽门螺杆菌感染是主要病因。慢性萎缩性胃炎胃黏膜发生萎缩性改变，常伴有肠上皮化生，又分为多灶萎缩性胃炎和自身免疫性胃炎两大类。

【病因与发病机制】

1. 幽门螺杆菌（helicobacter pylori，H. pylori）**感染** H. pylori 感染是慢性胃炎的主要病因,机制:①幽门螺杆菌具有鞭毛结构,可在胃内黏液层中自由活动,并依靠其黏附素与胃黏膜上皮细胞紧密接触,直接侵袭胃黏膜;②幽门螺杆菌分泌的尿素酶能分解尿素产生 NH_3,中和胃酸,形成有利于幽门螺杆菌定居和繁殖的中性环境,同时损伤上皮细胞膜;③幽门螺杆菌能产生细胞毒素使上皮细胞空泡变性,造成黏膜损害和炎症;④幽门螺杆菌的菌体胞壁还可作为抗原诱导自身免疫反应,后者损伤胃上皮细胞。

2. 自身免疫 自身免疫性胃炎病变以富含壁细胞的胃体黏膜萎缩为主。壁细胞可分泌盐酸和内因子,内因子与食物中的维生素 B_{12}（外因子）结合形成复合物,使之不能被消化,到达回肠后,维生素 B_{12} 得以吸收。壁细胞受损后能作为自身抗原刺激机体产生相应的壁细胞抗体和内因子抗体,破坏壁细胞,使之数量减少,导致胃酸分泌减少,内因子不能发挥正常功能,并影响维生素 B_{12} 吸收,从而产生恶性贫血。

3. 饮食和环境因素 研究发现,饮食中高盐和缺乏新鲜蔬菜水果与胃黏膜萎缩、肠化及胃癌的发生密切相关。

4. 其他因素 长期饮浓茶、咖啡,进食过热、过冷、粗糙食物,长期服用非甾体抗炎药（non steroidal anti inflammatory drug，NSAID）,酗酒,肠液反流至胃等均会破坏胃黏膜屏障,损伤胃黏膜。

【临床表现】

1. 症状 病程迁延,进展缓慢,无特异性症状。部分患者有上腹疼痛、食欲减退、腹胀、嗳气、恶心等,症状常与进食或食物种类有关。自身免疫性胃炎可伴有恶性贫血、体重减轻。

2. 体征 一般无明显体征,少数患者可见舌苔黄白色厚腻、舌乳头萎缩、上腹部有轻度压痛等。

【诊断要点】

因临床表现不典型,确诊必须依靠纤维胃镜检查及胃黏膜活组织病理检查。

【治疗要点】

1. 根除幽门螺杆菌 对于幽门螺杆菌引起的慢性胃炎是否应常规根除幽门螺杆菌尚缺乏统一意见。根据 2006 年中国慢性胃炎共识意见,根除幽门螺杆菌的治疗特别适用于:①伴有胃黏膜糜烂、中至重度萎缩及肠化生、异型增生者;②有消化不良症状者;③有胃癌家族史者。目前常用方案:一种胶体铋剂（柠檬酸铋钾）或一种质子泵抑制剂（奥美拉唑、兰索拉唑等）加两种抗生素（阿莫西林、甲硝唑、克拉霉素、呋喃唑酮等）,疗程 7~14 天。由于各地抗生素耐药情况不同,抗生素及疗程的选择依当地耐药情况而定。

2. 消化不良症状的治疗 给予抑酸或抗酸剂、促胃肠动力药、胃黏膜保护剂等经验性治疗。

3. 自身免疫性胃炎治疗 目前无特异治疗,给予维生素 B_{12} 治疗恶性贫血。

4. 异型增生的治疗 异型增生是胃癌的癌前病变,应高度重视。轻度异型增生的关键是定期随访,重度异型增生宜予预防性手术。

【常见护理诊断/问题】

1. 疼痛:腹痛 与胃黏膜慢性炎症有关。

2. 营养失调:低于机体需要量 与食欲缺乏、消化吸收不良有关。

3. 活动无耐力 与自身免疫性胃炎致恶性贫血有关。

4. 知识缺乏 缺乏对慢性胃炎病因和防治知识的了解。

【护理措施】

1. 休息与体位 慢性胃炎急性发作时,患者需卧床休息;恢复期患者生活要有规律,避免过度劳累,注意劳逸结合。

2. 饮食护理

(1)饮食原则:鼓励患者养成良好的进食习惯,少量多餐、定时定量、细嚼慢咽,避免摄入粗糙、过咸、过甜、过辣的刺激性食物和饮料,戒除烟酒。

(2)食物选择:向患者说明摄取足够营养素的重要性,与患者共同制订饮食计划,以高热量、高蛋白、高维生素、易消化的饮食为主。指导患者及家属改善烹饪技术,粗粮细做,软硬适中,使食物色、香、味俱全,增进患者食欲。根据病情选择适宜的食物,如胃酸缺乏的患者食物应完全煮熟后食用,以利于消化吸收,并可选用刺激胃酸分泌的食物如肉汤、鸡汤等,或酌情食用酸性食物如山楂、食醋等;高胃酸者应避免进酸性及多脂肪食物,可食用牛奶、菜泥、面包等,口味要清淡,少盐。

3. 病情观察 密切观察腹痛的部位、性质等有无改变;观察患者每天进食的数量并定期测体重;观察用药前后患者症状是否改善。如果疼痛性质突然发生改变,且经一般对症处理,疼痛不仅不能减轻,反而加重,需警惕并发症的发生。

4. 对症护理 分散注意力缓解紧张情绪可减轻疼痛;用热水袋热敷上腹部,以解除痉挛,缓解疼痛;借助中医针灸疗法缓解疼痛。详见本章第三节"消化性溃疡患者的护理"。

5. 用药护理 多潘立酮的不良反应较少,偶可引起惊厥、肌肉震颤等锥体外系症状,宜饭前口服,栓剂最好在直肠排空后插入肛门;莫沙必利可有腹泻、腹痛、口干等不良反应,服用时间不宜过长,孕妇及哺乳期妇女应避免使用本品;应用2周后,消化道症状无改善,应停止服用。

6. 心理护理 护理人员应向患者说明及时治疗和护理能获得满意的疗效。患者应保持轻松、愉快的心情,紧张、焦虑情绪会诱发加重病情。解释异型增生经严密随访,即使有恶变,及时手术也可获得满意的疗效,使其树立治疗信心,配合治疗。

【健康指导】

(1)向患者及家属讲明慢性胃炎的病因,某些药物对胃黏膜有损伤作用,要尽量避免使用,必须应用者要在医师指导下加用胃黏膜保护药。

(2)教育患者注意饮食卫生及养成良好的饮食习惯,进餐时要细嚼慢咽以使食物充分与胃酸混合。

(3)帮助患者制订戒烟、酒计划。

(4)介绍常用药物的名称、作用、疗程、服用的剂量和方法。

(5)慢性萎缩性胃炎有恶变的可能,嘱患者定期门诊复查。

第二节 消化性溃疡

消化性溃疡(peptic ulcer)是指发生在胃和十二指肠的慢性溃疡,因溃疡形成与胃酸和胃蛋白酶的消化作用有关,故称消化性溃疡,根据发生部位不同分为胃溃疡(gastric ulcer,GU)和十二指肠溃疡(duodenal ulcer,DU)。

本病是全球常见病,约 10% 的人一生中患过此病。临床上十二指肠溃疡比胃溃疡多见,两者之比为 3∶1,男性多于女性,十二指肠溃疡好发于青壮年,胃溃疡发病年龄较十二指肠溃疡约迟 10 年。

【病因与发病机制】

正常生理情况下,由于胃、十二指肠黏膜有一系列的防御和修复功能,因此,胃、十二指肠黏膜在消化和吸收食物营养成分的同时不被强侵蚀力的胃酸和胃蛋白酶损伤。概括起来,胃、十二指肠黏膜有 3 层保护:①黏膜上皮细胞前的黏液和碳酸氢盐:黏液层是一道对胃蛋白酶弥散的物理屏障,黏膜层与上皮细胞之间的碳酸氢盐层是保持胃液与中性黏液间高 pH 梯度的缓冲层;②上皮细胞:上皮细胞分泌黏液与碳酸氢盐,维持上皮前的结构和功能,对胃酸起屏障作用,上皮细胞再生速度很快,可及时修复受损部位;③上皮后:胃黏膜有丰富的血液供应,为细胞的不断更新和分泌提供营养,并将弥散入黏膜的 H^+ 带走。此外,前列腺素、表皮生长因子具有保护黏膜细胞的作用。当这一系列防御因素削弱,胃酸和胃蛋白酶才可侵袭黏膜发生溃疡。近年的研究表明,幽门螺杆菌和非甾体抗炎药可以损害胃、十二指肠黏膜屏障导致胃、十二指肠溃疡的发生。

1. 幽门螺杆菌(Hp)感染 近年大量研究表明,Hp 感染是消化性溃疡的主要原因。基于两方面证据:①消化性溃疡患者幽门螺杆菌检出率显著高于普通人群,DU 患者检出率约为 90%,GU 患者检出率为 70%~80%。②成功根治幽门螺杆菌后,溃疡复发率明显下降;对常规抑制胃酸分泌药物疗效不佳的难治性溃疡,在有效根除 Hp 治疗后可痊愈。

2. 药物 NSAID 是引起消化性溃疡的又一常见病因,可通过破坏黏膜屏障使黏膜防御和修复功能受损导致消化性溃疡的发生。NSAID 引起的胃溃疡较十二指肠溃疡多见。溃疡的形成及其并发症的危险因素与服用 NSAID 的种类、剂量、疗程有关,与同时服用抗凝药物、糖皮质激素等因素有关。

3. 胃酸和胃蛋白酶 消化性溃疡的最终形成是胃酸和胃蛋白酶的自身消化作用所致,胃蛋白酶只有在 pH<4 时才有活性,因此,胃酸是溃疡形成的直接和关键原因,胃酸的损害作用只有在胃、十二指肠黏膜的防御和修复机制遭破坏时才发生。综合研究表明,十二指肠溃疡患者中大多存在基础酸排量(basal acid output,BAO)、夜间酸分泌、最大酸排量(maxlmal acid output,MAO)、十二指肠酸负荷增高现象,胃溃疡患者 BAO、MAO 多为正常或偏低,可能的原因是胃溃疡患者多伴有多灶萎缩性胃炎,影响壁细胞的泌酸功能,而十二指肠溃疡患者胃体黏膜损害轻微,壁细胞仍能保持旺盛的分泌能力。

4. 其他因素 ①吸烟:影响溃疡愈合,增加溃疡的复发率,其发生机制还不十分明确,可能与吸烟增加胃酸分泌、减少十二指肠碳酸氢盐的分泌、影响胃十二指肠的正常运动、黏膜损害性氧自由基增加等因素有关。②急性应激:长期临床观察发现情绪应激是消化性溃疡的诱发因素,可能通过神经内分泌途径影响胃、十二指肠分泌、运动和黏膜血液供应,急性应激可引起应激性溃疡已被临床证实。③胃、十二指肠运动异常:十二指肠溃疡患者胃排空增快,影响食物与胃酸的充分混合,造成十二指肠酸负荷增高;胃溃疡患者胃排空减慢,可增加十二指肠液反流入胃,增加胃黏膜侵袭因素。④遗传因素:消化性溃疡发病有家族聚集现象,O 型血者易患 DU 等。

【临床表现】

十二指肠溃疡多发生在球部,胃溃疡多在胃角和胃窦小弯。

典型的消化性溃疡具有三大临床特点:①慢性过程:病程长,可达数年或数十年;②周期性发作:发作和缓解期交替出现,秋冬和早春季节是溃疡病的好发季节,精神因素和过度劳累可诱发;③节律性疼痛。

（一）症状

1. 上腹部疼痛　上腹部疼痛是消化性溃疡的主要症状,GU 疼痛多位于剑突下正中或偏左,DU 疼痛常在上腹正中或偏右;性质多为隐痛、胀痛、烧灼痛、钝痛、剧痛或饥饿样不适感;疼痛范围有手掌大小。疼痛具有节律性,与饮食关系密切,GU 患者疼痛常在进餐后0.5~1 h 出现,持续 1~2 h 后逐渐缓解,至下次进餐前疼痛消失,其典型节律为进食—疼痛—缓解;DU 患者疼痛为饥饿痛、空腹痛或夜间痛,其疼痛节律为疼痛—进食—缓解。

2. 其他　患者常有反酸、嗳气、恶心、呕吐等胃肠道症状,可有失眠、多汗、脉缓等自主神经功能失调表现。临床上少数溃疡患者可无症状,首发症状多为呕血和黑粪。

（二）体征

活动期可有上腹部轻压痛,缓解期无明显体征。

（三）并发症

1. 出血　最常见,发生率为 10%~15%,以十二指肠溃疡并发出血较为多见。出血是由于溃疡侵蚀周围血管所致,临床表现视出血的部位、速度和出血量决定,一般可表现为呕血或(和)黑粪。

2. 穿孔　溃疡病灶向深部发展穿透浆膜层引起穿孔,发生率为 2%~7%,多见于十二指肠溃疡。急性穿孔表现为突发上腹部剧烈疼痛,如刀割样,可迅速遍及全腹,大汗淋漓、烦躁不安,服用抑酸剂不能缓解,是外科常见的急腹症之一。腹部检查可见腹肌紧张,呈板状腹,压痛及反跳痛,肠鸣音减弱或消失,部分患者出现休克。

3. 幽门梗阻　发生率为 2%~4%,多由十二指肠溃疡或幽门溃疡引起,分功能性梗阻和器质性梗阻。功能性梗阻是由溃疡周围组织炎性充血、水肿或幽门平滑肌痉挛所致,梗阻为暂时性,炎症消退即可好转,内科治疗有效;器质性梗阻是由溃疡愈合瘢痕收缩或粘连造成,梗阻为持久性,需外科手术治疗。临床表现为上腹持续性胀痛、嗳气、反酸,且餐后加重;呕吐大量酸腐味宿食,呕吐后腹部症状减轻,严重及频繁呕吐者可致失水、低氯、低钾、代谢性碱性中毒及营养不良等;腹部可见胃型、蠕动波,可闻及振水音。

4. 癌变　十二指肠溃疡极少发生癌变,胃溃疡癌变的概率在 1% 以下。临床上对年龄在 45 岁以上、有长期 GU 病史、溃疡顽固不愈、粪潜血试验持续阳性者要提高警惕,胃镜检查可帮助确诊,要取多点活组织做病理检查,必要时定期复查。

【诊断要点】

病史是诊断消化性溃疡的主要依据,根据本病具有慢性过程、周期性发作和节律性中上腹疼痛等特点,可做出初步诊断。最后确诊需要依靠胃镜检查和 X 线钡餐检查,胃镜检查可确定溃疡的部位、形态、大小和数目;X 线检查发现龛影是可确诊的唯一依据,其他征象可作为参考。

【治疗要点】

本病治疗原则为消除病因,控制症状,促进愈合,预防复发和防治并发症。治疗消化性溃疡的药物可分为降低胃酸药物和保护胃黏膜药物两大类,同时还要根除幽门螺杆菌。

（一）降低胃酸药物

1. 抗酸药　可直接中和胃酸,迅速缓解疼痛症状。抗酸药不宜单独使用,只作为治疗消化性溃疡的辅助用药,常用药物有碳酸氢钠、碳酸钙、氢氧化铝等。

2. 抑制胃酸分泌的药物

(1)H₂-受体拮抗剂:阻止组胺与 H₂-受体结合,抑制胃酸分泌,临床上特别适用于根除幽门螺杆菌疗程完成后的后续治疗及半量做长期维持治疗。常用药物有西咪替丁、雷尼替丁、法莫替丁,已证明全日量于睡前顿服与每日 2~3 次分服效果相仿。常规剂量十二指肠溃疡患者疗程 4~6 周,胃溃疡患者 6~8 周。服药后基础胃酸分泌量、食物刺激后胃酸分泌量及夜间胃酸分泌量均减少。

(2)质子泵抑制剂(H⁺-K⁺-ATP 酶抑制剂)(proton pump inhibitor,PPI):是目前已知的抑制胃酸分泌作用最强的药物,可作用于壁细胞胃酸分泌终末过程的关键酶 H⁺-K⁺-ATP酶,使其失去活性,并不可逆转。与 H₂-受体拮抗剂相比,PPI 促进溃疡愈合的速度快,溃疡愈合率较高,尤其适合非甾体类抗炎药所致溃疡患者不能停用非甾体类抗炎药时或难治性溃疡的治疗。PPI 是根除幽门螺杆菌基础药物,常用奥美拉唑(洛赛克)20 mg,每日 2 次;兰索拉唑 30 mg,每日 1 次;潘托拉唑 40 mg,每日 1 次。

(二)保护胃黏膜药物

1. 胶体次柠檬酸铋(colloidal bismuth subcitrate,CBS) 除有硫糖铝的作用外,还有较强抑制幽门螺杆菌作用,疗程 4~8 周。

2. 硫糖铝 可黏附在溃疡表面阻止胃酸、胃蛋白酶的侵袭,促进内源性前列腺素合成,刺激表皮生长因子分泌。常规用量为每日 1 g,分 4 次口服。

3. 前列腺素类药物 可抑制胃酸分泌,增加胃、十二指肠黏膜的黏液和碳酸氢盐分泌,增加黏膜血流,代表药物为米索前列醇。

(三)根除幽门螺杆菌

目前常采用 PPI 或胶体铋剂为基础加上两种抗菌药物的三联疗法。

【常见护理诊断/问题】

1. 疼痛:上腹痛 与消化道黏膜溃疡有关。

2. 营养失调:低于机体需要量 与疼痛导致摄入量减少,消化吸收障碍有关。

3. 知识缺乏 缺乏溃疡病防治的知识。

4. 焦虑 与疼痛症状反复出现、病程迁延不愈有关。

5. 潜在并发症 上消化道大出血、胃穿孔。

【护理措施】

1. 休息与体位 轻症者适当休息,可参加轻体力活动,注意劳逸结合,避免过度劳累,溃疡活动粪潜血试验阳性患者应卧床休息 1~2 周。

2. 饮食护理 宜选用营养丰富、清淡、易消化的食物,以促进胃黏膜修复和提高抵抗力。急性活动期应少食多餐,每天 5~6 餐,少食多餐可中和胃酸,减少胃饥饿性蠕动,同时可避免过饱所引起的胃窦部扩张增加促胃液素的分泌。以牛奶、稀饭、面条等偏碱性食物为宜。由于蛋白质类食物具有中和胃酸的作用,可摄取适量脱脂牛奶,宜安排在两餐间饮用,但牛奶中的钙质反过来刺激胃酸分泌,故不宜多饮。脂肪到达十二指肠时虽能刺激小肠黏膜分泌肠抑胃液素,抑制胃酸分泌,但同时又可引起胃排空减慢、胃窦扩张,致胃酸分泌增多,故脂肪摄取也应适量。忌食辛辣、过冷、油炸、浓茶等刺激性食物及饮料,戒烟、酒。

3. 病情观察 观察患者腹痛的部位、性质、时间及节律;腹痛与饮食、气候、药物、情绪等的关系;定时测量生命体征,同时注意观察患者的面色、呕吐物、粪便的量、性状和颜色,以便及时发现和处理出血、穿孔、梗阻、癌变等并发症。

4. 对症护理

(1)帮助患者认识和去除诱因:讲解消化性溃疡疼痛的诱因,使患者能够在饮食、嗜好、情绪、生活节奏等方面多加注意,并做到坚持服药。

(2)腹痛监测:参见病情观察。

(3)减轻疼痛的护理:参见本章第二节"胃炎患者的护理"。

5. 用药护理

(1)H_2-受体拮抗剂:药物应在餐中或餐后即刻服用,也可一日剂量于夜间顿服。西咪替丁可通过血脑屏障,偶尔引起精神症状;与雄激素受体结合,影响性功能;与肝细胞色素P450结合,影响华法林、利多卡因等药物的肝内代谢,用药期间应注意监测肝、肾功能和血常规。雷尼替丁和法莫替丁不良反应较少。

(2)质子泵抑制剂:不良反应较少,可有头晕,初次应用应减少活动。

(3)胃黏膜保护药:此类药在酸性环境下有效。硫糖铝在餐前1 h给药,全身不良反应少,常引起便秘;本药含糖量高,糖尿病患者不宜应用。胶体铋剂在餐前0.5 h服用,短期服用可有舌苔和粪便变黑,长期服用可造成铋在体内大量堆积引起神经毒性,故不宜长期应用。米索前列醇的常见不良反应是腹泻,可引起子宫收缩,孕妇禁服。

(4)其他药物:抗酸药,如氢氧化铝凝胶等应在餐后1 h或睡前服用,以液体制剂效果最好,服用时要充分摇匀,服用片剂时应嚼服。其与奶制品相互作用可形成络合物,要避免同服。

6. 心理护理　不良的心理因素可诱发和加重病情,而消化性溃疡患者因疼痛刺激或并发出血,易产生紧张、焦虑等不良情绪,使胃黏膜保护因素减弱、损害因素增加而致病情加重,故应为患者创造安静、舒适的环境,减少不良刺激;多与患者交谈,使患者了解本病的诱发因素、疾病过程和治疗效果,增强治疗信心,克服焦虑、紧张心理。

【健康指导】

1. 活动与休息指导　指导患者合理安排休息时间,保证充足的睡眠,生活要有规律,劳逸结合,避免精神过度紧张,长时间脑力劳动后要适当活动,保持良好心态,在秋冬或冬春气候变化明显的季节要注意保暖。

2. 饮食指导　指导患者定时进餐,不宜过饱。生活要有规律,避免辛辣、咖啡、浓茶等刺激性食物及饮料,有烟、酒嗜好者应戒除。

3. 用药指导　嘱患者避免应用对胃、十二指肠黏膜有损害的药物,如阿司匹林、泼尼松、咖啡因、利舍平等。嘱患者遵医嘱按时、正确服药,学会观察不良反应,不随意停药,避免复发。

4. 心理指导　指导患者身心放松,保持乐观精神,促进溃疡愈合。

5. 出院指导　对患者及家属进一步讲解消化性溃疡的病因和诱发因素,嘱患者定期门诊复查,如有疼痛持续不缓解、疼痛规律性消失、排黑粪等应立即到门诊检查。

第三节　肝　硬　化

肝硬化(cirrhosis of liver)是由于一种或多种致病因素长期或反复作用于肝脏,造成以肝细胞坏死、肝组织弥漫性纤维化、假小叶和再生结节形成为特征的慢性肝病,门静脉高压和肝功能损害为主要临床表现,晚期可出现上消化道出血、肝性脑病、继发感染等严重并发症。

我国肝硬化患者占内科住院人数的 4%~14%,发病年龄在 35~50 岁,男女比例为(4~8):1。

【病因与发病机制】

引起肝硬化的病因很多,我国以病毒性肝炎最为常见,国外则以酒精中毒居多。

1. 病毒性肝炎 主要为乙型、丙型或乙型加丁型重叠感染,甲型和戊型病毒性肝炎不发展为肝硬化。一般认为肝硬化是经过慢性肝炎演变而来的。

2. 酒精中毒 长期大量酗酒引起酒精性肝炎,继而发展为肝硬化,主要是乙醇和其中间代谢产物乙醛对肝脏的毒性作用所致。

3. 循环障碍 慢性充血性心力衰竭、缩窄性心包炎、肝静脉和(或)下腔静脉阻塞,可使肝脏长期淤血,肝细胞发生缺氧、坏死和结缔组织增生,最终演变为淤血性肝硬化。

4. 胆汁淤积 持续存在肝外胆管阻塞或肝内胆汁淤积时,高浓度的胆汁酸和胆红素对肝细胞有损害作用,可导致肝硬化。

5. 遗传和代谢障碍 由于遗传或先天性酶缺陷,致使代谢产物积聚于肝脏,引起肝细胞坏死和结缔组织增生。

6. 工业毒物或药物 长期接触四氯化碳、磷、砷等或服用甲基多巴、四环素、双醋酚汀等,可引起中毒性肝炎,最终演变为肝硬化。

7. 营养障碍 食物中长期缺乏蛋白质、维生素,或脂肪堆积可引起吸收不良和营养失调、肝细胞脂肪变性和坏死及降低肝对其他致病因素的抵抗力。

8. 血吸虫病 虫卵沉积于汇管区,引起纤维组织增生,导致窦前性门静脉高压。

9. 免疫紊乱 自身免疫性肝炎可演变为肝硬化。

10. 隐源性肝硬化 病因不明者占 5%~10%,其中一部分可能由非酒精性脂肪性肝炎发展而成的。

【临床表现】

肝硬化起病隐匿,病程发展一般比较缓慢,病情亦较轻微,可潜伏 3~5 年或更长时间。临床上将肝硬化分为肝功能代偿期和失代偿期,两期的界限不明显。

(一)代偿期

代偿期症状轻,或无任何不适。早期以乏力、食欲缺乏较突出,可伴有上腹部不适、腹胀、恶心、腹泻、厌油腻等,症状经休息或治疗可缓解。肝脏轻度肿大,质偏硬,可有轻度压痛,脾脏轻、中度肿大。肝功能正常或轻度异常。

(二)失代偿期

失代偿期症状显著,主要为肝功能减退和门静脉高压引起。

1. 肝功能减退的临床表现

(1)全身症状:患者一般情况及营养状况差,消瘦、乏力,面色灰暗、无光泽,精神不振,皮肤干而粗糙,有舌炎、口角炎,常有不规则低热及水肿。

(2)消化道症状:食欲明显减退,甚至厌食,进食后感上腹饱胀不适、恶心、呕吐等;对脂肪和蛋白质含量高的食物耐受差,稍进油腻食物即可引起腹泻;患者可因胃肠胀气和腹水终日腹胀。上述症状的产生与门静脉高压引起胃肠道淤血、水肿、消化吸收障碍和胃肠道菌群失调有关。半数以上患者有轻度黄疸,少数可有中或重度黄疸,提示肝细胞有进行性或广泛坏死。

(3)出血倾向和贫血:可有鼻出血、牙龈出血、皮肤紫癜和胃肠出血倾向,系肝脏合成凝血因子减少、脾亢和毛细血管脆性增加所致。患者常有不同程度贫血,是由于肠道吸收障碍、营养不良、胃肠失血及脾亢等因素引起。

(4)内分泌失调:肝脏对雌激素的灭活功能减退,雌激素水平增高,通过负反馈抑制腺垂体的分泌功能,从而影响垂体-性腺轴或垂体-肾上腺皮质轴的功能,致使雄激素和糖皮质激素减少。雌、雄激素平衡失调,男患者常表现为性欲减退、睾丸萎缩、毛发脱落及乳房发育;女患者有月经失调、闭经、不孕等。部分患者出现蜘蛛痣,主要分布在面颈部、上胸、肩背和上肢等上腔静脉引流区域;手掌大、小鱼际和指端、腹侧部位皮肤发红称为肝掌,肝掌和蜘蛛痣的形成与雌激素增多有关。肝功能减退时,肝脏对醛固酮及抗利尿激素灭活作用减弱,导致继发醛固酮及抗利尿激素增多,致钠、水潴留和水肿,促进和加重腹水的形成。肾上腺皮质功能减退,表现为面部和其他暴露部位皮肤色素沉着。

2. 门静脉高压的临床表现　门静脉系统阻力增加和门静脉血流增多是形成门静脉高压的发生机制,门静脉高压症的三大临床表现是脾大、侧支循环建立与开放、腹水。

(1)脾大、脾亢:脾脏因长期淤血而肿大,一般为轻、中度肿大,上消化道大出血时脾脏可暂时缩小。晚期脾大常出现白细胞、红细胞、血小板计数减少,称为脾亢。

(2)侧支循环建立与开放:门静脉压力增高,超过 1.96 kPa（20 mmH$_2$O）时,正常来自消化器官和脾脏的回心血液至肝脏受阻,致使门静脉系统与腔静脉之间建立门-体侧支循环:①食管和胃底静脉曲张:在门静脉压力持续增高的情况下,食管和胃底静脉曲张明显,常因恶心、呕吐、剧烈咳嗽等使腹腔压力增高,或因粗糙、坚硬食物机械损伤,或因胃酸反流腐蚀损伤时,导致曲张静脉破裂出血,表现为呕血和黑粪,严重者可有周围循环衰竭的表现;②腹壁静脉曲张,脐静脉重新开放,在脐周和腹壁可见以脐为中心向上及下腹延伸的迂曲静脉,脐周静脉曲张明显时,外观呈水母状;③痔静脉扩张,形成痔核,破裂时引起便血。

(3)腹水:占75%以上,是肝硬化失代偿期最突出的临床表现,也是患者就医的主要原因。腹水形成与下列因素有关:①门静脉压力增高,使腹腔脏器毛细血管床静水压增高,组织间液回吸收减少而漏入腹腔;门静脉压力增高,肝静脉血流受阻,血浆自肝窦壁渗透致窦旁间隙,形成大量肝淋巴液,超过胸导管的引流能力,淋巴液自肝包膜表面和肝门淋巴管壁漏入腹腔。②血浆清蛋白降低,低于 30 g/L 时,血浆胶体渗透压降低,致使血液成分外渗。③有效循环血容量不足致肾血流量减少,肾小球滤过率降低,排尿减少。④抗利尿激素及继发醛固酮增多而引起水、钠重吸收增多。

（三）肝脏触诊

肝脏大小与肝内脂肪浸润、再生结节、纤维化的程度有关。质地坚硬,早期表面光滑,晚期可触及结节或颗粒状,一般无压痛,在肝细胞进行性坏死或炎症时可有轻压痛。

（四）并发症

1. 上消化道出血　最常见。多突然发生大量呕血或黑粪,出血原因为食管下段或胃底静脉曲张破裂或并发急性胃黏膜糜烂、消化性溃疡。出血量大可并发出血性休克或诱发肝性脑病,病死率高。

2. 肝性脑病 是晚期肝硬化的最严重并发症,也是最常见死因,主要临床表现为性格行为失常、意识障碍、昏迷。

3. 胆石症 肝硬化患者胆结石发生率增高,且随肝功能失代偿程度加重,胆石症发生率随之增高。胆囊及肝外胆管结石均较常见。

4. 感染 患者机体抵抗力低下,常并发肺炎、胆道感染、大肠埃希菌败血症和自发性腹膜炎等细菌感染。

5. 原发性肝癌 患者如短期内出现肝脏迅速增大、持续性肝区疼痛、肝表面发现肿块或腹水呈血性等,应考虑并发原发性肝癌,需做进一步检查。

6. 肝肾综合征 又称功能性肾衰竭,表现为自发性少尿或无尿、氮质血症、稀释性低钠血症和低尿钠,但肾脏无明显器质性损害。引起肝肾综合征的关键环节是肾血管收缩,导致肾皮质血流量减少,肾小球滤过率持续下降。

7. 肝肺综合征 为严重肝病、肺血管扩张和低氧血症组成的三联症。肝硬化时由于体内血管活性物质增多,使肺内毛细血管扩张,肺动、静脉分流,动脉氧合不足,造成通气/血流比例失调,临床表现为卧位呼吸和直立性低氧血症。尚无理想治疗药物,肝移植可能为其根本治疗措施。

8. 电解质和酸碱平衡失调 常见的电解质紊乱:①低钠血症:由于长期利尿、大量放腹水导致钠丢失,抗利尿激素增多致水潴留超过钠潴留,低盐饮食引起;②低钾低氯血症与代谢性碱中毒:呕吐、腹泻、摄入不足、长期应用利尿剂或高渗葡萄糖液、继发性醛固酮增多等,均可导致或加重血钾和血氯的降低,低钾低氯血症可导致代谢性碱中毒。

【诊断要点】

本病主要根据有病毒性肝炎病史、长期饮酒史;患者有肝功能减退和门静脉高压的临床表现;肝脏质地坚硬有结节感;肝功能检查异常;肝活组织检查有假小叶形成等诊断。

【治疗要点】

(一)保护或改善肝功能

1. 去除或减轻病因

(1)抗 HBV 治疗:治疗指征为 HBV 阳性的肝硬化失代偿期患者,HBV DNA 阳性,无论 ALT 水平如何。无固定疗程,需长期应用。肝功能失代偿患者不宜使用干扰素。

(2)抗 HCV 治疗:适用于肝功能代偿的肝硬化患者,尽管对治疗的耐受性和效果有所降低,但为使病情稳定、延缓或阻止肝衰竭和肝细胞癌(hepatic cellular cancer,HCC)等并发症的发生,在严密观察下,使用聚乙二醇干扰素-α 联合利巴韦林或普通干扰素联合利巴韦林等方案。

2. 营养支持 尽量维持肠内营养,肠内营养是机体获取能量的最好方式,应进食易消化的食物,以糖类为主,蛋白质摄入量以患者可耐受为宜,辅以多种维生素,可给予胰酶助消化。对于食欲减退、不能耐受食物者,可给予易消化的、蛋白已水解为小肽段的肠内营养剂。肝衰竭或有肝性脑病先兆者,应限制蛋白质的摄入。

3. 保护肝细胞 胆汁淤积时,微创方法解除胆道梗阻,可避免对肝功能的进一步损伤;也可口服熊去氧胆酸降低肝内鹅去氧胆酸的比例,减少其对肝细胞的破坏。其他保护肝细胞的药物有水飞蓟素、多烯磷脂酰胆碱、还原型谷胱甘肽及甘草酸二胺。

4. 慎用损害肝脏的药物 避免使用疗效不明确的药物,以减轻肝脏代谢负担。

（二）腹水治疗

治疗腹水可减轻症状及防止在腹水基础上发展的一系列并发症如自发性腹膜炎（spontaneous bacterial peritonitis，SBP）、肝肾综合征等。

1. 限制水、钠的摄入　钠摄入量限制在 500～800 mg/d（相当于氯化钠 1.2～2 g/d），摄入水量在 500～1000 ml/d。

2. 利尿剂　应用原则是联合、间歇、交替使用，常用保钾利尿剂螺内酯和呋塞米联合使用。利尿速度不宜过快、剂量不宜过大，以每天体重减轻不超过 0.5 kg 为宜，以免诱发肝性脑病等。

3. 经颈静脉肝内门体分流术（transjugular intrahepatic portosystemic shunt，TIPS）　以血管介入的方法在肝内的门静脉分支与肝静脉分支间建立分流通道，能有效降低门静脉压力，创伤小、安全性高，显著减少或消除腹水。如果能对因治疗，使肝功能稳定或有所改善，可较长期维持疗效，多数患者术后不需要限盐、限水及长期使用利尿剂，可减少肝移植。

4. 排放腹水并补充清蛋白　用于不具备 TIPS 技术、对 TIPS 禁忌及失去 TIPS 机会顽固性腹水的姑息治疗，一般每次放腹水 1000 ml，同时输注清蛋白 80 g，该方法缓解症状时间短，易于诱发肝性脑病、肝肾综合征。

（三）肝移植手术

肝移植手术是终末期肝硬化治疗的最佳选择。

（四）并发症的治疗

1. 自发性腹膜炎　一旦确诊，应立即治疗，早期、足量、联合应用抗生素。主要选用针对革兰氏阴性杆菌的抗生素，如环丙沙星、氧氟沙星、丁胺卡那等，或选用广谱抗生素如头孢噻肟钠、头孢曲松、头孢哌酮等。通常选择 2～3 种抗生素联合应用，然后根据治疗的反应和细菌培养结果调整抗生素，用药时间不得少于两周。

2. 肝肾综合征　①控制上消化道大出血、感染等诱发肝肾综合征的因素。②严格控制输液量，纠正水、盐代谢紊乱和酸碱失衡等。③输入清蛋白、右旋糖酐-70 或腹水回输，提高血容量、改善肾血流量，然后给予利尿剂。④特利加压素联合清蛋白治疗，特利加压素系加压素与甘氨酸的结合物。⑤避免单纯大量放腹水、大量利尿，避免使用肾毒性药物；应用血管活性药物如多巴胺、山莨菪碱等，改善肾血流量，增加肾小球滤过率。

【护理评估】

1. 健康史　详细询问患者有无肝炎或输血、心力衰竭、胆道疾病史；是否有在血吸虫病流行区生活史；有无长期化学毒物接触史；有无长期使用对肝脏有损害药物或嗜酒，其用量和持续时间。了解患者有无慢性肠道感染、消化不良、消瘦、黄疸、出血史。询问患者饮食及消化情况，如食欲、进食量及食物种类、饮食习惯及爱好，日常休息及活动量、活动耐力；既往及目前检查、用药和治疗情况。详细询问肝硬化的发生、发展及治疗情况，此次就诊的主要症状，腹水的程度，有无呕血、黑粪及神志变化等。

2. 身体评估

（1）意识状态：注意观察患者的精神状态，对人物、时间、地点的定向力，如有表情淡漠、性格改变或行为异常多为肝性脑病表现。

（2）营养状况：身高、体重及全身营养状况，是否消瘦及其程度，有无水肿；应注意当有腹水或皮下水肿时，不能以体重判断患者的营养状况。

(3)皮肤和黏膜:皮肤、黏膜有无黄染、出血点、蜘蛛痣、肝掌、腹壁静脉曲张。

(4)肝、脾:肝、脾触诊应注意其大小、质地、表面情况、有无压痛。

(5)腹水体征:检查腹式呼吸是否减弱,有无腹部膨隆、脐疝,有无移动性浊音,是否因呼吸困难、心悸而不能平卧。

(6)尿量及尿液的颜色:询问患者 24 h 的尿量、颜色。

3. 心理、社会状况 肝硬化病程较长,随着病情发展、加重,患者逐渐丧失工作能力,以及长期治病影响家庭生活、经济负担沉重等,使患者及其照顾者常出现各种心理问题和应对不良甚至无效。评估时应注意患者的心理状态,有无个性、行为的改变,有无焦虑、抑郁、易怒、悲观等情绪,应注意鉴别患者是心理问题或并发肝性脑病时的精神障碍表现。评估患者及家庭成员对疾病的认识程度及态度、家庭经济情况,以及社会保障情况。

【常见护理诊断/问题】

1. 营养失调:低于机体需要量 与肝硬化所致的食欲下降,以及营养吸收障碍有关。

2. 体液过多 与肝硬化所致的门静脉高压、低蛋白血症,以及水、钠潴留有关。

3. 活动无耐力 与肝功能减退、大量腹水有关。

4. 有皮肤完整性受损的危险 与水肿、皮肤瘙痒、长期卧床有关。

5. 有感染的危险 与机体抵抗力低下有关。

【护理目标】

(1)患者能描述营养不良的病因,能遵循饮食计划,保证营养物质的摄入。

(2)能描述水肿的主要原因,腹水有所减轻,感觉舒适。

(3)自觉精神状态良好,体力有所恢复。

(4)皮肤无破损或感染,无其他部位感染。

【护理措施】

1. 休息与体位 病室环境整洁、安静、舒适,根据病情合理安排患者休息和活动,代偿期患者可适当从事轻体力活动,失代偿期则需卧床休息,降低肝脏的代谢活动,增加肝脏血流量,以利于肝脏功能的恢复。

2. 饮食护理 饮食原则为高热量、高蛋白、高维生素、易消化饮食,血氨偏高者限制或禁食蛋白质,待病情好转后逐渐增加蛋白质的摄入量。蛋白质来源以豆制品、鸡蛋、牛奶、鸡肉、鱼肉、瘦猪肉为主;有肝性脑病先兆或血氨增高时应限制或禁食蛋白质,主要以植物蛋白为主,如豆制品。补充足够维生素,尤其是脂溶性维生素,新鲜蔬菜和水果含有丰富的维生素。有腹水者应低盐或无盐饮食,钠限制在每日 500~800 mg(氯化钠 1.2~2.0 mg),少食含钠食物,如咸肉、酱菜、酱油、含钠味精等;谷物、瓜果含钠较少,水果、硬壳果、干豆、肉类、马铃薯含钾多。饮水量每日 1000 ml 左右。戒烟酒。进餐时要细嚼慢咽,避免进食刺激性强、粗纤维多和较硬的食物,以防损伤曲张的食管、胃底静脉导致出血。

3. 病情观察 观察生命体征、尿量等情况,注意有无并发症发生,出现异常情况及时通知医师,以便采取紧急措施。

4. 对症护理

(1)腹水的护理:①体位:大量腹水患者取半卧位,以减轻呼吸困难;少量腹水患者取平卧位,以增加肝、肾血流量。注意预防压疮。②限制水、钠摄入:遵医嘱严格限制水、钠摄入,向患者及家属讲明其有利于腹水消退。遵医嘱使用利尿剂,并注意观察电解质及酸碱平衡情况。③准确记录 24 h 出入液量,定期测量腹围和体重,并教会患者正确测量和记录方法。④协助腹腔放液:术前向患者说明操作过程和注意事项,测量腹围、体重和生命体征,排空膀胱以免穿刺时损伤;术中及术后监测生命体征,观察不良反应;术毕用无菌敷料覆盖穿刺部位,并观察穿刺部位有无渗液,应缚紧腹带,防止腹腔穿刺后腹压骤降,记录腹水量、颜色、性质,及时送检标本。

(2)皮肤护理:肝硬化患者常伴有四肢水肿,皮肤干燥、瘙痒,机体抵抗力下降,因此应加强皮肤护理。每日可用温水擦浴,避免用力搓拭、使用刺激性的药皂或沐浴液、水温过高等;衣服宜柔软、宽松;床铺要平整、洁净;定时更换体位,以防局部组织长期受压、皮肤损伤发生压疮或感染;皮肤瘙痒时勿搔抓,可涂抹止痒剂,以免皮肤破损和继发感染;向患者解释发生压疮的危险因素和早期表现,指导患者及其家属学会预防的方法。

5. 用药护理 遵医嘱静脉补充营养,以提高血浆胶体渗透压。应用利尿剂时注意观察电解质情况。

6. 心理护理 肝硬化是慢性病,症状很难控制,预后不良,患者和家属容易产生悲观情绪,护理人员要同情和关心患者,及时解答患者提出的疑问,安慰、理解、开导患者,使患者及家属树立战胜疾病的信心。对有严重焦虑和抑郁的患者,应加强巡视并及时进行心理干预,以免发生意外。

【评价】

(1)患者能叙述不适宜的饮食,并能合理选择有利于健康的饮食;摄入足够的热量、蛋白质、维生素。

(2)腹水减少,由腹水引起的身体不适症状减轻;能叙述产生腹水的原因,正确记录出入量、腹围、体重。

(3)能下床适当活动,自觉体力有所恢复,精神较好。

(4)无皮肤破溃,能正确处理皮肤瘙痒,不搔抓。

【健康指导】

1. 知识普及 护士应帮助患者和家属掌握本病的有关知识和自我护理方法,健康人群要避免酗酒、积极治疗病毒性肝炎以防止肝硬化发生。

2. 休息、活动指导 代偿期宜适当减少活动,参加较轻的工作,避免劳累;病情加重或合并腹水、食管胃底静脉曲张、肝性脑病时,应卧床休息,腹水者取半卧位。

3. 饮食指导 帮助患者制订合理的营养食谱,遵循饮食治疗原则,以高热量、高蛋白、丰富维生素、适当脂肪且易消化饮食为宜。对病情严重或血氨偏高者,根据病情限制蛋白质摄入;有腹水的患者应限制水、钠摄入。此外,忌酒,避免进食粗糙、坚硬或辛辣的刺激食物,以防食管胃底静脉曲张破裂出血。

4. 心理指导 告诉患者在疾病早期积极针对病因治疗和加强一般治疗,能使病情缓解及延长其代偿期。在失代偿期,积极对症治疗,让患者了解身心两方面休息对疾病的恢复很重要,要保持心情愉快,生活要有规律,提高生活质量,改善其身心状态,积极配合治疗。

5. 用药指导 按医嘱用药,勿擅自增减药物,教会患者观察药物疗效和不良反应,及时识别病情变化并及时就诊。

第四节 原发性肝癌

原发性肝癌(primary carcinoma of the liver)是指肝细胞或肝内胆管细胞发生的肿瘤,是我国常见恶性肿瘤之一,其死亡率在消化系统恶性肿瘤中列第 3 位,仅次于胃癌和食管癌。我国肝癌死亡率占全球死亡率的 45%,江苏启东和广西扶绥发病率最高。本病可发生于任何年龄,以 40~49 岁多见,男女之比(2~5):1。

【病因与发病机制】

原发性肝癌的病因尚未明确,目前认为可能与以下因素有关。

1. 病毒性肝炎　原发性肝癌患者中约有 1/3 有慢性肝炎病史。流行病学调查显示,肝癌高发区人群 HBsAg 阳性率高于低发区,而肝癌患者 HBsAg 及其他乙型病毒性肝炎标志物的阳性率达 90%,提示乙型肝炎病毒与肝癌发病有关。近年来发现,丙型病毒性肝炎亦与肝癌的发病有关。

2. 肝硬化　原发性肝癌合并肝硬化者占 50%~90%。病理检查发现肝癌合并肝硬化多为乙型病毒性肝炎后大结节性肝硬化,肝细胞恶化在肝细胞再生过程中发生,丙型病毒性肝炎发展成肝硬化的比例并不低于乙型病毒性肝炎。欧美国家,肝癌常发生在酒精性肝硬化的基础上。一般认为血吸虫性肝硬化、胆汁性或淤血性肝硬化与原发性肝癌无关。

3. 黄曲霉毒素　黄曲霉毒素代谢产物黄曲霉毒素 B 有很强的致癌作用。流行病学调查发现粮油、食品受黄曲霉毒素 B_1 污染严重的地区,肝癌发病率也相应增高,提示黄曲霉毒素可能是某些地区肝癌发病率高的原因。

4. 饮用水污染　肝癌高发区的启示,饮池塘水的居民比饮井水的居民肝癌发病率、死亡率高。

5. 其他因素　某些化学物质如亚硝胺类、偶氮芥类、有机氯农药等均是可疑致癌物。硒缺乏、遗传因素、嗜酒也是肝癌的重要危险因素,华支睾吸虫感染可引起胆管细胞癌。

肝癌按病理改变可分为巨块型、结节型、弥漫型、小癌型 4 种类型;按细胞来源可分为肝细胞型、肝内胆管细胞型和混合型 3 种。

原发性肝癌可经血行转移、淋巴转移、种植转移使癌细胞扩散,其中,肝内血行转移最早、最常见,肝外血行转移最常见转移到肺,其次为肾上腺、骨、肾、脑。

【临床表现】

原发性肝癌起病多隐匿,早期无典型症状和体征,以 AFP 普查及 B 超检查检出的早期肝癌称为亚临床肝癌。自行就诊患者多为中晚期,常有以下临床表现:

1. 肝区疼痛　半数以上患者有肝区疼痛,多呈持续性胀痛或钝痛。如病变侵犯横膈,疼痛可牵涉右肩。如肿瘤生长缓慢,可完全无痛或仅有轻微钝痛。肝区疼痛是由于肿瘤增长快速,肝包膜被牵拉所致。如肝癌结节破裂,坏死癌组织及血液流入腹腔时,可引起腹部剧烈疼痛,并迅速遍及全腹。

2. 肝大　肝脏呈进行性肿大,质地坚硬,表面凹凸不平,有大小不等的结节或巨块,边缘钝而不整齐,有不同程度的压痛。

3. 肝硬化征象　肝癌伴有门静脉高压时可有脾大、脾亢,腹水,侧支循环的建立和开放等表现。

4. 黄疸　肝癌晚期可出现黄疸,因肝细胞损害、癌肿压迫或侵蚀肝门附近的胆管,或癌组织和血块脱落引起胆道梗阻所致。

5. 恶性肿瘤的全身表现　患者可出现食欲减退、腹胀、乏力、进行性消瘦、发热等;由于癌肿本身代谢异常,可引起低血糖、红细胞增多症、高血钙、高血脂等,称伴癌综合征。

6. 转移灶表现　肝癌可向肺、骨、胸腔等处转移,肺或胸腔转移以咯血、气短为主;骨转移局部有压痛或神经受压症状;脑转移则有头痛、呕吐和神经定位性体征。

7. 并发症

(1)上消化道出血:约占肝癌死亡原因的15%。肝癌患者常因肝硬化或门静脉、肝静脉癌栓引起门静脉高压,导致食管胃底静脉曲张或小肠静脉淤血,一旦血管破裂,则表现为呕血和黑粪;晚期患者还可因胃肠道黏膜糜烂合并凝血功能障碍而发生广泛出血。

(2)肝性脑病:通常发生在肝癌的终末期,约1/3患者因肝性脑病死亡。

(3)肝癌结节破裂出血:约10%的患者死于肝癌结节破裂出血。破裂可局限于肝包膜下,表现为局部疼痛;如肝包膜下出血迅速增多则形成压痛性包块;也可破入腹腔引起急性腹膜炎。

(4)继发感染:肝癌患者因长期卧床、放疗或化疗导致白细胞减少、机体抵抗力下降,容易合并肺炎、败血症、肠道感染等。

【诊断要点】

凡有肝炎病史的中年人,特别是男患者,如有原因不明的肝区疼痛、消瘦、进行性肝大者,应作AFP测定和其他检查,争取早期诊断。对高危人群(肝炎病史5年以上,乙型或丙型病毒标记物阳性,35岁以上)每年1~2次检测AFP结合超声显像检查是发现早期肝癌的基本措施。AFP诊断肝癌的标准参见前述。

【治疗要点】

随着诊疗技术的提高,高危人群的普查和随访,早期肝癌和小肝癌的检出率和手术根治切除率逐年提高,加上手术方法的改进及多种治疗措施的综合应用,肝癌治疗效果有了一定提高。

1. 手术治疗　手术切除是目前治疗原发肝癌的最好方法,凡有手术指征者均应积极争取手术切除。手术适应证:①诊断明确,估计病变局限于一叶或半肝,未侵及第一、第二肝门和下腔静脉者;②肝功能代偿良好,凝血酶原时间不低于正常50%;③无明显黄疸、腹水或远处转移者;④心、肺、肾功能良好,能耐受手术者;⑤术后复发,病变局限于肝一侧者;⑥经肝动脉栓塞化疗或肝动脉结扎、插管化疗后,病变明显缩小,估计有可能手术切除者。

由于手术切除仍有很高的复发率,因此术后宜加强综合治疗与随访。

2. 局部治疗

(1)肝动脉化疗栓塞治疗(transcatheter arterial chemoembolization,TACE):对肝癌有较好疗效,可提高患者3年生存率,是肝癌非手术治疗的首选方法。

(2)无水乙醇注射疗法(percutaneous ethanol injection therapy,PEI):是在B超引导下,将无水乙醇直接注入肝癌组织内,使癌细胞脱水、变性,产生凝固性坏死,属于一种化学性治疗肝癌的方法。PEI对小肝癌可使肿瘤明显缩小,甚至根治;对晚期肝癌可控制生长速度,延长生存期。PEI目前已被推荐为肿瘤直径小于3 cm,结节数在3个以内伴有肝硬化而不能手术治疗的主要治疗方法。

3. 物理疗法　局部高温疗法不仅可使肿瘤细胞变性、坏死,还可增强肿瘤细胞对放疗的敏感性,常见方法有微波组织凝固技术、射频消融、高功率聚焦超声治疗、激光等。冷冻疗法和直流电疗法也可杀伤肝癌细胞。

4. 肝移植　肝癌合并肝硬化患者,肝移植可将整个病肝切除,是治疗肝癌和肝硬化的有效手段;但若肝癌已有血管侵犯及远处转移(常见肺、骨),则不宜行肝移植术。

5. 药物治疗　HBV感染者在手术、局部治疗或肝移植后,均需坚持口服抗病毒药物;

肝移植患者需终身使用免疫抑制剂。

【常见护理诊断/问题】

1. 疼痛:肝区疼痛　与肝癌细胞增长迅速,肝包膜被牵拉有关。

2. 营养失调:低于机体需要量　与恶性肿瘤对机体的慢性消耗及胃肠道反应有关。

3. 有感染的危险　与恶性肿瘤长期消耗及化疗、放疗致白细胞减少、机体抵抗力降低有关。

4. 潜在并发症　上消化道出血、肝性脑病、肝癌结节破裂出血。

5. 预感性悲哀　与死亡威胁有关。

【护理措施】

1. 休息与体位　轻症患者可适当参加日常活动,进行身体锻炼,以不感到劳累、腹痛为原则。重症患者应卧床休息,给予舒适体位以减轻疼痛。

2. 饮食护理及营养支持　应提供高蛋白、适当热量、高维生素饮食;伴有肝衰竭或肝性脑病倾向者,蛋白质摄入量应减少或暂禁蛋白质,有腹水时限制水、钠摄入。避免摄入高脂肪、高热量和刺激性食物,防止加重肝脏负担。有恶心、呕吐时,于服用止吐剂后进少量食物,增加进餐次数。进食少者可给予支持疗法,如静脉补液,必要时给予清蛋白等。

3. 病情观察　观察有无肝区疼痛加重,有无发热、腹水、黄疸、呕血、便血等;观察有无转移表现,有无肝昏迷先兆表现;密切观察患者体温、脉搏、呼吸、血压,询问有无咽痛、咳嗽、腹泻等感染迹象。病房应定期紫外线消毒,加强口腔和皮肤的护理以预防感染。

4. 对症护理　针对疼痛的护理。

(1)给患者创造一个安静、舒适的休息环境,减少各种不良刺激和心理压力,尊重患者,尽量满足患者的要求。

(2)教会患者放松技巧,如深呼吸等,鼓励患者适当参加活动以转移注意力,如与病友交谈、听音乐及做文字、数字游戏等。

(3)有严重疼痛的患者,应与医师协商给予镇痛药物。最新的镇痛方式为患者自控镇痛(patient controlled analgesia,PCA),即应用特制泵,连续输入止痛药。患者可自行控制,采取间歇性投药,增强患者自我照顾和自主能力及对疼痛的控制能力。

(4)观察患者疼痛的性质、部位及伴随症状,及时发现问题并协助医师及时处理。

5. 肝动脉栓塞化疗术后护理

(1)术前护理:①向患者及家属解释手术的目的、方法和效果,减轻疑虑,积极配合治疗;②做好相关检查,如心电图、血常规、出凝血时间等;③术前1日做碘过敏试验;④术前6 h禁食、禁水,术前半小时遵医嘱给予镇静剂并测量血压。

(2)术中配合:①准备好各种抢救物品和药物;②注射对比剂时密切观察患者有无恶心、心慌、胸闷等过敏反应,并监测血压变化;③注射化疗药物后要注意观察患者有无恶心、呕吐。

(3)术后护理:术后由于肝动脉血供突然减少,可产生栓塞后综合征而出现腹痛、发热、恶心、呕吐、清蛋白降低、肝功能异常等改变,需做好以下护理:①饮食:术后禁食2~3天,后可摄流质并少食多餐,减轻恶心、呕吐等不适症状。②穿刺部位护理:穿刺部位压迫止血15 min,再加压包扎,沙袋压迫6 h,保持穿刺侧肢体伸直24 h,并观察穿刺部位有无血肿及渗血。③栓塞后综合征护理:48 h内出现腹痛可根据需要按医嘱注射哌替啶以缓解疼痛。少数患者于术后4~8 h体温升高,持续1周左右,应观察体温变化,中、低度发热不需特殊处理,持续高热应与医师联系进行对症处理。

6. 心理护理

(1)及时评估患者心理状态,患者最初常因不能接受患重病的打击,产生悲观、绝望、烦躁或抑郁等不良情绪,护理人员应给予诚挚的关心和帮助。

(2)多鼓励患者参与治疗和护理,适当讲解治疗知识,使其增强与疾病斗争的勇气和决心。

(3)关注患者家属的情绪,家属的不良情绪可影响患者,因此也要给予家属一定心理支持,倾听他们的诉说,并给予指导。

【健康指导】

1. 心理指导 多与患者沟通,使其保持乐观情绪,以最佳心理状态配合治疗和护理。

2. 饮食指导 注意饮水和食物卫生,大力宣传不吃霉变食品及粮食、不饮烈性酒、不酗酒的重要性。告诫患者戒烟、酒,全面摄取各种营养物质,以利肝组织修复,增强机体抵抗力。

3. 活动与休息指导 保持生活规律、生活环境稳定,防止情绪波动和劳累,休息可减少肝糖原分解,减少乳酸与血氨的产生。

4. 用药指导 按医嘱用药,忌服对肝脏有损害的药物。

5. 出院指导 定期复诊;对存在易患因素的患者亲属进行定期普查;指导家属做好患者的护理工作。

第五节 肝 性 脑 病

肝性脑病(hepatic encephalopathy,HE)过去称肝性昏迷(hepatic coma),是严重肝病引起的以代谢紊乱为基础的中枢神经系统功能失调的综合征,其主要临床表现是意识障碍、行为失常和昏迷。若脑病的发生是由于门静脉高压、广泛门-腔静脉侧支循环形成所致,则称为门体分流性脑病。无明显临床表现和生化异常,仅能用精细的智力试验和(或)电生理检测才能做出诊断的肝性脑病,过去称为亚临床或隐性肝性脑病,目前主张称为轻微肝性脑病较合适。

肝性脑病病因如下。①各型肝硬化,以病毒性肝炎后肝硬化为最常见,如果把轻微肝性脑病也计算在内,肝硬化发生肝性脑病者可达70%。②门静脉高压分流术。③重症病毒性肝炎、中毒性肝炎和药物性肝炎的急性或暴发性肝衰竭阶段。少数还可由原发性肝癌、妊娠期急性脂肪肝、严重胆道感染等引起。常见肝性脑病的诱因有上消化道出血、高蛋白质饮食、大量排钾利尿和放腹水、催眠镇静药和麻醉药、便秘、感染、尿毒症、低血糖、外科手术等。

肝性脑病的发病机制迄今尚未完全阐明。一般认为本病产生的病理生理基础是肝细胞功能衰竭和门腔静脉之间有侧支循环,使来自肠道的许多毒性代谢产物,未被肝解毒和清除,便经侧支进入体循环,透过血脑屏障而至脑部,引起大脑功能紊乱。关于肝性脑病的发病机制有多种学说,其中以氨中毒学说研究最多,证据也最多。

(1)氨中毒学说:氨代谢紊乱引起氨中毒是肝性脑病,特别是门体分流性脑病的重要发病机制。①氨的形成和代谢:血氨主要来自肠道、肾和骨骼肌,正常人体内的血氨90%来自肠道,大部分由尿素经肠道细菌发热尿素酶分解产生,少部分由食物中的蛋白质被肠道细菌的氨基酸氧化酶分解产生。肠道内氨吸收的主要方式是以非离子型氨(NH_3)在结肠部位等处进入肠黏膜,其吸收率比离子型(NH_4^+)高,两者的相互转化受 pH 的影响。当结肠内 pH>6 时,NH_4^+ 大量弥散入血;pH<6 时,则以 NH_4^+ 形式从血液转至肠腔,随粪便排除。游离的 NH_3 有毒性,能透过血脑屏障;NH_4^+ 则相对无毒,不能透过血脑屏障。肾产氨是通过谷氨酰胺酶分解谷氨酰胺成为氨,亦受肾小管液 pH 的影响。此外,骨骼肌和心肌在运动时也可产生少量氨。②机体清除氨的主要途径:绝大部分来自肠道的氨在肝中经鸟氨酸代谢转变为尿素经肾脏排出;在肝、脑、肾等组织消耗氨合成谷氨酸和谷氨酰胺;少量氨自肺排出。③肝性脑病时血氨增高的原因:血氨增高主要是由于氨的生成过多和(或)代谢清除减少所致。血氨生成过多可以是外源性的,如摄入过多蛋白质或药物,在肠道转化为氨;也可以是内源性的,如上消化道出血后,停留肠内的血液分解为氨。肾前性与肾性氮质血症时,血中的大量尿素弥散至肠腔转变为氨,再进入血液。血氨清除过少是因为门体分流存在时,肠道的氨未经肝解毒而直接进入体循环,使血氨升高。④氨对中枢神经系统的毒性作用:一般认为氨对大脑的毒性作用是干扰脑的能量代谢,引起高能磷酸化合物浓度降低,使脑细胞的能量供应不足,不能维持正常功能所致。此外,大脑的去氨过程需消耗大量的辅酶、三磷酸腺苷(ATP)、谷氨酸等,并产生大量的谷氨酰胺。谷氨酰胺是一种有机渗透质,可导致脑水肿。谷氨酸是大脑的重要兴奋性神经递质,缺少则使大脑抑制增加。同时,氨可直接抑制神经细胞的电位活动。

(2)假性神经递质 神经冲动的传导是通过递质来完成的。兴奋性递质有多巴胺和去甲肾上腺素、乙酰胆碱、谷氨酸和门冬氨酸等;抑制性递质有 5-羟色氨、γ-氨基丁酸等。正常时,兴奋性递质与抑制性递质保持生理平衡。肝衰竭时,食物中的芳香族氨基酸,如酪氨酸、苯丙氨酸等,在肝内清除发生障碍而进入脑组织形成 β-多巴胺和苯乙醇胺,后两者的化学结构与正常神经递质去甲肾上腺素相似,但不传递神经冲动或作用很弱,故称为假性神经递质。当假性神经递质被脑细胞摄取而取代正常递质时,使神经传导发生障碍,出现意识障碍或昏迷。

(3)γ-氨基丁酸苯二氮䓬(GABA-BZ)复合体学说:GABA 是哺乳动物大脑的主要抑制性神经递质,在门体分流和肝衰竭时,GABA 绕过肝进入体循环。近年来在肝性脑病的动物模型中发现血浆和脑脊液内 GABA 浓度增高,大脑突触后神经元的 GABA 受体增多。这种受体不仅与 GABA 结合,还可与巴比妥类和苯二氮䓬类药物结合,故称为 GABA-BZ 复合体。该复合体的激活,可使机体对苯二氮䓬类和巴比妥类药物的敏感性增高,可导致神经传导抑制,造成昏迷。

(4)色氨酸 正常情况下芳香族氨基酸中的色氨酸与清蛋白结合不易进入血脑屏障,肝病时清蛋白合成降低,加之血浆中其他物质对清蛋白的竞争性结合,造成游离的色氨酸增多。游离的色氨酸可通过血脑屏障,在大脑中代谢生成 5-羟色胺(5-HT)及 5-羟吲哚乙酸(5-HITT),两者均为抑制性神经递质,抑制神经冲动的传导,引起肝性肺病。

本病尚无特效疗法,常采用综合治疗措施。①消除诱因。②减少肠内毒物的生成和吸收,开始数天内禁食蛋白质。食物以糖类为主,每天供给足够热量和维生素,神志清楚后,可逐渐增加蛋白质。可用生理盐水或弱酸性溶液灌肠,或口服 33% 硫酸镁导泻。也可口服乳果糖或乳梨醇,乳果糖的剂量为 30~60 g/d,从小剂量开始,以调节到每天排便 2~3 次。乳梨醇疗效与乳果糖相同,剂量为 30~40 g/d。急性门体分流性脑病则首选 66.7% 乳果糖 500 ml,灌肠。抑制肠道细菌生长,口服新霉素 0.5~1.0 g,每天 4 次,也可用甲硝唑 0.2 g,

每天 4 次,适用于肾功能不良者。也可选服利福昔明、巴龙霉素、去甲万古霉素等。③促进有毒物质的代谢清除,纠正氨基酸代谢紊乱:可用降氨药物谷氨酸钾(每支 6.3 g/20 ml)、谷氨酸钠(每支 5.75 g/20 ml),每天 3~4 支,加入葡萄糖液中静脉滴注;精氨酸 10~20 g 加入葡萄糖液中静脉滴注,每天 1 次。也可用苯甲酸钠、苯乙酸等。支链氨基酸制剂是一种以亮氨酸、异亮氨酸、缬氨酸等为主的复合氨基酸,其机制是竞争性抑制芳香族氨基酸进入大脑,减少假神经递质的形成。可选用人工肝等。④GABA-BZ 复合受体拮抗药:氟马西尼是 BZ 受体拮抗剂,通过抑制 GABA-BZ 受体发挥作用,剂量为 1~2 mg,静脉注射,或 1 mg/h 持续静脉滴注,可迅速改变肝性脑病的昏睡、昏迷等症状,但持续时间通常小于 4 h。⑤对症治疗:纠正水、电解质和酸碱失衡,每天入液总量以不超过 2500 ml 为宜,肝硬化腹水患者一般以尿量加 1000 ml 为标准控制入液量,以免血液稀释,血钠浓度过低而加重昏迷,注意纠正低钾和碱中毒,及时补充氯化钾或静脉滴注精氨酸溶液。静脉滴注高渗葡萄糖、甘露醇等脱水剂减轻脑水肿。可用冰帽降低颅内温度,保护脑细胞功能。保持呼吸道通畅,深昏迷者,应做气管切开排痰给氧。⑥其他治疗:对于门体分流性难治性肝性脑病,可采用介入方法用钢圈或气囊栓塞有关的门静脉系统减少分流。肝移植是治疗各种终末期肝病的有效方法,严重肝性脑病在肝移植术后能得到显著改善。

【护理评估】

(一)健康史

询问患者有无肝病史及发展、治疗经过。有无门-体静脉分流手术史,以及有无进食少、呕吐、腹泻、大量排钾利尿、放腹水、摄入过多蛋白质或含氮药物、上消化道出血、应用镇静安眠药、麻醉药及感染、便秘等。患者及家属有无紧张、抑郁、焦虑等心理问题。了解家庭及社会支持系统。

(二)身体状况

肝性脑病的临床表现常因原有肝病的性质、肝细胞损害的轻重缓急及诱因的不同而很不一致。一般根据意识障碍程度、神经系统表现和脑电图改变,将肝性脑病由轻到重分为四期。

一期(前驱期):轻度性格改变和行为异常,如欣快激动或淡漠少言、衣冠不整或随地便溺。应答尚准确,但言语缓慢且吐词不清楚。可有扑翼样震颤。脑电图多数正常。此期历时数天或数周,因症状不明显易被忽视。

二期(昏迷前期):以意识错乱、睡眠障碍、行为异常为主要表现。前一期的症状加重,出现定向力和理解力均减退,对时间、地点、人物的概念混乱,不能完成简单的计算和智力构图,言语不清、书写障碍、举止反常,多有睡眠时间倒错,昼睡夜醒,甚至有幻觉、恐惧、狂躁而被视为精神病。神经系统检查有腱反射亢进、肌张力增高、踝阵挛及锥体束征阳性等。此期扑翼样震颤存在,脑电图有特异性异常。患者可出现不随意运动及运动失调。

三期(昏睡期):以昏睡和精神错乱为主,大部分时间呈昏睡状态,虽强烈刺激可以唤醒,并可应答,但答非所问。可有较严重的幻觉和精神错乱。各种神经体征持续存在或加重,肌张力增高,四肢被动运动常有抵抗力,锥体束征阳性。扑翼样震颤仍可引出,脑电图明显异常。

四期(昏迷期):神志完全丧失,不能唤醒。浅昏迷时,对疼痛等强刺激尚有反应,腱反射和肌张力亢进;深昏迷时,各种腱反射消失,肌张力降低,瞳孔散大,可出现阵发性惊厥、踝阵挛和换气过度。由于患者不能合作,扑翼样震颤无法引出,脑电图明显异常。

以上各期的分界不很清楚,前后期临床表现可有重叠,其程度可因病情发展或治疗好转而变化。轻微肝性脑病患者,由于没有临床表现而被视为健康人,但在驾驶各种交通工具时,有发生交通事故的危险。严重肝性脑病患者常有明显黄疸、出血倾向和肝臭,易并发各种感染、肝肾综合征和脑水肿等,使临床表现更为复杂。

（三）心理-社会状况

本病常在严重肝病基础上发生,病情严重,患者常丧失工作和生活能力,也给家庭带来沉重的经济负担,使患者及家属产生紧张、焦虑、抑郁、焦虑、厌倦等心理。

【主要护理诊断/问题】

1. 急性意识障碍 与血氨增高,干扰脑细胞能量代谢和神经传导有关。

2. 营养失调:低于机体需要量 与肝功能减退、消化吸收障碍、代谢紊乱、进食少等有关。

3. 潜在并发症 感染、脑水肿。

【护理目标/评价】

(1)患者逐渐意识恢复,无意外发生。

(2)能按要求进食,营养状况得到改善。

(3)无并发症发生。

【护理措施】

（一）严密观察病情变化

密切观察肝性脑病的早期征象,如患者有无冷漠或欣快,理解力和近期记忆力减退,行为异常(哭泣、叫喊、当众便溺),以及扑翼样震颤等。判断患者意识障碍的程度,观察患者思维及认知的改变,通过刺激或定期唤醒等方法判断患者意识障碍的程度。加强生命体征监测,及时记录患者血压、脉搏、呼吸、体温及瞳孔变化。观察患者排便情况,如有便秘要遵医嘱采取灌肠导泻等方法。定期复查血氨及肝功能、肾功能、电解质,若有异常应及时协助医生进行处理。

（二）饮食护理

每天供给足够的热量和维生素,以糖类为主,可口服蜂蜜、葡萄糖、果汁、面条、稀饭等。昏迷患者以鼻饲25%葡萄糖供给热量,以减少体内蛋白质分解。因糖类可促使氨转变为谷氨酰胺,从而有利于降低血氨。注意胃排空不良时应停止鼻饲,改用深静脉插管滴注25%葡萄糖溶液维持营养。减少饮食中蛋白质的供给量,因食物中的蛋白质可被肠菌的氨基酸氧化酶分解产生氨,故肝性脑病在发病开始数天内禁食蛋白质,患者神志清楚后,可逐步增加蛋白质饮食,每3~5天增加10 g,但短期内不能超过40~50 g/d,以植物蛋白质为宜。因植物蛋白质含支链氨基酸较多,而含蛋氨酸、芳香族氨基酸较少,且能增加粪氨排泄。此外,植物蛋白质含非吸收性纤维素,被肠菌酵解产酸有利于氨的清除,并有利于通便。脂肪可延缓胃的排空,应尽量少用。不宜用维生素 B_6,因其可使多巴在外周神经处转为多巴胺,影响多巴进入脑组织,减少中枢神经系统传导递质。注意水、电解质平衡,水不宜摄入过多,每日入液量一般不超过 2500 ml,肝硬化腹水患者应限制在 1000 ml 为宜。

（三）对症护理

昏迷患者取仰卧位头偏向一侧,保持呼吸道畅通,防止感染,深昏迷患者气管切开后做好排痰护理,做好口腔、眼部、皮肤的护理,保持床褥干燥、平整,定时协助患者翻身,按摩受压部位,防止压疮,给患者做肢体被动活动,防止静脉血栓形成和防止肌肉萎缩。对兴奋、烦躁患者应注意保护,可加床栏,必要时使用约束带,防止发生坠床及撞伤等意外。有脑水肿时用冰帽降低颅内温度,减少能量消耗,保护脑细胞功能,遵医嘱用高渗葡萄糖、甘露醇等脱水剂,注意控制滴数。尿潴留患者给予留置导尿,并详细记录尿量、颜色、气味等。

（四）去除和避免诱发因素

①避免应用催眠镇静药、麻醉药等,因其可直接抑制大脑和呼吸中枢,造成缺氧。且脑细胞缺氧可降低脑对氨毒的耐受性。②避免快速利尿和大量放腹水,及时处理严重的呕吐和腹泻,以防止有效循环血容量减少、大量蛋白质丢失及低钾血症,避免加重肝脏损害和意识障碍。③防止感染,感染使组织分解代谢增高而增加机体产氨,发生感染时,应遵医嘱及时、准确地应用抗生素,以有效控制感染。④防止大量输液,过多液体可引起低血钾、稀释性低血钠、脑水肿等,从而加重肝性脑病。⑤保持粪便通畅,防止便秘。肝性脑病患者由于肠蠕动减弱、长期卧床等因素,易发生便秘。便秘使含氨、胺类和其他有毒物质的粪便与结肠黏膜接触时间延长,促进毒物的吸收。⑥积极预防和控制上消化道出血,上消化道出血可使肠道产氨增多,故出血停止后应灌肠和导泻,以清除肠道内积血,减少氨的吸收。⑦避免发生低血糖。葡萄糖是大脑产生能量的重要燃料,禁食或限食者发生低血糖时能量生成减少,脑内去氨活动停滞,氨的毒性增加。

（五）用药护理

①长期服用新霉素的患者中少数可出现听力或肾损害,故服用新霉素不宜超过1个月,用药期间应监测听力和肾功能。②应用谷氨酸钾和谷氨酸钠时,选择谷氨酸钾或谷氨酸钠时应根据血钾、血钠浓度和病情而定。患者尿少、尿闭时慎用或禁用谷氨酸钾,严重水肿、腹水、心力衰竭、脑水肿时慎用或禁用谷氨酸钠。③应用精氨酸时,滴注速度不宜过快,否则可出现流涎、呕吐、面色潮红等反应。因精氨酸呈酸性,含氯离子,不宜与碱性溶液配伍使用,久用可引起代谢性酸中毒,肾衰竭时禁用。④乳果糖因在肠内产气较多,可引起腹胀、腹绞痛、恶心、呕吐及电解质紊乱等,应用时应从小剂量开始,调节到每日排便2~3次,粪便 pH 以 5~6 为宜。⑤大量输注葡萄糖时要警惕低钾血症、心力衰竭和脑水肿的发生。⑥灌肠应使用生理盐水或弱酸性溶液(生理盐水 1~2 L,加用食醋 100 ml),忌用肥皂水,因其为碱性,可增加氨的吸收。

（六）心理护理

与患者建立良好的关系,耐心解释患者提出的问题,对患者给予尊重、体谅、关心和信任,给予情感上的支持,帮助患者树立战胜疾病的信心。不在患者面前表现出对治疗丧失信心和失望,对患者出现的抑郁、绝望等心理给予疏导,建立良好的家庭与社会支持系统。

（七）健康指导

(1)指导患者和家属介绍肝脏疾病和肝性脑病的有关知识,指导其认识肝性脑病的各种诱发因素,要求患者自觉避免诱发因素。指导患者按医嘱规定的剂量、用法服药,了解药物的主要不良反应,并定期随访、复诊。

(2)指导患者家属了解肝性脑病的早期征象,以便患者发生肝性脑病时能及时被发现,及时得到诊治。家属要给予患者精神支持和生活照顾,帮助患者树立战胜疾病的信心。

第六节　急性胰腺炎

急性胰腺炎(acute pancreatitis)是多种病因导致的胰酶在胰腺内被激活后引起胰腺组织自身消化所致的化学性炎症,是消化系统的常见病,临床以急性腹痛,发热伴有恶心、呕吐及血尿淀粉酶增高为特点。根据病理损害程度将急性胰腺炎分为水肿型和出血坏死型两种类型,水肿型多见,病情常呈自限性,于数天内自愈;出血坏死型则病情较重,易并发休克、腹膜炎、继发感染等,死亡率高。本病多见于青壮年,女性多于男性。

【病因与发病机制】

引起急性胰腺炎的病因较多,在我国以胆道疾病最为常见,西方国家则以大量饮酒和暴饮暴食常见。

1. 胆道疾病　导致急性胰腺炎的胆道疾病中最常见的是胆石症。可能引起胆源性胰腺炎的因素:①解剖上有 70%～80% 的胰管和胆总管汇合后共同开口于十二指肠壶腹部,上述疾病可致壶腹部狭窄和(或)Oddi 括约肌痉挛,造成胆汁逆流入胰管,胆盐损伤胰管黏膜的完整性,使胰腺分泌的消化酶进入胰实质,引起急性胰腺炎;②胆石移行中损伤胆总管、壶腹部或胆道炎症引起暂时性 Oddi 括约肌松弛,使富含肠激酶的十二指肠液反流入胰管,激活胰酶,引起急性胰腺炎;③胆道炎症时,细菌毒素、游离胆酸、非结合胆红素及溶血卵磷脂等可通过胆胰间淋巴管交通支扩散至胰腺,激活胰酶,引起急性胰腺炎。

2. 大量饮酒和暴饮暴食　可致胰液分泌量增加,刺激 Oddi 括约肌痉挛、乳头水肿,使胰液排出受阻,胰管内压力增加,胰管破裂引起急性胰腺炎。暴饮暴食还可使胆汁分泌增加,在发病中也起到重要作用。

3. 胰管梗阻　胰管结石、狭窄及肿瘤等可使胰液排泄受阻,胰管内压增高,导致胰腺腺泡破裂,胰液消化酶溢入间质引起急性胰腺炎。

4. 其他因素　腹部手术或外伤可直接或间接损伤胰腺组织引起胰腺炎;任何原因引起的高钙血症和高脂血症,均可使胰管硬化,增加胰液分泌和促进胰蛋白酶原激活,引起胰腺炎;某些药物如硫唑嘌呤、糖皮质激素、磺胺类等可损伤胰腺组织,影响胰腺正常分泌,使胰液黏稠度增加,引起急性胰腺炎。

在上述各种病因作用下,胰液中的胰酶在胰腺内被激活,使胰腺自身组织发生了化学性消化。其中起主要作用的活化酶有:①磷脂酶 A_2:可分解细胞膜的磷脂,其产物的细胞毒作用导致胰实质凝固性坏死及溶血;②激肽释放酶:可使激肽酶原变为缓激肽和胰激肽,使血管舒张和通透性增加,引起水肿和休克;③弹性蛋白酶:可溶解血管弹性纤维引起出血和血栓形成;④脂肪酶:渗入胰周脂肪层包囊时,可致脂肪组织液化性坏死。

【临床表现】

水肿型胰腺炎症状相对较轻;出血坏死型胰腺炎起病急骤,症状严重,变化迅速,常伴有休克及多种并发症。

1. 症状

(1)腹痛:为本病的首发症状和主要表现,多为中、上腹剧痛,呈持续性,向腰背部呈带状放射,弯腰抱膝体位可缓解,进食可加剧。水肿型者腹痛持续 3～5 日后缓解;坏死型者病情发展迅速,疼痛剧烈而持续,由于腹腔渗液扩散可引起腹膜炎,致全腹痛。

(2)恶心、呕吐及腹胀:是本病常见的症状。恶心、呕吐多在发病后出现,呕吐物为食物残渣及胆汁,呕吐后腹痛并不减轻。常伴有腹胀,严重者可并发麻痹性肠梗阻。

(3)发热:多数患者有中度以上发热,持续 3~5 日。坏死型胰腺炎或并发腹膜炎、胰腺脓肿等继发感染时,可有持续高热。

(4)低血压或休克:仅见于坏死型胰腺炎。休克主要原因为有效循环血容量不足,部分患者可由于出血或感染等原因所致。

(5)水、电解质及酸碱平衡紊乱:患者多有轻重不等的脱水;呕吐频繁可致代谢性碱中毒,重症者可发生代谢性酸中毒、低钾血症和低镁血症,少数患者可出现持续低钙血症。

2. 体征　水肿型胰腺炎患者腹部体征较轻,上腹部压痛不明显,无腹肌紧张及反跳痛,少数有轻度腹胀伴肠鸣音减弱。坏死型胰腺炎腹膜刺激征明显,腹肌紧张,全腹明显压痛及反跳痛。伴麻痹性肠梗阻时,可有明显腹胀,肠鸣音减弱或消失;可出现腹水征,腹水多呈血性;患者脐周皮肤青紫(Cullen 征)或两侧胁腹部皮肤出现青紫(Grey-Turner 征);胆总管或壶腹部结石、胰头炎性水肿压迫胆总管时,可出现黄疸。

3. 并发症　可分为局部并发症和全身并发症。

(1)局部并发症:①胰腺脓肿:坏死型胰腺炎起病 2~3 周后,因胰腺及胰周坏死继发感染而并发胰腺脓肿,可出现高热、腹痛、上腹肿块和中毒症状;②胰腺假性囊肿:假性囊肿常发生在病后 3~4 周,由胰液和液化的坏死组织在胰腺内或其周围被包裹形成,囊肿破裂可致胰源性腹水。

(2)全身并发症:重症胰腺炎常并发不同程度的多器官衰竭:①上消化道出血:多由应激性溃疡或上消化道黏膜糜烂引起。②败血症及真菌感染:局部感染扩散,可并发败血症,且常与胰腺脓肿并存;重症患者机体抵抗力低下,加上大量应用抗生素,易并发真菌感染。③急性肾衰竭:表现为少尿、蛋白尿和进行性血尿素氮、肌酐升高。④急性呼吸窘迫综合征:突然发作的进行性呼吸窘迫、发绀等。⑤心力衰竭与心律失常:常伴有心包积液。⑥高血糖:多为暂时性。⑦胰性脑病:表现为精神异常(幻想、幻觉)和定向力障碍。

【诊断要点】

本病有胆道疾病、酗酒、暴饮暴食等病史,患者突然出现上腹部持续疼痛伴恶心、呕吐,血、尿淀粉酶升高,即可诊断为急性胰腺炎。

【治疗要点】

本病治疗原则为减轻腹痛、减少胰腺分泌、防治并发症。轻症急性胰腺炎,经 3~5 天积极治疗多可治愈。重症急性胰腺炎必须采取综合性措施,积极抢救治疗。

1. 轻症急性胰腺炎治疗　①禁食及胃肠减压:目的在于减少胃酸分泌,进而减少胰液分泌,以减轻腹痛和腹胀;②静脉输液:补充血容量,维持水、电解质和酸碱平衡;③止痛:腹痛剧烈者可予哌替啶;④抗感染:我国大多数急性胰腺炎与胆道疾病有关,故多应用抗生素;⑤抑酸治疗:静脉给予 H_2-受体拮抗剂或质子泵抑制剂。

2. 重症急性胰腺炎治疗　除上述治疗措施外,还应:①维持水、电解质平衡:积极补充液体和电解质,维持有效循环血容量;伴有休克者,应给予清蛋白、新鲜血或血浆代用品。②营养支持:早期一般采用全胃肠外营养(total parenteral nutrition,TPN),如无肠梗阻,应尽早过渡到肠内营养(enternal nutrition,EN),以增强肠道黏膜屏障。③抗感染治疗:重症患者常规使用抗生素,以预防胰腺坏死并发感染,常用药物有氧氟沙星、环丙沙星、克林霉素、甲硝唑及头孢菌素类等。④减少胰液分泌:生长抑素具有抑制胰液分泌、胰酶合成的作用。尤以生长抑素和其拟似物奥曲肽疗效较好,生长抑素剂量为 250 μg/h,奥曲肽为 25~50 μg/h,持续静脉滴注,疗程 3~7 天。⑤抑制胰酶活性:仅用于重症胰腺炎的早期,常用药物有抑肽酶,(20 万~50 万) U/d,分 2 次溶于葡萄糖液静脉滴注;加贝酯 100~300 mg 溶于 500~1500 ml 葡萄糖盐水,每小时 2.5 mg/kg,静脉滴注。

3. 并发症治疗 对急性出血坏死型胰腺炎伴腹腔内大量渗液者,或伴急性肾衰竭者,可采用腹膜透析治疗;急性呼吸窘迫综合征除药物治疗外,可做气管切开和应用呼吸机治疗;并发糖尿病者可使用胰岛素。

4. 其他治疗

(1)内镜下奥迪括约肌切开术(endoscopic sphincterotomy,EST):适用于胆源性胰腺炎合并胆道梗阻或胆道感染者。

(2)中医治疗:对急性胰腺炎有一定疗效。

(3)外科治疗:①腹腔灌洗可清除腹腔内细菌、内毒素、胰酶、炎性因子等;②对于急性出血坏死型胰腺炎经内科治疗无效,或胰腺炎并发脓肿、假性囊肿、弥漫性腹膜炎、肠穿孔、肠梗阻及肠麻痹坏死时,需实施外科手术治疗。

【常见护理诊断/问题】

1. 疼痛:腹痛 与急性胰腺炎所致的胰腺组织水肿、坏死有关。

2. 体温过高 与胰腺炎症有关。

3. 潜在并发症 休克、急性腹膜炎、急性肾功能不全。

4. 有体液不足的危险 与禁食、呕吐、胰腺急性出血有关。

【护理措施】

1. 休息与体位 急性期应绝对卧床休息,采取弯腰屈膝侧卧位,待病情缓解后逐渐增加活动。因剧痛辗转不安者要防止坠床,必要时加护栏。环境要安静,避免增加患者焦虑。

2. 饮食护理 急性期严格禁食、禁水 1~3 天,甚至更长;有腹胀者予胃肠减压。患者口渴时可含漱或用水湿润口唇,向患者及家属解释禁食、禁饮的重要性,以取得积极配合。病情缓解后可恢复进食,从少量流质、半流质渐进为普通饮食,先给予对胰腺刺激小的糖类,慢慢增加蛋白质及少量脂肪,切忌暴饮暴食及酗酒。

3. 病情观察 注意观察腹痛、恶心、呕吐、发热等症状的程度及变化;观察呕吐物、引流物、大小便的量和性质,观察皮肤、黏膜的色泽与弹性变化,判断失水程度;准确记录 24 h 出入量,作为补液依据;定时监测生命体征及意识的变化等以防治休克。严密观察心、肺、肾等重要脏器功能的变化,防止多器官衰竭并发症的发生,如有异常及时报告医师,并协助医师积极治疗。

4. 对症护理 剧烈腹痛是最突出症状,应采取相应护理措施。

(1)腹痛监测:严密观察患者腹痛的变化情况,通过对神志、面容、生命体征等的观察判断疼痛的严重程度;对急性腹痛患者,应详细了解疼痛的特点,重点询问患者腹痛的部位、性质、程度、持续时间及伴随症状。

(2)减轻疼痛的护理:协助患者采取有利于减轻疼痛的体位;应用转移注意力法、音乐疗法等缓解疼痛;遵医嘱合理应用镇痛药物,急性腹痛诊断未明者,不可随意使用镇痛药,以免掩盖症状、体征而延误病情。

5. 用药护理 反复使用哌替啶止痛可能成瘾。禁用吗啡,因其可致括约肌痉挛,加重病情。肌内注射阿托品可致膀胱尿潴留,每日需做膀胱触诊,有膀胱尿潴留时给予导尿。生长抑素入量超过 50 μg/min 时,可致眩晕、耳鸣、恶心、呕吐,要调节滴速。使用加贝酯有时可出现恶心、皮疹、暂时性血压下降等不良反应,应注意观察。

6. 心理护理　由于疼痛剧烈,患者易产生紧张、焦虑等不良情绪,诱发和加重病情,故应为患者创造安静、舒适的环境,减少不良刺激,采取有效止痛措施缓解疼痛。同时多与患者交谈,使其了解本病的诱发因素、疾病过程和治疗效果,增强治疗信心,克服焦虑、紧张情绪。

【健康指导】

(1)帮助患者及其家属了解本病的主要诱发因素。

(2)指导患者及家属掌握饮食卫生知识,使患者养成规律进食习惯,避免暴饮暴食,戒烟、酒,平时应食用低脂、低蛋白、无刺激的食物,防止复发。

(3)有胆道疾病、十二指肠疾病者宜积极治疗。

第七节　腹　外　疝

腹外疝是腹腔内脏器或组织连同壁腹膜离开了原来的部位,经腹壁的薄弱点或缺损处向体表突出而成,是外科最常见的疾病之一。

典型的腹外疝由疝环、疝囊、疝内容物和疝外被盖四部分组成。疝环也称疝门,是疝突向体表的门户,也是腹壁薄弱点或缺损所在。各种疝通常以疝环所在部位作为命名依据,如腹股沟斜疝、股沟直疝、股疝、脐疝和切口疝等。疝囊是壁层腹膜经疝环向外突出形成的囊袋,囊颈是疝囊与腹腔之间的通道,其位置相当于疝环。它常是疝囊比较狭窄的部分。疝内容物是进入疝囊的腹腔内脏器或组织,以小肠最为多见,大网膜次之。盲肠、阑尾、乙状结肠等也可进入疝囊,但较少见。疝外被盖是指疝囊以外的各层组织。

腹外疝根据可复程度和血供情况,可分为以下几种类型。①易复性疝:疝内容物在患者站立、行走、劳动或腹内压增高时进入疝囊,平卧、休息或用手轻推即可回纳入腹腔内。②难复性疝:腹外疝的内容物反复突出,致囊颈受摩擦而损伤,并产生粘连,使疝内容物不能完全回纳到腹腔,这种疝的内容物多数是大网膜。此外,有些病程长,腹壁缺损大的巨大疝因内容物较多,腹壁已完全丧失抵挡内容物突出的作用,也常难以回纳。③嵌顿性疝:疝环较小而腹内压突然增高时,疝内容物强行扩张囊颈而进入疝囊,随后因囊颈的弹性收缩,又将内容物卡住,疝内容物不能回纳腹腔者。④绞窄性疝:疝发生嵌顿后,如其内容物为肠管,肠壁及其系膜可在疝环处受压,先使静脉回流受阻,导致肠壁淤血和水肿,从而肠管受压情况加重而更难回纳。肠管嵌顿后,疝囊内肠壁及其系膜逐渐增厚,颜色由正常的淡红色逐渐转为深红色,囊内可有淡黄色渗液积聚。此时肠系膜内动脉搏动尚能摸到,嵌顿如能及时解除,上述病变可恢复正常。反之,肠管及其系膜受压情况不断加重,可使动脉血流减少甚至完全阻断,此时肠系膜动脉搏动消失,肠壁逐渐失去光泽、弹性和蠕动能力,甚至变黑坏死。疝囊内渗液转为紫红色血水,甚至呈脓性。感染严重者还可引起疝外被盖组织的蜂窝织炎。嵌顿性疝发展至肠壁动脉血流障碍阶段,即为绞窄性疝,很快发生肠壁坏死。严重者可发生感染性休克。

腹外疝几乎均需手术治疗,只有少数婴儿腹壁肌肉可随生长发育逐渐强壮,疝有消失的可能。故半岁以下婴儿可暂不手术。嵌顿性、绞窄性疝原则上应紧急手术治疗,解除伴发的肠梗阻以防止疝内容物坏死,手术时应正确判断疝内容物的生命力,如已有肠管坏死,需行肠切除、肠吻合术。对于部分嵌顿时间在 6 h 以内,局部压痛不明显,无腹肌紧张等腹膜刺激征者,可试行手法复位。复位成功后需密切观察腹部体征,如有腹痛、腹膜刺激征象,应考虑有肠穿孔的可能。对需手术者可采用疝囊高位结扎、疝修补术或疝成形术,但始终存在复发问题,复发率在 10% 左右。近年来疝成形术采用充填式无张力疝修补方法,如巴德锥形网塞等,使用现代补片技术可以修补所有的疝,同时不扰乱正常的解剖和没有缝线张力。其复发率下降,此方法技术简单、有效、患者痛苦小,患者能迅速恢复正常体力活动。

常见腹外疝的临床特点见表 3-1。

表 3-1 常见腹外疝的临床特点

项目	斜疝	直疝	股疝
发病年龄	儿童、青壮年	40 岁以后老年人	40 岁以后女性
突出途径	经腹股沟管进入阴囊	经直疝三角不入阴囊	经股管在卵圆窝处
疝块外形	梨形,尖端朝上	圆形	圆或梨形,尖朝下
压迫内环	可阻止突出	不能阻止突出	不能阻止
囊颈与腹壁下动脉关系	在动脉外侧	在动脉内侧	在内下方
嵌顿机会	较多	少见	最多

【护理评估】

(一)健康史

1. 腹壁强度降低 可分先天性和后天性两种因素。

(1)先天性的,如腹膜鞘状突未闭、脐环闭锁不全,精索和子宫圆韧带穿过腹股沟管,股动静脉穿过股管等。

(2)后天性的,如手术切口愈合不良、外伤、感染所致的腹壁缺损,肥胖者脂肪浸润,老龄患者肌肉退化萎缩等。

2. 腹内压增高 慢性咳嗽、便秘、排尿困难、腹水、妊娠后期,还有举重、肥胖等因素。

(二)身体状况

1. 可复性疝 患处出现隆起的肿块,并有坠痛感。肿块通常在站立、行走、咳嗽或用力时,或婴幼儿哭闹时膨大,平卧休息安静时消失。肿块可向腹腔回纳而消失。①腹股沟斜疝的内容物可进入阴囊还纳后,可扪及外环扩大。②腹股沟直疝多见于老年体弱者,主要表现为,当患者直立时在腹股沟内侧耻骨结节上外方出现一半球形肿块。直疝一般不进入阴囊,极少发生嵌顿。③股疝通常较小,常在卵圆窝处表现为一半球形的突起。平卧而回纳内容物后,疝块有时并不完全消失,这是因为疝囊外有很多脂肪的缘故,由于囊颈较狭小,咳嗽冲击感也不明显,股疝易发生嵌顿。如疝内容物是肠管,嵌顿后易引起肠梗阻、肠坏死。④腹部切口疝的主要症状是腹壁切口处逐渐膨隆。较大的切口疝有腹部牵拉感伴食欲减退、恶心、便秘、腹部隐痛等表现。切口疝的疝环一般较宽大,很少发生嵌顿。⑤婴儿脐疝有的在受到外伤后,覆盖组织可以穿破,故要引起足够的重视。成人脐疝多数为中年经产妇女。由于疝环狭小,易发生嵌顿或狭窄。

2. 难复性疝 胀痛稍重,疝块不能完全回纳。疝一旦嵌顿,回纳的机会较少,如不及时处理,将成为绞窄性疝。

3. 绞窄性疝 当发生绞窄时,如疝内容物为大网膜,局部症状较轻微;如疝内容物为肠祥,则有类似肠梗阻的症状,疼痛明显,临床症状严重。如肠祥坏死穿孔时,绞窄时间较长者,由于疝内容物发生感染,侵及周围组织,发生疝外被盖的急性炎症,患者可有脓毒血症的全身表现。疼痛可因疝块压力骤降而暂时有所缓解。因此,疼痛减轻而肿块仍在者,不可认为是病情好转,如不及时处理,可以并发肠瘘。

(三)心理-社会状况

患者有无疝块反复突出影响工作和生活而感到焦虑不安,有无对手术存在顾虑。患者对预防腹内压增高知识的掌握程度。

【主要护理诊断/问题】

1. 疼痛 与疝块突出或嵌顿有关。

2. 潜在并发症 肠绞窄、肠穿孔、膀胱或肠管损伤、阴囊血肿、术后伤口感染、腹外疝术后复发。

3. 知识缺乏 与对腹外疝有关知识及严重性认识不足有关。

【护理目标/评价】

(1)解除疼痛。

(2)预防和及时发现并发症。

(3)了解疝的发病因素、术后复发的危险因素及预防知识。

【护理措施】

(一)术前护理

(1)治疗致腹内压增高的原发病,如支气管炎、习惯性便秘、前列腺增生症等。

(2)对巨大疝者,告知其少活动,多卧床休息。离床活动时使用疝带压住疝环口,避免腹腔内容物脱出,防止疝嵌顿。

(3)观察腹部情况,对有持续性腹痛者,尤其是腹部绞痛,有发生嵌顿的可能,应立即通知医生,及时处理。伴有肠梗阻者,术前应禁食、输液、胃肠减压、纠正水和电解质及酸碱平衡失调,及早使用抗生素。

(4)吸烟者,术前两周开始戒烟。

(5)稳定情绪:向患者讲解手术目的、方法、注意事项,如需用无张力补片应向患者讲解此材料的优点及费用等。

(6)严格备皮:这是预防切口感染导致疝复发的重要措施,应对患者阴囊、会阴部皮肤做仔细的准备。嘱患者沐浴、更衣、生活不能自理者应给予协助。手术当日晨要检查手术区皮肤,如有化脓性感染发生,应暂停手术。

(7)手术前晚给患者灌肠,清除肠内容物,防止术后便秘和腹胀。进手术室前嘱患者排尿,必要时留置尿管保持膀胱空虚,防止术中误伤。

(二)术后护理

(1)术后取平卧位,次日可半卧位,膝下垫软枕,使髋关节微屈,以松弛腹壁缝合的张力,有利于切口愈合并能减轻切口疼痛。

(2)绞窄性疝手术后,应密切观察患者体温、脉搏、呼吸及血压变化,有无腹痛等,按医嘱输液和给予抗生素。

(3)观察阴囊有无水肿,必要时可托起阴囊。

(4)密切观察有无切口出血、感染,保持切口敷料清洁干燥,避免大小便污染。

(5)防止腹内压力增高,如患者有咳嗽应及时治疗,咳嗽时协助患者用手按压切口部位,以减少局部压力,避免局部修补处裂开。注意询问患者排便情况,便秘者尽早给予缓泻药。

(6)用传统方法手术者一般3~5天可离床活动。但采用补片技术的患者可以早期下床活动。年老体弱、复发性疝、绞窄性疝、巨大疝患者可适当延迟下床活动时间。

（三）健康指导

(1)让患者了解腹外疝的正确治疗方法,防止并发症。

(2)出院后仍应适当休息,逐渐增加活动量,一般3个月内避免重体力劳动。

(3)多吃营养丰富的食物,多吃蔬菜、水果,保持大便通畅。

(4)预防和及时治疗使腹内压增高的各种疾病。

(5)若有疝复发,应及早回院诊治。

第八节　腹部损伤

腹部损伤在平时和战时都较多见,其发病率在平时占各种损伤的0.4%~1.8%,多数腹部损伤因涉及内脏而伤情严重。

腹部损伤可分为开放性损伤和闭合性损伤两大类。腹壁无伤口的腹部损伤称为闭合性损伤,开放性损伤根据其腹膜是否破损分为穿透伤和非穿透伤。无论是开放性损伤还是闭合性损伤,都可局限于腹壁,损伤内脏,当发生腹部大血管或实质脏器的严重损伤导致大出血,腹腔内多个脏器严重损伤时,常会直接威胁患者生命,如治疗、护理不当,将会产生严重的后果。在临床上,闭合性损伤因无伤口,要确定有无内脏损伤有时是很困难的,若不能早期确定有无内脏损伤而贻误手术时机,则可能导致严重后果。因此,对闭合性损伤的观察和处理更为重要。常见内脏损伤为脾、小肠、肾、肝脏。

单纯性腹壁损伤处理与其他软组织的损伤相同。开放性腹部损伤在现场抢救时对已脱出的内脏等的正确处理是:用消毒碗覆盖保护,切忌还纳,以免污染腹腔。已确诊或高度怀疑内脏损伤者,应该紧急做好术前准备,力争尽早手术。腹腔脏器损伤并出现休克者,在积极抗休克治疗的同时,可迅速进行手术治疗。对于一时不能明确腹腔内脏器官有无损伤的患者,应严密观察,以防延误诊断。手术处理的基本原则是,先处理出血性损伤的脏器,后处理穿破性损伤的脏器。术中根据脏器损伤情况作相应处理。

【护理评估】

（一）健康史

评估腹部损伤的原因、程度,有无合并伤。

(1)注意询问患者受伤的暴力强度、着力部位、用力方向,受伤时间、地点。

(2)患者受伤时空腔脏器的充盈情况。充盈的空腔脏器比空者更易破裂。

(3)腹部闭合性损伤常由钝性暴力所致,如患者从高处坠落、暴力撞击、重力挤压、拳打脚踢等。

(4)开放性损伤常由刀刺、枪弹所引起。

(5)腹部损伤的严重程度,有无其他合并伤,如头部外伤和骨折等。

（二）身体状况

（1）单纯性腹壁损伤，表现为腹壁局限性肿胀疼痛、压痛及皮下瘀斑。腹腔内脏如果仅为挫伤，伤情通常不重，也无明显的临床表现。

（2）实质性脏器破裂者主要表现为面色苍白、脉率加快、血压下降甚至休克。查体有腹痛、腹胀、腹膜刺激征和移动性浊音。

（3）空腔脏器破裂者，以恶心、呕吐、剧烈腹痛为主要表现。查体有腹部压痛、反跳痛、腹肌紧张等腹膜刺激征。如为胃穿孔可表现为板状腹。有时出现气腹征，严重者可出现中毒感染性症状，甚至休克。

（4）腹部开放性损伤伤口可渗出血液、胆汁、胰液、粪便、尿液等，有时可有异物。

（三）心理-社会状况

了解患者和家属遭受突然伤害的心理承受能力及对本次损伤相关知识的了解程度。

【主要护理诊断/问题】

1. 体液不足　与损伤致腹腔内出血、严重腹膜炎、呕吐及禁食有关。

2. 疼痛　与损伤有关。

3. 焦虑和恐惧　与突然遭受暴力致伤有关。

4. 潜在并发症　损伤器官的再出血或腹腔内感染、脓肿形成。

【护理目标/评价】

（1）患者体液平衡能得到维持，生命体征平稳。

（2）减轻疼痛。

（3）患者焦虑和恐惧程度缓解或减轻，情绪稳定。

（4）患者未发生并发症或并发症能被及时发现和处理。

【护理措施】

（一）非手术治疗的护理及术前护理

（1）严密观察病情变化

1）每 15~30 min 监测体温、脉搏，呼吸、血压一次。

2）观察患者神志、面色、腹痛、腹部体征（重点观察腹膜刺激征），肝浊音界有无缩小或消失，有无移动性浊音等。对疑有腹膜刺激征者可行腹腔穿刺术。

3）观察患者有无胸、脑、四肢骨折等合并伤。

（2）观察期间为避免病情加重，患者应卧床休息，不能随便搬动患者。严禁使用止痛剂，以免掩盖病情。

（3）禁食、胃肠减压。

（4）按医嘱积极补充血容量，防治休克。

（5）应用抗生素防治腹腔内感染。

（6）加强与患者的沟通，关心患者，解除其紧张焦虑情绪，使患者能积极配合治疗。

（7）开放性损伤者应常规注射破伤风抗毒素血清。

（8）尽快做好手术前准备。

（二）术后护理

（1）定时监测体温、脉搏、呼吸、血压和尿量。

（2）体位与活动血压平稳后，可改为半卧位，以利于引流和改善呼吸，减轻腹胀，促进肠蠕动恢复,鼓励患者在病情好转后,早期离床活动,以防止术后肠粘连。

(3)术后禁食、禁饮,胃肠减压至肠功能恢复。胃肠道功能恢复后,及时提供易消化、营养丰富的食物。

(4)输液,维持水和电解质平衡。

(5)使用有效抗生素,防治感染。

(6)切口和引流的护理妥善固定各种引流管,必要时接负压引流,保持引流通畅。观察记录引流液性状、颜色和量。

(三)健康指导

(1)宣传劳动保护,安全生产、安全行车、遵守交通规则的知识,以避免意外损伤。

(2)对发生腹部损伤者,不论轻重都应经专业医务人员检查,以免贻误病情。

(3)出院后如有腹痛、腹胀等不适,应及时到医院就诊。

第九节 肠 梗 阻

肠内容物不能正常运行、顺利通过肠道,称为肠梗阻,是外科常见的急腹症之一。其病因复杂,病情多变,发展迅速,若处理不及时常危及患者的生命。肠梗阻发生后,肠管局部和机体全身出现一系列复杂的病理生理变化。

(1)肠管局部变化:单纯性机械性肠梗阻一旦发生,梗阻以上肠蠕动增加,以克服障碍。另一方面,由于梗阻以上肠腔积气、积液,使肠管膨胀。70%的气体来自吞咽的气体,30%的气体来自血液中的气体及肠道细菌分解发酵产生的气体。积液主要来源于梗阻近端的胃肠道分泌液。梗阻发生后,梗阻近端肠腔内压力升高,到一定程度可使肠壁血运障碍,最初表现为静脉血回流受阻,肠壁充血水肿,呈暗红色;若肠腔内压力继续增高,可使小动脉血运受阻,血栓形成,肠壁表面失去光泽,呈暗黑色,最后肠管可缺血、坏死甚至穿孔。

(2)体液丧失:消化道每日分泌消化液约8000 ml,内含各种电解质,正常情况下大部分被肠道再吸收。肠梗阻发生后,由于不能进食及频繁呕吐,大量丢失胃肠道液,尤以高位肠梗阻为甚。低位肠梗阻时,这些液体不能被吸收而潴留在肠腔内,同时由于组织缺氧,毛细血管通透性增加,致使液体自肠壁渗透至肠腔和腹腔(等于丢失于体外)。体液的丢失伴随着电解质的丢失。高位肠梗阻因严重呕吐丢失了大量胃酸和氢离子,可引起代谢性碱中毒。低位小肠梗阻,钠、钾离子丢失多于氢离子,并在已有脱水和缺氧的情况下,酸性代谢产物剧增,可引起严重的代谢性酸中毒,临床较多见。

(3)感染和毒血症:梗阻以上肠内容物积聚,细菌繁殖并产生大量毒素,同时因肠壁通透性改变,肠内细菌和毒素随之渗入腹腔,并经腹膜再吸收,可引起腹膜炎、菌血症、感染性休克,甚至死亡。

肠梗阻的治疗原则主要是解除梗阻和矫正因梗阻引起的全身生理紊乱。具体的治疗方法应根据肠梗阻的类型、部位和患者的全身情况而定。①非手术治疗:适用于单纯性粘连性肠梗阻、麻痹性或痉挛性肠梗阻、蛔虫或粪块堵塞引起的肠梗阻。肠套叠早期可用空气(或氧气)灌肠复位,疗效可达90%以上,如果肠套叠不能复位,或病期超过48 h,或怀疑有肠坏死者禁忌灌肠复位,应采用手术治疗。②手术治疗:各种类型的绞窄性肠梗阻、肿瘤及先天性肠道畸形引起的肠梗阻,以及非手术治疗无效的患者适宜手术治疗。手术治疗的原则是在最短时间内,以最简单的手术方法解除梗阻或恢复肠腔的通畅。方法包括松解粘连术、肠切除吻合术、肠造口术等。

【护理评估】

（一）健康史

肠梗阻按其病因可分为三类。

1. 机械性肠梗阻 最常见，主要是由于各种原因引起的肠腔变窄，肠内容物通过障碍。原因包括如下几点。

（1）肠腔堵塞，如寄生虫、粪块、粪石、异物等。

（2）肠管受压，如粘连带压迫、肠扭转、嵌顿疝或受肿瘤压迫等。

（3）肠壁病变，如先天性肠道闭锁、狭窄、肿瘤等。

2. 动力性肠梗阻 较少见，肠壁本身无病变，其梗阻的原因是由于神经反射或毒素刺激引起肠壁肌功能紊乱，使肠蠕动丧失或肠管痉挛，以致肠内容物不能正常运行，可分为麻痹性肠梗阻与痉挛性肠梗阻两类。麻痹性肠梗阻是肠管丧失蠕动功能，导致肠内容物停止运行所致，常见于急性弥漫性腹膜炎、腹部大手术、腹膜后血肿或感染等。痉挛性肠梗阻比较少见，是由于肠壁肌肉超常收缩所致，可见于急性肠炎或慢性铅中毒等。

3. 血运性肠梗阻 较少见。由于肠系膜血管栓塞或血栓形成，使肠管血运障碍，继而发生肠麻痹，肠内容物不能通过。

血运性肠梗阻又可按肠壁血运有无障碍分为单纯性肠梗阻和绞窄性肠梗阻两类。

（1）单纯性肠梗阻：只有肠内容物通过受阻，而无肠管血运障碍。

（2）绞窄性肠梗阻：肠梗阻发生后，伴有肠管血运障碍。

血运性肠梗阻还可按肠梗阻发生的部位分高位（如空肠上段）肠梗阻和低位（如回肠末段和结肠）肠梗阻两类，根据肠梗阻的程度分为完全性肠梗阻和不完全性肠梗阻，按梗阻现象发生的快慢分为急性肠梗阻和慢性肠梗阻。若一段肠袢两端完全阻塞，如肠扭转，则称为闭袢性肠梗阻，此类梗阻肠腔高度膨胀，容易发生肠坏死和穿孔。

（二）身体状况

尽管由于肠梗阻的病因、部位、病变程度、发病急慢不同，各有不同的临床表现，但都有一个共同的特征，即肠内容物不能顺利通过肠道，因此各类型的肠梗阻共有的表现是腹痛、呕吐、腹胀及停止排便、排气等。

1. 腹痛 单纯机械性肠梗阻的特点是阵发性绞痛，这是由于梗阻上方肠管强烈蠕动引起的。疼痛多在腹中部，也可偏于梗阻所在的部位。腹痛发作时，患者自觉有"气块"在腹中窜动，并受阻于某一部位，此刻绞痛最为剧烈，难以忍受。绞痛发作时检查腹部，多数可见肠型和肠蠕动波。当腹痛的间歇期不断缩短，成为剧烈的持续性腹痛时，应考虑绞窄性肠梗阻的可能。麻痹性肠梗阻，腹痛多不明显，为持续性胀痛。

2. 呕吐 早期呕吐常为反射性，呕吐物为食物和胃液。以后由于梗阻部位不同，呕吐出现的时间和性质也不同。高位肠梗阻呕吐出现早、频繁，呕吐物主要为胃液、十二指肠液、胆汁；低位肠梗阻呕吐出现较晚，呕吐物常为带臭味的粪便样物。若呕吐物为血性或棕褐色液体，提示肠管有血运障碍。麻痹性肠梗阻的呕吐呈溢出性。

3. 腹胀 一般出现较晚。高位肠梗阻由于呕吐频繁，腹胀不明显；低位肠梗阻腹胀明显，遍及全腹，肠扭转等闭袢性肠梗阻腹胀多不对称，麻痹性肠梗阻表现为均匀性全腹胀。

4. 停止排便、排气 不完全性肠梗阻可有多次少量排便、排气。完全性肠梗阻发生后，患者多不再排便、排气,但梗阻早期,尤其是高位肠梗阻,因梗阻以下肠内残存的粪便和气体仍可排出,故早期有少量排便时,不能否定肠梗阻存在。绞窄性肠梗阻,可排出血性黏液样便。

5. 全身变化　单纯性肠梗阻早期全身情况多无明显改变,晚期可有唇干舌燥、眼窝内陷、皮肤弹性差、尿少等脱水体征。严重缺水或绞窄性肠梗阻时,可出现脉搏细速、血压下降、面色苍白、四肢发凉等休克征象。

6. 腹部体征　视诊:机械性肠梗阻常可见腹胀、肠型和蠕动波,肠扭转时腹胀多不对称,麻痹性肠梗阻则腹胀均匀。触诊:单纯性肠梗阻可有轻度压痛但无腹膜刺激征,绞窄性肠梗阻时可有固定压痛和腹膜刺激征。叩诊:绞窄性肠梗阻,腹腔有渗液,可有移动性浊音。听诊:闻及气过水声或金属音,肠鸣音亢进,为机械性肠梗阻表现。麻痹性肠梗阻,肠鸣音减弱或消失。

（三）心理-社会状况

了解患者患病后的心理反应,有无焦虑、恐惧等表现。询问患者对本病的认知程度和心理承受能力,了解家属及亲友的态度、经济承受能力。

【主要护理诊断/问题】

1. 腹痛、腹胀　与肠内容物不能正常运行或通过肠道障碍。

2. 体液不足　与呕吐、禁食、肠腔积液、胃肠减压有关。

3. 潜在并发症　肠坏死、腹腔感染、休克。

4. 营养失调:低于机体需要量　与禁食、呕吐有关。

【护理目标/评价】

(1)缓解腹痛、腹胀、呕吐不适。

(2)维持水、电解质和酸碱平衡。

(3)预防或及时发现并发症。

(4)摄入足够的营养。

【护理措施】

（一）非手术治疗的护理

1. 饮食肠梗阻　患者应禁食,如梗阻缓解,患者排气排便,腹痛、腹胀消失后可进流质饮食,忌容易产气的甜食和牛奶等。

2. 胃肠减压　是治疗肠梗阻的重要措施之一,通过胃肠减压吸出胃肠道内的积气、积液,减轻腹胀、降低肠腔内压力,改善肠壁血液循环,有利于改善局部和全身情况。胃肠减压期间注意观察和记录引流液的颜色、性状和量,如发现有血性液体,应考虑有绞窄性肠梗阻的可能。

3. 缓解疼痛　在确定无肠绞窄或肠麻痹后,可应用阿托品类抗胆碱药物,以解除胃肠道平滑肌痉挛,使患者腹痛得到缓解。但不可随意应用吗啡类止痛剂,以免影响病情观察。

4. 呕吐的护理　呕吐时应坐起或头侧向一边,及时清除口腔内呕吐物,以免误吸引起吸入性肺炎或窒息;观察记录呕吐物的颜色、性状和量。呕吐后给予漱口,保持口腔清洁。

5. 记录液体出入量　包括胃肠减压量、呕吐量等。

6. 缓解腹胀　除行胃肠减压外,热敷或按摩腹部,针灸双侧足三里穴;如无绞窄性肠梗阻,也可从胃管注入石蜡油,每次 20~30 ml,可促进肠蠕动。

7. 纠正水、电解质紊乱和酸碱失衡　基本溶液为葡萄糖、等渗盐水,重者尚须输给血浆或全血。输液所需种类和量需根据呕吐情况、胃肠减压量、脱水体征,并结合血钠、血钾、氢和血气分析结果而定。

8. 防治感染和毒血症　对单纯性肠梗阻晚期,特别是绞窄性肠梗阻患者,应用抗生素可以防治细菌感染,减少毒素产生。

9. 严密观察病情变化　定时测量记录体温、脉搏、呼吸、血压,严密观察腹痛、腹胀、呕吐及腹部体征情况,若患者症状与体征不见好转或反而加重,应考虑有肠绞窄的可能。绞窄性肠梗阻的临床特征如下。①腹痛发作急骤,起始即为持续性剧烈疼痛,或在阵发性加重之间仍有持续性剧烈疼痛。肠鸣音可不亢进。呕吐出现早、剧烈而频繁。②病情发展迅速,早期出现休克,抗休克治疗后改善不显著。③有明显腹膜刺激征,体温升高,脉率增快,白细胞计数增高。④腹胀不对称,腹部有局部隆起或触及有压痛的肿块。⑤呕吐物、胃肠减压抽出液、肛门排出物为血性,或腹腔穿刺抽出血性液体。⑥经积极非手术治疗而症状、体征无明显改善。⑦腹部X线,符合绞窄性肠梗阻的特点。此类患者病情危重,多处于休克状态,需紧急手术治疗。应积极做好术前准备。

（二）术后护理

1. 观察病情变化　观察生命体征变化。观察有无腹痛、腹胀、呕吐及排气等。有腹腔引流时,应观察记录引流液颜色、性质及量。

2. 体位　病情平稳后给予半卧位。

3. 饮食　术后禁食,禁食期间应给予补液。肠蠕动恢复并有排气后,可开始进少量流质饮食,进食后无不适,逐步过渡至半流质饮食。肠吻合术后,进食时间应适当推迟。

4. 术后并发症的观察与护理　术后尤其是绞窄性肠梗阻术后,如出现腹部胀痛、持续发热、白细胞计数增高,腹壁切口处红肿,以后流出较多带有粪臭味液体,应警惕腹腔内感染及肠瘘的可能,并积极处理。

（三）健康指导

（1）注意饮食卫生,避免暴饮暴食。

（2）避免饭后进行剧烈活动。

（3）保持大便通畅。

（4）如有腹痛、腹胀等不适,及时就诊。

第十节　急性阑尾炎

急性阑尾炎是外科最常见的急腹症之一,多发生于青壮年,以20~30岁为多,男性比女性发病率高。若能正确处理,绝大多数患者可以治愈,但若延误诊断治疗,可引起严重并发症,甚至造成死亡。

根据发病过程的病理解剖学变化,急性阑尾炎分为四种类型。①急性单纯性阑尾炎:炎症主要侵及黏膜和黏膜下层,渐向肌层和浆膜层扩散。阑尾外观轻度肿胀,黏膜和黏膜下层充血水肿,黏膜表面有小溃疡和出血点。浆膜轻度充血,表面可有少量纤维素性渗出物。②急性化脓性阑尾炎:炎症主要侵及肌层和浆膜层。此时阑尾明显肿胀,阑尾黏膜的溃疡面加大,阑尾腔内有积脓。浆膜高度充血,有脓性渗出物。阑尾周围的腹腔内有少量混浊液。③坏疽性及穿孔性阑尾炎：阑尾管壁坏死或部分坏死，呈暗紫色或黑色。当管腔梗阻又合并管壁坏死时，2/3 病例可发生穿孔，穿孔后可引起急性弥漫性腹膜炎。④阑尾周围脓肿：急性阑尾炎化脓坏疽时，大网膜将坏疽阑尾包裹或将穿孔后形成的弥漫性腹膜炎局限，出现炎性肿块或形成阑尾周围脓肿。

上述不同病理类型的阑尾炎可随机体防御机制强弱、治疗是否及时而有不同的转归。①炎症消退。②炎症局限化：化脓性、坏疽性阑尾炎被大网膜包裹，炎症局限化。③炎症扩散：阑尾穿孔后形成弥漫性腹膜炎，细菌经血扩散到门静脉系统，引起门静脉炎或全身化脓性感染。

急性阑尾炎诊断明确后，如无手术禁忌，原则上应早期手术治疗，既安全，又可防止并发症的发生。非手术治疗仅适用于早期单纯性阑尾炎或有手术禁忌证者。

【护理评估】

（一）健康史

1. 阑尾管腔堵塞 阑尾为盲管，管腔狭窄、弯曲，腔内食物残渣、粪石、异物、蛔虫等不易排出，常可导致管腔阻塞。阑尾腔阻塞后，腔内压力上升，发生血运障碍，阑尾壁可出现缺血，局部组织坏死，有利于细菌侵入，发生感染。

2. 胃肠道疾病影响 如急性肠炎、血吸虫病等，都可直接蔓延到阑尾，引起阑尾管壁肌痉挛，血运障碍而致炎症。

3. 细菌入侵 阑尾发生堵塞和炎症后，黏膜溃疡损害，管腔内的细菌不能排出而生长繁殖，侵入管壁，使感染加剧。致病菌多为肠道内的各种革兰氏阴性杆菌和厌氧菌。

（二）身体状况

1. 腹痛 典型的急性阑尾炎多起于中上腹和脐周，数小时后腹痛转移并固定于右下腹，腹痛为持续性、阵发性加剧。早期阶段是由于管腔扩张和管壁肌收缩引起的内脏神经反射性疼痛，常不能确切定位。当阑尾炎症波及浆膜层和壁层腹膜时，因后者受体神经支配，痛觉敏感，定位确切，疼痛即固定于右下腹。转移性右下腹痛是阑尾炎特征性的症状。据统计，70%~80%急性阑尾炎患者具有这种典型的转移性腹痛的特点。不同病理类型阑尾炎的腹痛有差异，如单纯性阑尾炎是轻度隐痛；化脓性阑尾炎呈阵发性胀痛和剧痛；坏疽性阑尾炎呈持续性剧烈腹痛，穿孔性阑尾炎因阑尾管腔压力骤减，腹痛可暂时减轻，但出现腹膜炎后，腹痛呈持续性加剧。

2. 胃肠道症状 食欲下降、恶心、呕吐常很早发生，但多不严重，一部分患者可有腹泻（青年人多见）或便秘（老年人多见）等。盆腔位阑尾炎时，炎症刺激直肠和膀胱，可引起里急后重和排尿痛。并发弥漫性腹膜炎时，可出现腹胀。

3. 全身症状 早期体温多正常或低热，体温在 38 ℃以下，患者有乏力、头痛等。化脓性阑尾炎坏疽穿孔后，体温明显升高，全身中毒症状重。如有寒战、高热、黄疸，应考虑为化脓性门静脉炎。

4. 体征

（1）右下腹压痛：是急性阑尾炎最重要的体征。压痛点常在脐与右髂前上棘连线中、外1/3 交界处，也称为麦氏（Mcburney）点。随阑尾解剖位置的变异，压痛点可改变，但压痛点始终在一个固定的位置上，右下腹固定压痛是早期阑尾炎诊断的重要依据。

（2）反跳痛：用手指深压阑尾部位后迅速抬起手指，患者感到剧烈腹痛为反跳痛，表明炎症已经波及壁层腹膜。

（3）腹肌紧张：化脓性阑尾炎时,可出现腹肌紧张,阑尾炎坏疽穿孔时,则更为明显。检查腹肌时,腹部两侧及上下应对比触诊,可准确判断有无腹肌紧张及其紧张程度。

（4）结肠充气试验：一手压住左下腹降结肠部,再用另一手反复压迫近侧结肠部,结肠内积气即可传至盲肠和阑尾部位,引起右下腹痛感者为阳性。

（5）腰大肌试验：患者取左侧卧位,将右下肢向后过伸,引起右下腹痛者为阳性。提示阑尾位置靠后,炎症波及腰大肌(后位阑尾炎)。

（6）闭孔肌试验：患者取仰卧位,右髋和右膝均屈曲 90°,并将右股向内旋转,引起右下腹痛者为阳性。说明阑尾位置较低,炎症已波及闭孔肌(即低位性阑尾炎)。

（7）直肠指检：盆腔阑尾炎,直肠右前方可有触痛,盆腔脓肿者,可触及有弹性感的压痛包块。

（三）心理-社会状况

了解患者患病后的心理反应,有无焦虑、恐惧等表现。询问患者对本病的认知程度和心理承受能力,对医院的适应情况。了解家属及亲友的态度、经济承受能力。

【主要护理诊断/问题】

1. 疼痛　与急性阑尾炎的炎性刺激及手术创伤有关。

2. 体温过高　与急性阑尾炎有关。

3. 体液不足　与禁食、呕吐、高热有关。

4. 潜在并发症　弥漫性腹膜炎、切口感染、出血、腹腔脓肿、粪瘘。

【护理目标/评价】

（1）减轻疼痛。

（2）恢复正常体温。

（3）补充足够液体。

（4）预防或及时发现并发症。

【护理措施】

（一）非手术治疗的护理

1. 体位与活动　取半卧位,卧床休息。

2. 禁食　减少肠蠕动,利于炎症局限,禁食期间给予静脉补液。

3. 密切观察病情变化

（1）腹部症状和体征的变化：观察期间如腹痛突然减轻,并有明显的腹膜刺激征,且范围扩大,提示阑尾已穿孔,应立即手术治疗。

（2）全身情况：观察精神状态,每 4~6 h 测量体温、脉搏、呼吸一次,若出现寒战、高热、黄疸,可能为门静脉炎,应及时通知医生处理。

（3）观察期间每 6~12 h 查血常规 1 次。

4. 镇痛剂　非手术治疗期间禁用吗啡类镇痛剂,以免掩盖病情。同时禁服泻药及灌肠,以免肠蠕动加快,肠内压增高,导致阑尾穿孔或炎症扩散。

5. 使用抗生素　使用有效的抗生素抗感染。

6. 做好术前准备　非手术治疗期间,如确定患者需手术治疗,应做好术前准备。小儿患者多有高热、脱水,应及时给予输液、降温等。对老年患者,应注意检查重要器官功能;妊娠阑尾炎术前后可用黄体酮,以减少子宫收缩,防止流产和早产。

（二）术后护理

1. 卧位 术后血压平稳后,取半卧位,使炎性液体流至盆腔,防止膈下感染。

2. 饮食 通常在排气后进食。

3. 早期活动 术后24 h可起床活动,促进肠蠕动恢复,防止肠粘连,增进血液循环,促进伤口愈合。

4. 应用抗生素 化脓性或坏疽穿孔性阑尾炎,术后应选用有效抗生素。

5. 做好腹腔引流管护理 保持引流通畅,并做好观察记录。根据病情变化,可在术后48~72 h酌情拔除。

6. 术后并发症的观察与护理

（1）切口感染:多因手术时污染伤口、腹腔引流不畅所致,阑尾坏疽或穿孔者尤易发生。术后3~5天体温逐渐升高,患者感觉伤口疼痛,切口周围皮肤有红肿、触痛,应及时发现并报告医生进行处理。

（2）腹腔脓肿:因腹腔残余感染或阑尾残端处理不当所致,常发生于术后5~7天,表现为体温持续升高或下降后又上升,有腹痛、腹胀、腹部包块及里急后重感。应采取半卧位,使脓液流入盆腔,减少中毒反应。同时使用抗生素,未见好转者,应及时行手术切开引流。

（3）腹腔出血:少见,但很严重,因阑尾动脉结扎线脱落所致。常发生于术后几小时至数日内。患者有腹痛、腹胀,并伴有面色苍白、脉速、出冷汗、血压下降等出血性休克症状。必须立即平卧,氧气吸入,并与医生联系,静脉输血、输液,必要时手术止血。

（4）粪瘘:少见,因阑尾残端结扎线脱落或手术时误伤肠管所致。感染较局限,患者表现为持续低热、腹痛,伤口不能愈合,有粪水不断地从肠腔流至腹腔或腹壁外。应及时更换伤口敷料,应用抗生素治疗后大多能治愈。如长期不能愈合,则需手术修补。

第十一节 直肠、肛管疾病

一、肛 裂

肛裂是齿状线以下肛管皮肤裂开后形成的小溃疡。好发部位在肛管后正中线。多发生于青、中年人,女性多于男性。

长期便秘的患者,粪便硬,大便时用力过猛,可撕裂肛管皮肤,反复损伤可致全层皮肤裂开,继发感染,形成溃疡。少数肛裂由肛窦炎向下蔓延而形成肛管皮下脓肿。由于反复损伤与感染,肛裂基底纤维化后变硬,肉芽灰白。上端与肛窦接近,有肥大的肛乳头,下端形成外痔样的袋状皮垂,称为"前哨痔"。肛裂、前哨痔和肥大乳头肛裂常同时存在,称为肛裂"三联征"。

肛裂的治疗目的是解除肛门括约肌痉挛,中断恶性循环,促进裂口愈合。

【护理评估】

（一）健康史

肛裂的主要原因是慢性便秘、干硬的粪便强行通过肛管所致的裂伤。

（二）身体状况

1. 疼痛 排便时和排便后肛门剧烈疼痛是肛裂的主要症状。排便时粪块刺激溃疡面的神经末梢,立即出现肛门剧烈疼痛,排便后疼痛可暂时缓解或消失,数分钟后由于括约肌发生痉挛性收缩,再次剧痛,疼痛可持续数小时,患者坐立不安,难以忍受。

2. 便秘 由于排便时剧痛,患者往往强忍便意,使原有便秘更为严重,粪块更加干燥,排便时更痛,两者形成恶性循环。

3. 便血 排便时肛裂加深,创面可有少量出血,血迹鲜红黏附于粪便表面和便纸上。

4. 肛门检查 用手轻轻分开臀部,可见前哨痔及后正中线的典型溃疡。应避免直肠指诊及镜检,以免引起疼痛。

（三）心理-社会状况

了解患者患病后的心理反应,有无焦虑、恐惧等表现。询问患者对本病的认知程度和心理承受能力。

【主要护理诊断/问题】

1. 疼痛 与排便时粪块刺激溃疡面的神经末梢有关。

2. 便秘 与粪块干硬患者惧怕排便时疼痛有关。

【护理目标/评价】

（1）减轻疼痛。

（2）保持排便通畅。

【护理措施】

1. 肛门坐浴 坐浴是清洁肛门、改善血液循环、促进炎症吸收、裂口愈合的有效方法,并有缓解括约肌痉挛,减轻疼痛的作用。可用 1：5000 高锰酸钾温水坐浴。坐浴的盆具应足够大,能盛放 3000 ml 溶液,消毒后放入已降温至 40 ℃ 的沸水,然后将整个肛门、会阴部浸泡在温水中,一般每日坐浴 2 次,每次 15～20 min,如水温下降应补充热水加温。

2. 保持大便通畅 多饮水,多吃蔬菜、水果,多运动,必要时口服缓泻剂,使大便松软、润滑以利于排便。

3. 扩张疗法 必要时在局麻下行扩张疗法。

4. 其他 对经久不愈的慢性肛裂,可行肛裂切除,使创面新鲜,并以凡士林纱布覆盖创面,术后第 2 天开始用温水坐浴,每日 2 次,直至创面愈合。

二、直肠肛管周围脓肿

直肠肛管周围脓肿是指直肠肛管组织内或其周围间隙内的感染,可发展成为脓肿。多数脓肿在穿破或手术切开引流后形成肛瘘。多见于青壮年,儿童、老年人较少见。

绝大部分的直肠肛管周围脓肿由肛腺或肛窦感染引起。由于直肠肛管周围间隙是疏松的脂肪结缔组织,感染极易扩散,可向上、下、外三处扩散到直肠肛管周围间隙,形成各种不同部位的脓肿,如向下到肛管开口处产生肛门周围脓肿,向外到坐骨直肠间隙产生坐骨直肠窝脓肿;向上产生骨盆直肠窝脓肿。

初期脓肿未形成时,可先行非手术疗法。脓肿形成后应立即手术切开引流,切开的方法因脓肿部位不同而不同。肛门周围脓肿,以波动感最明显的部位为中心,做放射状切开,切口应够大,脓腔内放置浸泡过高效碘的纱条填塞引流坐骨直肠窝脓肿,在距肛门 3～5 cm 处作弧形切开,切口要够长;骨盆直肠窝脓肿,先作穿刺定位,然后作切开引流。

【护理评估】

1. 健康史 绝大部分的直肠肛管周围脓肿由肛腺或肛窦感染引起。

2. 身体状况

(1)肛门周围脓肿:临床上最多见。主要症状是肛门周围持续性跳痛,排便、肛门受压及咳嗽时加重,患者行动不便,坐卧不安。脓肿初起时肛门周围皮肤红肿、发硬或压痛,脓肿形成后有波动感,穿刺可证实。全身感染中毒症状较轻。

(2)坐骨直肠窝脓肿(坐骨肛管间隙脓肿):临床上较多见。因坐骨肛管间隙最深大、内积脓较多,因此寒战、高热、食欲缺乏、乏力、恶心等全身感染中毒症状较重。局部由持续性胀痛而逐渐加重为明显跳痛。初期局部体征不明显,以后出现患处肛门红肿。直肠指检可发现肛管内有局限性隆起,压痛明显,脓肿形成后有波动感。

(3)骨盆直肠窝脓肿:临床上很少见。因位置深、空间大,局部仅有直肠下部坠胀、便意不尽、排尿困难等症状,全身感染中毒症状明显,严重时有败血症表现。直肠指检可在骨盆深处触及肿块存压痛或波动感。直肠穿刺可抽出脓液。

3. 心理-社会状况 了解患者患病后的心理反应,询问患者对本病的认知程度和心理承受能力。

【主要护理诊断/问题】

1. 疼痛 与直肠肛管周围脓肿刺激及压迫有关。

2. 体温过高 与直肠肛管周围感染有关。

【护理目标/评价】

(1)减轻疼痛。

(2)防止感染扩散。

【护理措施】

(1)急性炎症期应卧床休息。

(2)发病初期,局部热敷或温水坐浴,每日 2 次。

(3)保持大便通畅。鼓励患者多喝水,多吃新鲜蔬菜、水果,少吃辛辣刺激性食物,避免饮酒。养成定时排便习惯,有便秘者,可服用缓泻剂。

(4)应用抗生素控制感染。

(5)一旦脓肿形成,应及时切开引流。术后伤口盖敷料,外盖消毒棉垫,然后以"丁"字带妥善固定。每日 2 次更换敷料,更换敷料前用 1∶5000 高锰酸钾溶液坐浴。保持引流通畅。

三、肛 瘘

肛瘘是肛管或直肠下端与肛周皮肤间的感染性管道。肛瘘主要侵及肛管,很少累及直肠。肛瘘内口位于齿状线附近,外口位于肛周皮肤,是肛管直肠疾病中的常见病,青壮年多见。

肛瘘根据瘘管所在位置高低分为低位肛瘘和高位肛瘘。低位肛瘘:瘘管位于肛管直肠环以下。高位肛瘘:瘘管位于肛管直肠环以上。根据肛瘘外口所在位置分为外瘘和内瘘。外瘘:肛瘘外口在肛门周围皮肤。内瘘:肛瘘的两个出口都在直肠肛管内。按瘘管数目分为单纯性瘘和复杂性瘘。单纯性瘘:仅有一个外口和一个内口,一个管道。复杂性瘘:一个内口,多个外口和多个管道。

肛瘘通常不能自愈,必须采取手术方法切开瘘管或敞开瘘管,暴露创面,促使愈合。①肛瘘切开适用于低位单纯性肛瘘。②挂线疗法:适用于高位单纯性肛瘘。手术时将一根橡皮筋穿入瘘管内并拉紧结扎,使被结扎组织发生血运障碍,逐渐坏死,缓慢切开瘘管。一般 7~14 天后瘘管完全破开,橡皮筋脱落,暴露创面,以后逐渐愈合。此法简单,出血少,痛苦少,不会造成肛门失禁。③肛瘘切除术:适用于低位单纯性肛瘘。

【护理评估】

1. 健康史 大多数肛瘘起自直肠周围脓肿。当脓肿自行破溃或手术切开引流处成为外口时,脓腔逐渐缩小,形成感染性管道,其原发病灶成为感染源不断进入内口。感染的管道多迂曲,内积脓液引流不畅。外口皮肤生长较快,常常假性愈合,以致又破溃,反复发作,经久不愈。

2. 身体状况 肛瘘的主要症状是肛门周围的外瘘口不断有少量脓性分泌物排出,内裤经常被脓液污染。脓液刺激皮肤引起瘙痒感。当外口阻塞或假性愈合,瘘管内脓液不能排出形成脓肿时,表现为直肠肛管周围脓肿的症状,如局部红肿、疼痛、全身发热、乏力,直至脓肿自行穿破或切开引流后,症状才消失。反复形成脓肿而破溃或切开后可出现多个外口,成为复杂性肛瘘。高位肛瘘可有粪便及气体从外口排出。

直肠指检时,在肛门外可见瘘管开口,少数可扪及一较硬的索状瘘管。

3. 心理-社会状况 了解患者患病后的心理反应,有无焦虑、恐惧等表现。询问患者对本病的认知程度和心理承受能力。

【主要护理诊断/问题】

(1)舒适的改变:瘙痒、疼痛 与外口排出脓性液刺激肛门周围皮肤有关。

(2)潜在并发症:肛门伤口感染,术后肛门失禁。

【护理目标/评价】

(1)减轻疼痛和瘙痒。

(2)预防或及时发现并发症。

【护理措施】

1. 术前护理

(1)适当休息,防止肛门受压或摩擦。

(2)保持大便通畅,口服缓泻剂,软化大便。

(3)急性炎症期,应用抗生素,保持肛门部位清洁。

2. 术后护理

(1)术后 2~3 日内进半流质少渣饮食。

(2)术后 3 日内为控制排便,可口服阿片酊。3 日后口服石蜡油,以软化粪便,防止便秘。

(3)保持局部清洁:肛瘘切开术后 48~72 h 内,如未排便可仅更换外面敷料,排便后用 1:5000 高锰酸钾溶液温水坐浴,坐浴后取出伤口内纱布,检查伤口引流情况。伤口内填充的纱布要逐渐减少,既要保持引流通畅,又不延长伤口愈合时间。伤口愈合后期,每隔数日扩张肛管,防止出现假性愈合。

(4)并发症的观察和护理:肛瘘手术如切断肛门直肠环,可造成肛门失禁,患者粪便无法控制。对肛门失禁者,由于粪汁外流,造成局部皮肤糜烂,应保持肛周皮肤清洁干燥,局部皮肤涂氧化锌软膏保护。

四、痔

痔是直肠下段黏膜下或肛管皮肤下静脉丛淤血扩张和屈曲所形成的静脉团块,并因此而引起出血、栓塞或团块脱出。痔在肛肠疾病中发病率最高,是成人的常见病。

根据痔所在部位分为内痔、外痔和混合痔。内痔位于齿状线以上,是直肠上静脉丛扩大曲张所致,表面为直肠黏膜所覆盖,外痔位于齿状线以下,是直肠下静脉丛扩大曲张所致,表面为肛管皮肤所覆盖,混合痔位于齿状线附近,是由于直肠上、下静脉丛互相吻合,齿状线上、下的静脉丛同时扩大曲张所致,表面同时为直肠黏膜和肛管皮肤所覆盖。

痔的治疗方法包括如下几点。①注射疗法:适用于单纯性内痔。将硬化剂注射在供应痔块的黏膜下小血管周围及注入痔块内,以产生无菌性炎症反应,使小血管闭塞,痔块内纤维增生,痔萎缩应用硬化剂时应警惕局部溃疡的发生。②冷冻疗法:适用于较小的出血性痔。方法是采用液态氮(-196 ℃),通过特制探头与痔块接触,使组织冻结、坏死、脱落,创面逐渐愈合。③激光治疗:是治疗内痔的一种新方法,效果较好。④手术治疗:适用于非手术治疗无效,痔块脱出严重者。方法包括结扎法、胶圈套扎法、痔切除术、痔环切除术。

【护理评估】

(一)健康史

痔的发生与下列因素有关。

1. 解剖因素 站立或坐位时,直肠、肛管处于最低位,静脉回流困难,加上直肠上、下静脉丛没有静脉瓣、壁薄位置浅,易发生静脉扩张迂曲。

2. 腹内压增高 习惯性便秘、妊娠、前列腺增生症、腹水及盆腔内巨大肿瘤等均可造成腹压增高,阻碍直肠静脉血液回流,从而使静脉丛淤血扩大、曲张。

3. 其他 直肠下端和肛管的慢性感染可使静脉壁纤维化,失去弹性;而长期饮酒、喜辛辣食物,导致局部充血,均可促进痔的发生。

(二)身体状况

1. 内痔

(1)便血:是最常见的症状。特点是无痛性间歇性便后出鲜血,轻者在便纸上发现鲜血或便池中滴入鲜血,出血量少,重者为喷射状出血,便血可自行停止,便秘粪块干硬、高血压、咳嗽、酗酒、刺激性食物等是出血的诱因。长期出血可出现贫血。

(2)痔核脱出:内痔发展到一定程度可脱出肛门,脱出的痔块为暗红色,初时便后能自行回纳,严重时须用手推回。

(3)瘙痒:由于痔块反复脱出,肛门括约肌松弛,黏液流出肛门外刺激周围皮肤,引起瘙痒甚至湿疹。

(4)疼痛:单纯性内痔无痛,当内痔因黏膜受损感染时即可出现剧烈疼痛。内痔脱出嵌顿,出现水肿、感染、坏死时,患者局部疼痛剧烈。

2. 外痔 通常只见肛门外皮垂,便秘,排便时用力过猛,可引起痔静脉破裂,血凝块结于皮下形成血栓性外痔,可出现剧烈疼痛及局部肿胀,排便及咳嗽时稍受牵动均可使疼痛加重。

3. 混合痔 具有内、外痔的表现,出血、脱垂、嵌顿、瘙痒、疼痛均较明显。

（三）心理-社会状况

了解患者患病后的心理反应,有无焦虑、恐惧等表现,询问患者对本病的认知程度和心理承受能力。

【主要护理诊断/问题】

1. 疼痛　与黏膜受损感染血栓形成及手术损伤有关。

2. 舒适的改变:肛门瘙痒　与痔块脱出黏液刺激肛门周围皮肤有关。

3. 潜在并发症　术后尿潴留、术后大便失禁、伤口感染。

【护理目标/评价】

（1）减轻疼痛和瘙痒。

（2）预防感染与损伤。

（3）保持大便通畅。

（4）预防或及时发现并发症。

【护理措施】

1. 非手术治疗时的护理

（1）观察患者便血的情况:长期出血可出现贫血,注意防止患者在排便时或淋浴时晕倒受伤。

（2）缓解疼痛:对有剧烈疼痛者,应给予止痛处理,可于肛管内注入有消炎、止痛作用的药膏或栓剂,肛门周围给予冷敷。

（3）坐浴:用1:5000高锰酸钾溶液每日坐浴2次,便后也应坐浴,以减轻水肿和疼痛,并防治感染。

（4）内痔脱出者,应用温水洗净,涂润滑油后将其复位;水肿者,可用50%硫酸镁湿敷,能使水肿消退。

（5）保持排便通畅,预防便秘。

（6）做好术前准备:行痔手术时,术前1日给予半流质饮食,术前1日晚可给予缓泻剂,必要时行清洁灌肠。

2. 术后护理

（1）观察局部出血情况:观察伤口敷料渗血情况。如有出血征象,应及时通知医生,并准备好凡士林纱布,做填塞肛门压迫止血用。

（2）减轻疼痛:肛门对痛觉非常敏感,加上有止血纱条的压迫,术后患者常有疼痛,可遵医嘱给予止痛剂,并告诉患者不要穿过紧的内裤。

（3）提供合适饮食:手术后伤口未愈合前,给予流质饮食,以减轻排便时对伤口的刺激。伤口愈合后多摄取高纤维素食物,如蔬菜、水果,促进水分吸收,使大便易于排出。

（4）保持局部清洁:术后2~3日服阿片酊,有减少肠蠕动、控制排便的作用。术后3日内尽量不解大便,以保证手术切口良好愈合。每次排便后应彻底清洗并坐浴,坐浴后擦干再盖上凡士林纱布和敷料。

（5）尿潴留的观察和护理:行痔切除术的患者,因术后肛门疼痛不适,反射性引起膀胱括约肌痉挛,同时手术时麻醉的抑制作用使膀胱松弛,易发生急性尿潴留。术后24 h应注意有无尿潴留的发生,如发生了尿潴留,常用诱导排尿法,如无效可给予导尿。

（6）注意患者有无排便困难、大便变细或大便失禁等肛门括约肌松弛的现象。肛门括约肌松弛者,术后3日指导患者进行肛门肌肉收缩舒张运动:于深吸气时用力夹紧两臀部及大腿,将肛门收牢尽量向上提,然后张口吐气再放松,早晚各练 10 min。

(7)为防止肛门狭窄,术后 5~10 日内可行扩肛,每日 1 次。告诉患者有便意时尽快排便。

(8)教会康复期患者有关痔疮预防知识。①养成定时排便的习惯。②向患者介绍保持肛门卫生的方法,建议患者使用柔软、白色、无香味的手纸,着色和香味可刺激肛门组织引起的瘙痒。避免在肛门周围使用肥皂和用毛巾用力擦洗。③告诉患者多食蔬菜、水果、多饮水,少进辛辣食物,不饮酒。④避免长时间久站或久坐。⑤有便秘者,清晨空腹喝温开水一大杯;每天晨起或晚睡前做 10 min 腹部按摩,必要时服缓泻剂。⑥鼓励患者进行肛门肌肉收缩舒张运动。

第十二节　门静脉高压症

门静脉高压症是因肝门静脉(简称门静脉)血流受阻、血液淤滞引起的肝门静脉系统压力增高的临床综合征。肝门静脉主干是由肠系膜上静脉和脾静脉汇合而成,门静脉与腔静脉系之间存有四个交通支。

(1)胃底、食管下段交通支:门静脉血流经胃冠状静脉、胃短静脉,通过食管胃底静脉与奇静脉、半奇静脉的分支吻合,流入上腔静脉。

(2)直肠下端、肛管交通支:门静脉血流经肠系膜下静脉、直肠上静脉与直肠下静脉、肛管静脉吻合,流入下腔静脉。

(3)前腹壁交通支:门静脉血流经脐旁静脉与腹上深静脉、腹下深静脉吻合,分别流入下腔静脉。

(4)腹膜后交通支:在腹膜后,有许多肠系膜上、下静脉分支与下腔静脉分支相互吻合。

正常情况下,上述交通支都很细小,较少有血流通过。我国正常人门静脉压力在 13~24 cmH_2O,平均为 18 cmH_2O 左右。门静脉高压症的病理变化如下。①脾大、脾亢:门静脉血流受阻时,最早出现脾充血、肿大。脾窦长期充血使脾内纤维组织和脾髓细胞增生,引起脾破坏血细胞的功能增加,血液中红细胞、白细胞和血小板均减少。②交通支扩张:门静脉通路受阻时,由于门静脉无静脉瓣,与腔静脉之间的 4 处交通支显著充血、曲张。临床上最重要的是胃底食管下段静脉交通支,此处离门静脉主干及腔静脉主干较近,两端静脉承受压力差最大,因而受门静脉高压的影响最早,也最显著。该处静脉曲张后,可使覆盖的黏膜变薄,易受胃液反流的侵蚀、粗糙食物的损伤,血管弹性差、脆弱。患者用力过度,如剧烈咳嗽、打喷嚏、恶心呕吐、用力排便、负重等可使腹内压骤增,导致胃底、食管曲张静脉破裂出血。其他三处交通支也可发生静脉曲张、充血,一般不引起严重的不良后果。③腹水:肝内病变可使淋巴回流受阻而从肝表面溢出;肝功能不良使白蛋白合成率降低,血浆胶体渗透压降低,导致腹水和水肿;肝功能不全时,肝内类固醇激素如醛固酮和神经垂体的抗利尿激素分泌增多,促使肾小管对钠及水的重吸收增加,导致水、钠潴留;门静脉高压可影响脏层腹膜的吸收功能,使腹腔内液体明显增多,呈现腹水征。

门静脉高压症外科治疗的主要目的是制止急性食管胃底曲张静脉破裂引起的上消化道大出血,解除或改善脾大、脾亢及顽固性腹水。方式如下:①门-奇静脉断流术:目前使用较多,对肝功能损害较小,因该手术切除脾脏并离断贲门周围血管,既能减轻食管静脉曲张,控制食管胃底静脉曲张破裂出血,又不减少肝脏的血流。②门静脉分流术:如脾肾静脉分流、门腔静脉分流、脾腔静脉分流、肠系膜上下腔静脉分流等。总之,都是使门静脉血液分流到压力较低的腔静脉内,以降低门静脉压力,制止出血。但都不能避免肝性脑病的发生。仅适用于无活动性肝病变及肝功能代偿良好者。③脾切除:可减少门静脉血源和恢复周围的血小板、白细胞等。④腹水内引流术:适用于顽固性腹水,如腹腔-颈静脉转流术,用有活瓣的硅胶管通入腹腔;另一端经胸壁皮下隧道插入颈内静脉入上腔静脉,利用胸腹腔存在的压力差使腹水随呼吸有节律地流入上腔静脉。

因本症90%以上是由肝炎后肝硬化引起,故对于有黄疸、大量腹水、肝功能严重受损的患者应尽量采用非手术疗法,重点是输液、输血、注射垂体后叶素和应用三腔管压迫止血。

【护理评估】

（一）健康史

1. 肝内型门脉高压症　在我国90%以上的门脉高压症是由肝炎后肝硬化引起的,过去由血吸虫性肝硬化引起的也不少见。其次,肝癌、肝内胆管疾病等也可引起该型门静脉高压症。

2. 肝外型门静脉高压症　肝外型门静脉的血栓、受压、先天性狭窄或闭锁等引起。另外,少见的布-加(Budd-Chiari)综合征也可引起典型的该型门脉高压。

（二）身心状况

1. 脾大、脾亢　脾大的程度大小不一,大者可达脐下。一般年轻人较老年患者的肿大明显,大结节性肝硬化脾大较小结节性肝硬化明显,血吸虫性肝纤维化脾大较酒精性肝硬化更为突出。脾大均伴有不同程度的脾亢。患者可有白细胞减少、血小板降低、增生性贫血和出血倾向,如牙龈出血、鼻衄等。

2. 呕血和便血　食管胃底曲张静脉破裂突发大出血,是门静脉高压中最凶险的并发症,其出血量大,一次可达1000~2000 ml,常伴有黑便。由于肝功能损害引起凝血功能障碍,脾亢导致的血小板计数减少,因此一旦发生出血,难以自止。由于大出血、休克、贫血可加重肝细胞严重缺氧坏死,极易诱发肝昏迷。

3. 腹水　是肝功能损害的表现。常伴有低蛋白血症,出现下肢水肿。大出血后,往往因缺氧而加重肝组织损害,常引起或加剧腹水的形成。有些"顽固性腹水"甚难消退。由于腹水存在,加之肝硬化患者单核-巨噬细胞系统功能减退,患者常常发生细菌性腹膜炎甚至出现菌血症。

【主要护理诊断/问题】

1. 有出血的危险　与曲张静脉破裂有关。

2. 焦虑　与呕吐、黑便及对手术治疗效果的担心有关。

3. 营养失调:低于机体需要量　与肝代谢功能减退,蛋白质摄入受限,消化吸收功能障碍有关。

4. 体液过多:腹水　与低蛋白血症、血浆胶体渗透压降低、醛固酮分泌增加有关。

5. 有感染的危险　与机体免疫功能降低和手术等有关。

6. 知识缺乏　缺乏对本病的认识和预防知识。

7. 潜在并发症　消化道出血、低血容量休克、肝昏迷。

【护理目标/评价】

(1)观察出血倾向。

(2)调节患者心态,稳定患者情绪。

(3)保证营养摄入符合要求。

(4)维持水和电解质平衡,减少腹水。

(5)预防感染,促进身体康复,提高机体免疫力。

(6)提高对本病的认识,增加预防知识。

(7)预防和及时发现并发症。

【护理措施】

(一) 观察出血倾向,防治曲张静脉破裂急性大出血

(1)观察皮肤、牙龈有无出血及黑便等内出血的征兆。

(2)尽量避免使用肌内注射,必要时,应尽量使用最小针头。注射后采用压迫法压迫5~10 min,不能按摩。

(3)合并有食管静脉曲张的患者,应特别注意。

1)指导患者避免食用粗糙或刺激性食物,避免用力解大便、打喷嚏、抬重物等增加腹内压的运动。

2)观察患者是否有黑便、呕吐现象。若有出血,应密切监测生命体征,并观察出血症状及皮肤湿冷、烦躁不安、血压下降、心率增快、尿量减少等休克表现。

3)若有食管胃底静脉曲张出血,应立即输液输血,防止失血性休克,输液加垂体后叶素20U,溶于 5% 葡萄糖 200 ml 内,在 20~30 min 内静脉滴注,必要时 4 h 可重复应用。使用三腔管压迫止血,局部用止血药或经内镜止血。另外,应立即处理呕吐物,做好口腔护理,保持呼吸道通畅,有效地吸氧,并做急症手术准备。

(二) 合理供给营养

(1)依据病情的需要,提供适当的饮食指导,并安排舒适的环境,以促进食欲,增加进食量。

(2)门脉高压症患者大多需要高糖、高维生素和高蛋白质(肝昏迷患者除外)易消化饮食。缺乏维生素患者,适当补充维生素。脂肪吸收不佳患者,应特别补充脂溶性维生素。有明显低蛋白血症者,宜输入白蛋白。但有肝昏迷先兆者,应暂时给予低蛋白质饮食,因过多的蛋白质会引起门脉系统脑病变,而过低的蛋白质会引起负氮平衡。有严重贫血患者宜输入全血或红细胞。

(3)食欲缺乏、恶心、呕吐患者,在饮食前,应给予口腔护理,促进食欲。

(三) 适当补充液体和电解质

(1)严密观察水、电解质紊乱的症状和征象。

(2)对腹水和水肿患者,记录液体出入量,并依医嘱限制钠的摄入量。

(3)对使用利尿剂的患者,严密观察水和电解质的变化,避免低钾低钠现象。

(四) 休息与活动

应使患者知道,卧床休息除了可以节省精力和能量、降低肝脏的代谢率、减轻肝脏的负担外,还可增加肝脏的血流量,有助于肝细胞修复,改善肝循环,减轻腹水和水肿。活动应适度,避免劳累,因为劳累可使肝脏病变加重。

(五) 三腔管的护理

三腔管是抢救门脉高压症合并上消化道大出血所用的重要物品之一,管长 100 cm,其

前端有两个气囊,一个圆形的胃气囊,另一个圆柱形的食管气囊;管内有三道彼此分隔的管腔,一通胃气囊,一通食管气囊,另一通胃腔。使用此管时,可用胃气囊压迫胃底,食管气囊压迫食管下段,制止曲张静脉的出血;还可经胃管吸出胃内容物或给予止血剂。

(1)插管前准备:患者因大出血而精神紧张,插管前应做好解释工作,说明插管的目的和方法,取得合作。仔细检查三腔管,注意其质量,管腔是否通畅,气囊是否弹性良好。用注射器测试气囊的容气量,将充气的气囊放入水盆观察有无漏气。检查管上的长度标记和管尾接头标记,如欠清楚,须用丝线缚结作为区别,用前灭菌。另外,准备丁卡因表面麻醉喷雾器、弯盘、镊子、止血钳、润滑剂、牵引架和滑车等。

(2)插管方法:插管可经鼻腔或口腔,咽部需表面麻醉,以免患者恶心、呕吐。三腔管前部涂以石蜡油或甘油等。一边插管,一边嘱患者做吞咽动作,至 60~65 cm 深度胃气囊已全部进入胃腔。先向胃气囊注气 150~200 ml,轻轻外拉三腔管,使胃气囊压迫贲门胃底,用 500 g 重力牵引固定。此时可从胃管用等渗盐水冲洗。如发现冲洗液渐变清,可暂不充食管气囊,如患者仍有呕血,则向食管气囊注气 100~150 ml,以压迫食管黏膜。

(3)置管后护理:患者头转向一侧,便于吐出唾液,要经常帮助抽吸口腔、鼻咽腔分泌物。及时清洁,减少血腥气味令患者不适,或产生恶心并发再出血。滑润鼻腔,调整牵引绳,防止鼻翼及口唇部黏膜压伤。患者用食管胃气囊长时间压迫可产生堵闷、呼吸不畅等不适感,受压黏膜局部因压迫过久有可能发生糜烂和坏死,所以三腔管压迫期应每 12 h 放气 20~30 min 使胃黏膜局部血液循环暂时恢复,然后重新注气减轻不适,避免并发症。严密观察,详细记录胃肠减压引流液,出血是否停止,是决定紧急手术与否的关键。床边应备剪刀,若胃气囊破裂,导管可上升到鼻咽腔阻塞呼吸道,患者发生严重的呼吸困难,应立即剪断三腔气囊。三腔管放置 48~72 h(或止血 24 h 后)可考虑拔管,拔管前先彻底抽出气囊内气体,继续观察 12~48 h 无出血后吞服石蜡油 30~50 ml,缓慢拔出三腔管。清洁口鼻腔,嘱患者及时吐出口咽分泌物。

(六) 术前准备

掌握病情,协助患者做好心、肺、肝、肾等重要脏器功能的检查,尤其是肝功能情况和食管胃底静脉曲张的程度。明确患者各系统状况,判断患者对手术的耐受能力。按要求做好术前准备。术前一周起应用维生素 K。

(七) 手术后护理

手术对患者机体的侵袭性较大,术后并发症的发生率较高,应予以重视。

1. 监测护理　定时监测呼吸、脉搏、血压,观察面色、肢端毛细血管充盈时间等休克体征。并观察有无胃内出血等症状。

2. 发热护理　发热是术后常见的反应,一般 38 ℃左右,2~3 日后恢复正常,如持续发热在 38.5 ℃以上,多为并发症所致。如手术切口感染、胸膜炎或肺部感染、深部静脉血栓性静脉炎、肝细胞损害等,须加以注意。

3. 肝功能护理　肝昏迷手术和麻醉均可影响肝脏功能,尤其是分流手术后,至少一部分门静脉血不经过肝脏而直接进入腔静脉,肝血流动力学改变,肠道所产生的氨等有害物质直接进入体循环,所以要注意有无肝昏迷的征象。如行为改变、嗜睡、冷淡、神志恍惚、谵妄、扑翼样震颤、肝性口臭等。若发现应立即报告医生。紧急处理的措施如下:①限制牛奶、鸡蛋的摄入,采用低蛋白质、糖类为主的食物,且应少量多餐;②限制输入水解蛋白、库存血;③减少客人来访,注意安全,定期呼唤并观察意识的改变;④使用缓泻剂灌肠和口服乳果糖以促使氨气排泄,合理使用抗生素,防止感染。

4. 胃瘘护理　门奇静脉断流术后可发生胃瘘,为结扎血管使局部胃壁缺血坏死所致。其表现为膈下引流液量增加,或引流管取出后有左上腹疼痛、发热、白细胞增高,B超可协助诊断。可出现腹水或水肿,严重者可导致切口延迟愈合,甚至裂开、感染,易发生压疮,应定期翻身。

5. 补液注意事项　保持输液通畅,监测患者水、电解质、酸碱平衡情况,由于肝功能受损,糖原储存减少,按医嘱注意补充葡萄糖、氨基酸、维生素 C 及白蛋白、血浆等保肝药物,维持水、电解质平衡。

(八) 健康指导

1. 保肝护理　向患者讲解疾病的病因、症状、体征,指导患者及家属认识门脉高压症的症状及严重程度。门脉高压症的外科治疗并未解决肝硬化,术后仍可能出血、肝昏迷的危险仍然存在,需终生加强保肝措施,切勿掉以轻心,一旦有出血征象,立即来院就诊。

2. 指导患者合理饮食

(1)饮食要有规律,少量多餐,以糖类食物为主。

(2)无渣饮食,避免食用粗糙、坚硬、油炸和辛辣的食物,以免损伤食管黏膜,诱发再出血。

(3)肝硬化者应根据患者不同病情、病程分别给予高蛋白质饮食、低蛋白质饮食或限制蛋白质饮食。随时评估,指导患者和家属正确运用。无肝昏迷者,可酌情给予优质高蛋白质饮食(50~70 g/d);有肝昏迷先兆症状者,应限制食物中蛋白质(小于 20 g/d)、钠盐和水的摄入;行分流术者适当限制蛋白质,每日摄入量不能超过 30 g。

3. 指导患者建立健康生活习惯

(1)避免劳累和过度活动,保证充分休息。一旦出现头晕、心慌、出汗等症状,应卧床休息,逐步增加活动量。

(2)鼓励患者自我照顾,增加自信心,保持安静、乐观,消除紧张、恐惧、焦虑和抑郁情绪。

(3)指导患者戒烟、酒,认识其必要性。

(4)患者不能穿过紧衣服,刷牙用软毛牙刷,避免用力大便、打喷嚏、抬重物,减少出血危险性。

4. 出血护理指导　患者或家属学会发现出血先兆及主要护理措施,以消除诱因,避免及减少发病。

第四章　泌尿系统疾病患者的护理

第一节　急性肾小球肾炎

急性肾小球肾炎(acute glomerulonephritis,AGN)简称急性肾炎,是以急性肾炎综合征为主要临床表现的一组疾病,起病急,以血尿、蛋白尿、水肿和高血压为主要表现,可伴有一过性氮质血症。本病常有前驱感染,多见于链球菌感染后,其他细菌、病毒和寄生虫感染后也可引起。

【病因与发病机制】

本病常因β-溶血性链球菌"致肾炎菌株"感染所致,常见于上呼吸道感染(如急性扁桃体炎、咽炎)、猩红热或皮肤感染(脓疱疮)后,感染导致机体产生免疫反应而引起双侧肾脏弥漫性炎症反应。

【临床表现】

本病好发于儿童,男性多见。前驱感染后常有1~3周(平均10天)的潜伏期,相当于致病抗原初次免疫后诱导机体产生免疫复合物所需的时间,呼吸道感染的潜伏期较皮肤感染者短。本病起病较急,病情轻重不一,轻者呈亚临床型(仅尿常规及血清补体 C_3 异常),典型者呈急性肾炎综合征表现,重者可出现急性肾衰竭。本病大多预后良好,常在数月内临床自愈。

1. 血尿　常为患者起病的首发症状和就诊的原因,几乎所有患者均有肾小球源性血尿,约30%出现肉眼血尿。尿液呈洗肉水样,一般于数天内消失,也可持续数周转为镜下血尿。

2. 水肿　80%以上患者可出现水肿,多表现为晨起眼睑水肿,面部肿胀感,呈"肾性面容",可伴有下肢轻度凹陷性水肿,少数严重者出现全身性水肿、胸腔积液、腹水等。

3. 高血压　约80%患者患病初期水、钠潴留时,出现一过性的轻、中度高血压,常为以舒张压升高为主,经利尿后血压可逐渐恢复正常。少数出现严重高血压,甚至高血压脑病。

4. 肾功能异常　大部分患者起病时尿量减少(每天400~700 ml),少数为少尿(每天<400 ml),可出现一过性的轻度氮质血症。一般于1~2周后尿量逐渐增加,肾功能于利尿后数天恢复正常,极少数出现急性肾衰竭。

【诊断要点】

链球菌感染1~3周后出现血尿、蛋白尿、水肿、高血压,甚至少尿及氮质血症等急性肾炎综合征表现,伴血清 C 降低,发病8周内病情减轻或完全恢复正常,即可临床诊断为急性肾小球肾炎。如肾小球滤过率进行性下降或病情于2个月内未见全面好转应及时做肾活检,以明确诊断。

【治疗要点】

本病以休息、对症处理为主。急性肾衰竭患者应予短期透析,待其自然恢复。本病为自限性疾病,不宜用激素及细胞毒药物。

1. 一般治疗 具体参见本节护理部分。

2. 对症治疗 利尿消肿、降血压、预防心脑合并症如高血压脑病和急性左心衰竭等的发生,通常利尿治疗有效。经休息、低盐饮食和利尿后高血压控制不满意时,可加用降压药物。

3. 控制感染灶 反复发作的慢性扁桃体炎,待肾炎病情稳定后,可做扁桃体摘除术,手术前后两周应注射青霉素或其他抗生素。

4. 透析治疗 少数发生急性肾衰竭有透析指征时,及时予以透析治疗。本病具有自愈倾向,肾功能多可逐渐恢复,一般不需长期维持透析。

5. 中医药治疗 病变发展期有外感表证及水肿、尿少、血尿,治则为祛风利水、清热解毒、凉血止血等。恢复期主要为余邪未尽,正气虽有耗损,但临床表现虚证不明显,治疗仍以祛邪为主。

【常见护理诊断/问题】

1. 体液过多:水肿 与肾小球滤过率下降,水、钠潴留有关。

2. 活动无耐力 与疾病处于急性发作期、水肿、高血压有关。

3. 有皮肤完整性受损的危险 与机体抵抗力下降、皮肤水肿有关。

【护理措施】

1. 休息和活动 ①急性期患者绝对卧床休息4~6周,待水肿消退、肉眼血尿消失、血压平稳、尿常规及其他检查基本正常后,方可逐步增加活动量。卧床时宜抬高下肢,增加静脉回流,以减轻水肿,增加肾血流量和尿量,改善肾功能,减少血尿、蛋白尿。②指导患者经常变换体位,协助年幼体弱者翻身,用合适的软垫支撑受压部位,并予以适当按摩和被动运动。阴囊水肿者,可用吊带托起。③病情稳定后逐渐做一些轻体力活动,避免劳累和剧烈活动,坚持1~2年,待完全康复后才能恢复正常的体力劳动。

2. 饮食护理

(1)钠盐:急性期有水肿、高血压时严格限制钠盐摄入(每天<3 g),特别严重者禁盐,以减轻水肿和心脏负担。当病情好转、血压下降、水肿消退、尿蛋白减轻后,由低盐饮食逐渐过渡到普通饮食,防止长期低钠饮食及应用利尿剂引起水、电解质紊乱或其他并发症。

(2)水和钾:严格记录24 h的出入水量。每天入水量为不显性失水量(约500 ml)加上24 h尿量,入水量包括饮食、饮水、服药和输液等所含水的总量,注意见尿补钾。

(3)蛋白质:肾功能正常时,给予正常量的蛋白质摄入(每天每千克体重1g),出现氮质血症时,限制蛋白质的摄入,优质动物蛋白占50%以上,如牛奶、鸡蛋、鱼等,以防增加血中含氮代谢产物的潴留。此外,注意饮食热量充足、易于消化和吸收。

3. 皮肤护理

(1)水肿较严重的患者应着宽松、柔软的棉质衣裤、鞋袜。协助患者做好全身皮肤、黏膜的清洁,指导患者注意保护好水肿的皮肤,如清洗时注意水温适当、勿过分用力,平时避免擦伤、撞伤、跌伤、烫伤。

(2)注射时严格无菌操作,采用5~6号针头,保证药物准确、及时输入,注射完拔针后,用无菌干棉球按压穿刺部位直至无液体从针口渗漏。严重水肿者尽量避免肌内和皮下注射。

4. 病情观察 ①定期测量患者体重,观察体重变化和水肿的部位、分布、程度和消长情况,注意有无胸腔、腹腔、心包积液的表现;观察皮肤有无红肿、破损、化脓等情况发生。

②监测生命体征,尤其血压的变化,注意有无剧烈头痛、恶心、呕吐、视力模糊,甚至神志不清、抽搐等高血压脑病的表现;测量体温注意有无发热,发现问题及时给予处理。③监测尿量的变化,如经治疗尿量没有恢复正常,反而进一步减少,提示严重的肾实质损害。同时密切监测、追踪尿常规、肾小球滤过率、BUN、Scr、血浆蛋白、血清电解质等变化。

5. 用药护理　遵医嘱使用利尿剂,观察药物的疗效及可能出现的不良反应,如低钾、低氯等电解质紊乱。呋塞米等强效利尿剂有耳鸣、眩晕、听力丧失等暂时性耳毒性,也可发生永久性耳聋。

6. 心理护理　血尿可让患者感到恐惧,限制患者的活动可使其产生焦虑、烦躁、抑郁等心理,鼓励其说出自己的感受和心理压力,使其充分理解急性期卧床休息及恢复期限制运动的重要性。患者卧床期间,护士尽量多关心、巡视,及时询问患者需要并给予解决。

【健康指导】

1. 休息与活动　急性期注意休息,限制活动量;平时适当加强体育锻炼,增强体质。

2. 预防感染和交叉感染　及时治疗感冒、咽炎、扁桃体炎、皮肤感染,及时添减衣被和清洁皮肤,防止受冻、潮湿和过劳;尽量少去人员集中的公共场所,做好消毒隔离工作。

3. 定期随访　急性肾炎临床症状消失后,蛋白尿、血尿等可能仍存在,需 1~2 年方可恢复。

4. 戒除烟酒。

第二节　慢性肾小球肾炎

慢性肾小球肾炎(chronic glomerulonephritis, CGN)简称慢性肾炎,指起病方式各有不同,病情迁延,病变进展缓慢,可有不同程度的肾功能减退,最终将发展成慢性肾衰竭的一组肾小球疾病,主要临床表现为蛋白尿、血尿、水肿、高血压。因不同的病理类型及病程阶段,疾病表现呈多样化。

【病因与发病机制】

仅少数患者由急性肾炎直接迁延或临床痊愈 1 年以上辗转成为慢性肾炎,绝大多数患者与急性肾炎无关,病因不明,起病即属慢性。

本病的病理类型、病因及发病机制不尽相同,但起始因素多为细菌、原虫、病毒等感染后引起免疫复合物介导性炎症,也有非免疫非炎症性因素参与,如肾小球内高压、高灌注、高滤过等因素也可促进肾小球硬化。另外,疾病过程中出现的高脂血症、蛋白尿等也会加重肾脏的损伤。

慢性肾炎的常见病理类型有系膜增生性肾炎、系膜毛细血管性肾炎、膜性肾病及局灶性节段性肾小球硬化等。上述所有类型疾病进展至晚期,肾体积缩小、肾皮质变薄,病理类型均可转化成硬化性肾小球肾炎,临床上进入尿毒症阶段。

【临床表现】

慢性肾炎患者以青中年为主,男性居多,多数起病缓慢、隐袭,临床表现呈多样性,个体差异较大。早期患者可有乏力、疲倦、腰部疼痛、食欲减退;有的患者无明显临床表现。有前驱感染者起病可较急。

1. 蛋白尿　本病必有蛋白尿,尿蛋白定量常在每天 1~3 g。

2. 血尿　多为轻至中度镜下血尿,偶见肉眼血尿。

3. 水肿　多为眼睑、面部和(或)下肢轻、中度凹陷性水肿,由水、钠潴留和低蛋白血症引起,一般无体腔积液。严重者也可出现全身性水肿。

4. 高血压　肾衰竭时,90%以上患者在肾功能不全时出现高血压;部分病例高血压出现于肾功能正常时;部分患者以高血压为首发症状。多数患者有轻中度高血压,偶见患者血压显著升高。

5. 肾功能损害　肾功能损害呈慢性渐进性,病理类型为决定进展速度的重要因素,也与是否合理治疗和认真保养有关。肾功能正常或轻度受损(内生肌酐清除率下降或轻度氮质血症)的情况可持续数年甚至数十年,逐渐恶化进入尿毒症。已有肾功能不全的患者,可因感染、劳累、血压增高、应用肾毒性药物等发生肾功能急剧变化,如及时去除这些诱因,肾功能可在一定程度上恢复,但也可能从此进入不可逆慢性肾衰竭。

6. 其他　慢性肾衰竭患者常出现贫血;长期高血压者可出现心脑血管的并发症,可有眼底出血、渗出,甚至视乳头水肿。

【诊断要点】

尿化验异常(蛋白尿、血尿、管型尿)、水肿、高血压病史 1 年以上,无论有无肾功能损害均应考虑此病,在排除继发性肾炎及遗传性肾炎后,即可诊断为慢性肾炎。

【治疗要点】

以防止或延缓肾功能进行性衰退、改善或缓解临床症状及防治严重并发症为目的,而不以消除尿红细胞或轻微尿蛋白为目标。对症处理为主,积极控制高血压,维持体液平衡,限制蛋白质摄入,并配合其他手段改善症状,防止肾功能急剧恶化和并发症发生,主要治疗如下:

1. 降压　高血压是加速肾小球硬化、促使肾功能恶化的重要因素,因此应积极控制高血压。患者应限盐(每天<3 g),有水、钠潴留的容量依赖型高血压首选利尿药,如氢氯噻嗪每天 12.5~50 mg,1 次或分次口服。对肾素依赖型高血压首选血管紧张素转换酶抑制剂(ACEI)如贝拉普利、血管紧张素 Ⅱ 受体拮抗剂如氯沙坦(losartan)或 β-受体阻滞剂如阿替洛尔(atenolol),其他还可选用钙拮抗剂,如氨氯地平。

2. 限制饮食　限制食物中蛋白质及磷的入量。氮质血症患者予优质低蛋白、低磷饮食,并辅以 α-酮酸和肾衰竭氨基酸(含 8 种必需氨基酸和组胺酸),减轻肾小球内高压、高灌注及高滤过状态,延缓肾小球硬化。

3. 抗血小板聚集药　大剂量双嘧达莫或小剂量阿司匹林有抗血小板聚集的作用,对系膜毛细血管性肾小球肾炎有一定降尿蛋白作用。

4. 避免加重肾损害的因素　如感染、劳累、妊娠、血压增高、应用肾毒性药物(如氨基糖苷类抗生素等)。

【常见护理诊断/问题】

1. 体液过多　与肾小球滤过率下降、尿量减少、血浆蛋白丢失、血浆胶体渗透压下降等有关。

2. 营养失调:低于机体需要量　与肾功能受损、蛋白丢失过多及摄入不足等有关。

3. 潜在并发症　慢性肾衰竭。

【护理措施】

1. 休息　疾病活动期增加卧床时间,重视身心休息。卧床休息可增加肾血流量和尿量,减轻水肿,改善肾功能,应为患者创造一个安静、舒适的休息环境。

2. 饮食护理 向患者及家属解释饮食的重要性,与其共同制订合适的食谱,尽量色、香、味俱佳,以提高患者食欲。①蛋白质:肾功能不全者给予优质低蛋白(每天每千克体重0.6 g),保证身体所需营养,且减少蛋白质代谢产物,保护肾功能。②水、钠:血压高或水肿者限制钠盐摄入;水肿伴少尿者限制液体入量,按24 h液体出入量补充液体。③维生素和热量:高维生素饮食,增加糖的摄入,保证足够热量,减少自体蛋白质分解。④磷:肾功能不全者应限制磷的摄入。

3. 病情观察 ①生命体征:密切观察体温和血压变化,血压突然升高或持续高血压可加重肾功能的恶化;出现心率增快、心律不规则、呼吸困难、烦躁不安等应立即与医师联系。②水肿:一般不重,少数患者可出现肾病综合征表现,观察尿量、测腹围,注意水肿消长情况,是否出现胸、腹腔积液等。③肾功能:监测Ccr、Scr、BUN,定期检查尿常规和血白细胞计数,监测水、电解质、酸碱平衡有无异常。

4. 用药护理 用药期间观察:①利尿药:观察利尿效果,防止低钠、低钾血症及血容量减少等不良反应的发生。②降压药:使长期服用降压药者充分认识降压治疗对保护肾功能的作用,嘱其勿擅自改变药物剂量或停药,以确保满意的疗效。卡托普利对肾功能不全者易引起高钾血症,应定时观察血压,降压不宜过快或过低,以免影响肾灌注。③激素或免疫抑制剂:一般不主张积极应用。慢性肾炎伴肾病综合征者常用,应观察药物可能出现的不良反应。④抗血小板聚集药:观察有无出血倾向,监测出血、凝血时间等。

5. 心理护理 此病病程较长,肾功能逐渐恶化,预后不良,因此影响正常的学习、生活和工作,患者容易出现精神紧张、焦虑、抑郁、愤怒等负性情绪和心理反应,可造成肾血流量减少,加速肾功能减退。护士应尽量多巡视患者,与其交流,鼓励患者说出对患病的担忧,讲解疾病过程、合理饮食和治疗方案,以消除疑虑,提高治疗信心,积极配合治疗。及早预防和发现问题并给予心理疏导,必要时求助于心理专家共同解决。

6. 避免诱因 ①避免劳累。②防止感染:加强病房管理,定时消毒,保持室内清洁和空气新鲜、流通;加强个人卫生,注意口腔和皮肤清洁,避免受凉,防止呼吸道和泌尿道感染。

【健康指导】

1. 合理饮食 限制钠盐摄入,控制饮水量,注意摄入优质低蛋白、热量充足和富含多种维生素的食物。

2. 注意休息,生活规律,保持精神愉快。

3. 教会患者与疾病有关的家庭护理知识 如自我监测血压等。避免加重肾损害的因素,注意防寒保暖,避免潮湿、受凉,防治呼吸道感染;注意个人卫生,预防泌尿道感染;避免剧烈运动和过重的体力劳动;育龄妇女注意避孕;避免应用肾毒性药物(如氨基糖苷类抗生素、磺胺类及抗真菌药等)。

4. 术前准备 需做肾活组织检查者,应做好解释和术前准备工作。

5. 定期复查尿常规和肾功能 如出现水肿或水肿加重、血压增高、少尿、血尿、尿液浑浊、膀胱刺激征和感冒等及时就医。

第三节 肾病综合征

肾病综合征(nephrotic syndrome,NS)是由多种肾脏疾病引起的具有以下共同临床表现的一组综合征:①大量蛋白尿(尿蛋白定量每天>3.5 g);②低蛋白血症(血浆清蛋白<30 g/L);

③水肿;④血脂升高。

【病因与发病机制】

肾病综合征可由多种不同病理类型的肾小球疾病引起,分为原发性和继发性两大类。原发性肾病综合征是指原发于肾小球本身的病变;继发性肾病综合征继发于全身系统性疾病或先天遗传性疾病,如系统性红斑狼疮、糖尿病、过敏性紫癜、淀粉样变、多发性骨髓瘤、先天遗传性疾病如 Alport 综合征等。

【临床表现】

原发性肾病综合征有前驱感染者起病较急,部分可隐匿起病,典型临床表现如下:

1. 大量蛋白尿和低蛋白血症 当肾小球滤过膜的屏障作用受损时,滤过膜对血浆蛋白(以清蛋白为主)的通透性增高,原尿中蛋白含量超过肾小管的重吸收能力时,出现大量蛋白尿,这是低蛋白血症的主要原因。另外,肝代偿合成血浆蛋白不足、胃黏膜水肿引起蛋白质摄入减少、吸收不良或丢失等因素也加重了低蛋白血症。

除血浆清蛋白降低外,血中的其他蛋白成分如免疫球蛋白、抗凝及纤溶因子、金属结合蛋白等也可减少,因而机体易产生感染、高凝、微量元素缺乏、内分泌紊乱和免疫功能低下等并发症。

2. 水肿 为最显著体征。水肿部位可因重心的移动而不同,久卧或清晨以眼睑、头枕部或骶部明显,起床活动后以下肢水肿较为明显,为凹陷性水肿。严重者可波及全身,出现胸腔、腹腔、心包腔积液、阴囊水肿等。低蛋白血症、血浆胶体渗透压下降,水从血管内进入组织间隙,是水肿的主要原因。

3. 高脂血症 血中胆固醇、三酰甘油含量升高,低及极低密度脂蛋白浓度也增高,常与低清蛋白血症并存,与低清蛋白血症刺激肝脏合成脂蛋白代偿性增加和脂蛋白分解减弱有关。

4. 并发症

(1)感染:是常见的并发症,与蛋白质营养不良、免疫功能紊乱及激素治疗有关。患者可出现全身各系统的感染,常见有呼吸道、泌尿道、皮肤及腹腔(原发性腹膜炎)感染等。感染是肾病综合征复发和疗效不佳的主要原因之一。

(2)血栓、栓塞:多数肾病综合征患者的血液呈高凝状态,加之高脂血症、血液黏稠度增加、强力利尿剂的应用等因素易导致血管内血栓形成和栓塞,以肾静脉血栓最为多见(发生率为10%~50%,其中3/4病例无临床症状)。此外,下肢深静脉血栓、肺血管血栓、栓塞、脑血管血栓、冠状血管血栓也不少见。

(3)急性肾衰竭:低蛋白血症使血浆胶体渗透压下降,水分从血管内进入组织间隙,引起有效循环血容量减少,肾血流量不足,易致肾前性氮质血症,经扩容、利尿可恢复。少数50岁以上的患者出现肾实质性肾衰竭,无明显诱因少尿、无尿,扩容、利尿无效,可能与肾间质高度水肿压迫肾小管及大量蛋白管型阻塞肾小管,导致肾小管腔内高压、肾小球滤过率骤然减少有关。

(4)其他:长期大量蛋白尿、低蛋白血症可导致严重的负氮平衡和蛋白质营养不良,引起肌肉萎缩,儿童生长发育障碍。长期高脂血症易引起动脉硬化、冠心病等心血管并发症,增加血液黏稠度,也促进了肾小球系膜细胞增生及肾小球硬化。由于金属结合蛋白及维生素 D 结合蛋白减少,可导致铁、锌、铜缺乏及钙、磷代谢障碍。

【诊断要点】

本病主要根据尿蛋白定量和血浆清蛋白浓度做出诊断,同时参考有无水肿和高脂血症,判定有无并发症。原发性肾病综合征需排除继发性病因和先天遗传性疾病。肾病综合征的病理类型有赖于肾活组织病理检查。

【治疗要点】

（一）一般治疗

一般治疗见本节护理部分。

（二）对症治疗

1. 利尿消肿 不宜过快、过猛,以免造成有效血容量不足,加重血液高黏倾向,诱发血栓、栓塞并发症。

(1)噻嗪类利尿剂和保钾利尿剂:常用作基础治疗,两者并用可提高利尿效果,同时可减少钾代谢紊乱。常用氢氯噻嗪 25 mg,每天 3 次;氨苯蝶啶 50 mg,每天 3 次。

(2)渗透性利尿剂和袢利尿剂:上述治疗无效时,改用在静脉输注渗透性利尿剂(右旋糖酐-40)后,再加用袢利尿剂,如呋塞米或布美他尼,分次口服或静脉注射,可获良好利尿效果。

(3)血浆或血浆清蛋白:静脉输注血浆或血浆清蛋白可提高胶体渗透压,再加用袢利尿剂亦可起到良好的利尿作用。

2. 减少尿蛋白 可有效延缓肾功能恶化。应用 ACEI(如贝拉普利或卡托普利)和其他降压药(如氨氯地平),有效控制高血压,可不同程度减少尿蛋白。

（三）抑制免疫与炎症反应

1. 糖皮质激素 通过抑制免疫与炎症反应,抑制醛固酮和抗利尿激素的分泌,影响肾小球基底膜通透性而利尿、消除尿蛋白。应用激素时应注意:①起始足量:如泼尼松始量为每天每千克体重 1 mg,共服 8~12 周;②缓慢减药、撤药:足量治疗后每 1~2 周减少原用量的 10%,当减至每天 20 mg 时疾病易反跳,应更加缓慢减量;③长期维持:最后以最小有效剂量(每天 10 mg)作为维持量,再服半年至 1 年或更久。可采用全天量顿服,维持用药期间两天量隔日 1 次顿服,以减轻激素的不良反应。水肿严重、有肝功能损害或泼尼松疗效不佳时,可更换为泼尼松龙口服或静脉滴注。

肾病综合征者对激素治疗的反应可分为 3 种类型:①激素敏感型,治疗 8~12 周内肾病综合征缓解;②激素依赖型,药量减到一定程度即复发;③激素抵抗型,对激素治疗无效。

2. 细胞毒药物 常用于"激素依赖型"和"激素抵抗型"肾病综合征,协同激素治疗能提高缓解率。若无激素禁忌,一般不首选或单独使用。目前国内外最常用的为环磷酰胺(cyclophosphamide,CTX)。

3. 环孢素 可选择性抑制 T 辅助细胞及 T 细胞毒效应细胞,近年来已开始用于治疗激素及细胞毒药物无效的难治性肾病综合征,因价格昂贵,不良反应大,停药后病情易复发,限制了其广泛应用。

（四）并发症防治

1. 感染 激素治疗时不必预防性使用抗生素,以免诱发真菌二重感染。一旦出现感染,及时选用敏感、强效且无肾毒性的抗生素,尽快去除明确的感染灶。严重感染难控制时,视患者具体情况考虑减少或停用激素。

2. 血栓及栓塞 当血液出现高凝状态时(血浆清蛋白<20 g/L)应给予肝素或华法林等预防性抗凝,并辅以抗血小板聚集药。发生血栓或栓塞者,及早(6 h内效果最佳,但3天内可望有效)予尿激酶或链激酶溶栓,并配合使用抗凝药。抗凝及溶栓治疗时均应避免药物过量致出血。

3. 急性肾衰竭 ①袢利尿剂:对其仍有效者予以较大剂量冲刷阻塞的肾小管管型;②血液透析:利尿无效且达到透析指针时;③积极治疗原发病;④碱化尿液:如口服碳酸氢钠以减少管型形成。

(五)中医中药治疗

如雷公藤等,与激素及细胞毒药物联合应用,可减轻其不良反应并增强疗效。

【常见护理诊断/问题】

1. 体液过多 与低蛋白血症致血浆胶体渗透压下降有关。

2. 营养失调:低于机体需要量 与大量蛋白质丢失、胃肠黏膜水肿致蛋白质吸收障碍等因素有关。

3. 有感染的危险 与皮肤水肿,大量蛋白质丢失致机体营养不良,激素、细胞毒药物的应用致机体免疫功能低下有关。

【护理措施】

1. 休息与活动 全身严重水肿,合并胸腔积液、腹水,有严重呼吸困难者应绝对卧床休息,取半坐卧位,必要时给予吸氧。卧床期间注意肢体适度活动与被动运动,防止血栓形成。病情缓解后逐渐增加活动量,减少血栓等并发症的发生。高血压患者限制活动量,老年患者改变体位时不可过快以防直立性低血压。

2. 饮食护理 合理饮食能改善患者的营养状况和减轻肾脏负担,蛋白质的摄入是关键。长期高蛋白饮食加重肾小球高灌注、高压力、高滤过,从而加重蛋白尿,加速肾脏病变的进展。肾病综合征者食物中各种营养成分的构成一般为:①蛋白质:提倡正常量的优质蛋白(富含必需氨基酸的动物蛋白)每天每千克体重1.0 g;有氮质血症的水肿患者,应同时限制蛋白质的摄入。②足够热量:低蛋白饮食者需注意提供不少于每天每千克体重126~147 kJ(30~50kcal)的热量,以免导致负氮平衡。③水、钠限制:有明显水肿、高血压或少尿者,严格限制水、钠摄入,勿食腌制等含钠高的食物。④脂肪限制:脂肪占总供能的30%~40%,饱和脂肪酸和不饱和脂肪酸比例1:1,为减轻高脂血症,少进富含饱和脂肪酸的食物如动物油脂,而多食富含多不饱和脂肪酸的食物如植物油及鱼油等。⑤注意补充各种维生素及微量元素(如铁、钙)。

3. 病情观察 观察并记录生命体征,尤其是血压的变化。记录24 h出入水量,监测患者体重变化和水肿消长情况。监测尿量变化,如经治疗尿量没有恢复正常,反而进一步减少,甚至无尿,提示严重的肾实质损害。定期测量血浆清蛋白、血红蛋白等反应机体营养状态的指标,同时密切监测尿常规、肾小球滤过率、BUN、Scr、血浆蛋白、血清电解质等变化。

4. 用药护理

(1)激素、免疫抑制剂和细胞毒药物:①糖皮质激素:可有水钠潴留、血压升高、动脉粥样硬化、血糖升高、神经兴奋性增高、消化道出血、骨质疏松、继发感染、伤口不易愈合及类肾上腺皮质功能亢进症的表现,如满月脸、水牛背、多毛、向心性肥胖等,应密切观察患者的情况。大剂量冲击疗法时,患者免疫力及机体防御能力受到很大抑制,应对患者实行保护性隔离,防止继发感染。②环孢素:注意服药期间监测血药浓度,观察有无不良反应,如肝、肾毒性、高血压、高尿酸血症、高血钾、多毛及牙龈增生等。③环磷酰胺:容易引起出血性膀胱炎、骨髓抑制、消化道症状、肝功能损害、脱发等,注意观察是否出现血尿。

(2)利尿药:观察治疗效果及有无低钾、低钠、低氯性碱中毒等不良反应,使用大剂量呋塞米时,注意有无恶心、直立性眩晕、口干、心悸等。

(3)中药:如雷公藤制剂,注意其对血液系统、胃肠道、生殖系统等的不良反应。

(4)抗凝药:观察是否有皮肤、黏膜、口腔、胃肠道等的出血倾向,发现问题及时减药并给予对症处理,必要时停药。

5. 积极预防和治疗感染

(1)指导患者预防感染:①告知患者及其家属预防感染的重要性,指导其加强营养、注意休息、保持个人卫生,指导或协助患者保持全身皮肤、口腔黏膜的清洁、干燥,避免搔抓等导致的损伤。②避免感染源:尽量减少患者探访人次,限制上呼吸道感染者来访。寒冷季节外出时注意保暖,少去公共场所等人多聚集的地方。防止外界环境中病原微生物的入侵。③保持环境清洁、舒适:定期做好病室的空气消毒,用消毒药水拖地板、湿抹桌椅等。室内保持合适温、湿度,定时开门窗通风换气。

(2)观察感染征象:注意有无体温升高、皮肤感染、咳嗽、咳痰、肺部湿啰音、尿路刺激征、腹膜刺激征等。出现感染征象后,遵医嘱正确采集患者的血、尿、痰、腹水等标本及时送检,根据药敏试验结果使用有效的抗生素并观察疗效。

【健康指导】

(1)注意休息和保暖,避免受凉、感冒,避免劳累和剧烈体育运动;适度活动,避免肢体血栓等并发症。

(2)乐观开朗,对疾病治疗与康复充满信心。

(3)密切监测肾功能变化,学会自测尿蛋白,了解其动态,此为疾病活动的可靠指标;水肿时注意限制水盐;摄入适当蛋白质。

(4)遵医嘱用药,了解和观察药物毒性和不良反应。

(5)定期复查,不适时门诊随访。

第四节　尿路感染

尿路感染(urinary tract infection)是指肾盂、肾盏、膀胱、尿道的感染性炎症,主要由细菌直接引起,可分为:上尿路感染,指肾盂、肾盏、肾小管及输尿管的感染,通常称肾盂肾炎;下尿路感染,为膀胱、尿道的感染,以膀胱炎多见。肾盂肾炎是尿路感染中常见而重要的临床类型,临床上分为急性和慢性两型:急性肾盂肾炎具有急性细菌性炎症感染的全身表现,尿路刺激征是急性肾盂肾炎最突出的特征;慢性肾盂肾炎的全身表现较轻,尿路刺激征症状可不明显,但后期可出现肾功能减退表现。

本病好发于女性,以生育年龄的已婚女性多见。女男比例约为 10:1。发生尿路感染常有易感因素存在,如:①尿流不畅和尿路梗阻:以尿路结石常见,其他有尿道狭窄、肿瘤、包茎、前列腺肥大、妊娠子宫压迫输尿管、神经性膀胱、肾下垂等;②尿路畸形或功能缺陷:如肾畸形、肾盂畸形、输尿管畸形、多囊肾、马蹄肾和膀胱输尿管反流等;③机体免疫功能低下及慢性全身性疾病:如女性月经期,糖尿病、慢性肝病、慢性肾病、肿瘤、贫血、营养不良、长期应用免疫抑制剂的患者。④膀胱-输尿管反流:为功能性尿路梗阻。⑤使用尿路器械:不但会将细菌带入尿路,而且常使尿路黏膜损伤,引起感染。1次导尿后感染发病率为3%,留置尿管3日以上,感染发病率超过90%。⑥其他:常见因素有尿道内或尿道口周围的炎症病变,如尿道旁腺炎、阴道炎、细菌性前列腺炎、会阴部皮肤感染等。

致病菌以大肠埃希菌多见,约占70%以上,次为变形杆菌、粪链球菌和葡萄球菌等球菌引起尿路感染者占5%~10%。感染途径有:①上行感染,为最常见的感染途径。正常情况下,膀胱的尿液是无菌的,当机体抵抗力下降或尿道黏膜损伤如尿液高度浓缩、月经期、性生活后,或入侵细菌的毒力大、黏附于尿道黏膜并上行传播的能力强时,细菌可侵入并沿尿道上行膀胱、输尿管,甚至于肾脏而发生尿路感染。由于女性的尿道较男性短、宽而直,且尿道口离肛门近而常被细菌污染,故受感染的机会增高。②血行感染,此种感染途径较少见。细菌由体内慢性感染病灶如慢性扁桃体炎、皮肤感染等侵入血流,到达肾引起肾盂肾炎。③淋巴管感染,极其少见。盆腔器官炎症、阑尾炎和结肠炎时,细菌可经淋巴管引起肾盂肾炎。④直接感染,外伤或肾周器官发生感染时,细菌可直接侵入肾而引起本病,临床很少见。

治疗原则:去除易患因素,合理使用抗生素,控制症状。

1. 急性尿路感染的治疗　主要是针对革兰氏阴性杆菌选用敏感的抗生素,如复方新诺明2片,或氧氟沙星0.2 g,或环丙沙星0.25 g,每日2次,口服;或庆大霉素8万~12万U,每日2次,肌内注射或静脉滴注;或氨苄西林6 g,或头孢唑啉2 g,分次肌内注射;或青霉素640万~800万U,静脉滴注。其他药物如呋喃妥因、甲硝唑等也可选用。同时,口服碳酸氢钠每次1.0 g,每日3次,可碱化尿液缓解尿路刺激征及增强抗生素疗效。

急性膀胱炎一般采用3日疗法;急性肾盂肾炎抗生素疗程通常为10~14日,停药后,应每周复查尿常规和细菌培养1次,连续2~3周,至第6周再复查1次,若均为阴性为临床痊愈;若尿菌阳性,应再用1个疗程的抗生素。

2. 慢性尿路感染　最重要的治疗措施是寻找病因,去除易感因素,解除尿流不畅和尿路梗阻,提高机体免疫功能,同时按药物敏感试验选择2类抗生素联合应用,疗程适当延长,一般需用药2~3周,必要时采用中西医结合方法治疗。疗效不佳时,可采用小剂量长期抑菌疗法,如复方新诺明、诺氟沙星哌酸等任一种药的1次剂量,每晚排尿后睡前服用,疗程需长达6~12个月,才能有效防止再发。对于非妊娠妇女的无症状细菌尿,一般不予治疗,对妊娠妇女必须治疗,治疗与一般尿路感染相同,选用肾毒性较小的抗生素,如青霉素类、头孢菌素类等。不宜用氯霉素、四环素、磺胺类。氨基糖苷类慎用。

【护理评估】

（一）健康史

重点评估尿路感染的易患因素,如有无引起尿流不畅和尿路梗阻的疾病,是否存在尿路畸形或功能缺陷,有无慢性全身性疾病或导致机体免疫功能低下的情况,尿道内或尿道口周围有无炎症病变,发病前是否使用过尿路器械等。同时,应了解有无诱发因素存在,既往有无尿路感染史及诊断、治疗情况。

（二）身体状况

1. 膀胱炎　约占尿路感染的60%。主要表现为尿频、尿急、尿痛,伴有耻骨弓上不适。一般无全身感染的表现。

2. 急性肾盂肾炎　①全身表现:起病急,常有寒战、高热、全身不适、疲乏无力、食欲减退、恶心呕吐,甚至腹痛、腹胀或腹泻等全身表现。②泌尿系统表现:常有尿频、尿急、尿痛等尿路刺激症状,多数伴腰痛或肾区不适;肋脊角有压痛和(或)叩击痛,腹部上、中输尿管点和耻骨上膀胱区有压痛。③可见脓尿或血尿。

3. 慢性肾盂肾炎　肾盂肾炎多次发作或迁延不愈超过半年者,并伴有肾盂肾盏变形或双肾大小不等、表面凹凸不平及肾小管功能持续减退者,则为慢性肾盂肾炎。多见于有易感因素的患者。慢性肾盂肾炎的临床表现复杂多样,多不典型。病情持续可发展为慢性肾衰竭。急性发作时症状明显类似急性肾盂肾炎。

（三）心理-社会状况

尿路感染以青年女性多见,由于缺乏相关知识,急性发病后害怕累及生殖系统引起性生活和生育等方面不良后果,或因病情反复发作担心预后,而易产生紧张不安、焦虑、烦躁等不良心理反应。

【主要护理诊断/问题】

1. 体温过高　与尿路感染有关。

2. 疼痛:尿痛、腰痛、下腹痛　与肾盂、输尿管、膀胱、尿道的感染性炎症有关。

3. 焦虑　与起病急骤、全身及泌尿系统症状明显或病情反复发作有关。

【护理目标/评价】

(1)体温恢复正常。

(2)疼痛减轻或消失。

(3)获得有关的预防、保健、治疗知识,焦虑感减轻或消失,情绪稳定。

【护理措施】

1. 一般护理　急性肾盂肾炎和慢性肾盂肾炎发作期的患者应注意卧床休息。在无禁忌证的情况下,指导患者尽量多摄入水分、勤排尿,每日入液量应在 2000 ml 以上,使尿量增多足以达到冲洗膀胱、尿道的目的。

2. 心理护理　耐心向患者解释病情及预防、保健、治疗知识,以减轻和消除其紧张、焦虑不安;指导患者进行自我心理调整,尽量放松不安的心情,从事一些感兴趣的活动,如听轻音乐、欣赏小说、看电视和室友聊天等,以分散对自身不适的注意力。

3. 对症护理　①发热是机体对细菌感染的反应,体温在 39 ℃ 以下、无特殊情况时,可以等到抗生素起效后体温自行下降,但要做好患者及家属的思想工作;体温过高(>39 ℃)时,可影响到心脑等重要器官的功能,宜施行物理降温,采用冰敷、乙醇拭浴、温水擦浴、冰水灌肠等措施,必要时遵医嘱给予退热药,并注意观察及记录降温效果。②出现肾区或膀胱区疼痛时,减轻疼痛的方法为卧床休息,指导患者进行膀胱区热敷或按摩,以缓解疼痛;必要时服用解痉镇痛药如阿托品、654-2(山莨菪碱)等抗胆碱能药物。

4. 病情观察　密切观察患者全身情况及体温的变化;观察泌尿系统症状及其他伴随症状的变化。患者若高热等全身症状加重或持续不缓解,尤其是出现腰痛加重时,应考虑是否有肾周围脓肿、肾乳头坏死等严重并发症的发生,须及时报告医生,以便得到早期处理。

5. 用药护理　密切注意药物疗效及其副作用,如磺胺类药物口服可引起恶心、呕吐、厌食等胃肠道反应,经肾排泄时易析出结晶,还可以引起粒细胞减少等;氟喹诺酮类药物可引起轻度的消化道反应、皮肤瘙痒等;氨基糖苷类药物可引起肾损害和听神经损害等。发现不良反应时应及时报告医生处理。

6. 配合检查 ①向患者解释各种检查的意义和方法。②尿细菌定量培养:最好留取清晨第 1 次(尿液在膀胱内停留 6~8 h 以上)的清洁、新鲜中段尿液送检。为保证培养结果的准确性,尿细菌定量培养标本应在使用抗生素之前或停用抗生素 5 日之后留取;留取标本时要严格无菌操作,及时送检,并应在 1 h 内作细菌培养,或冷藏保存。③根据需要及时送检血尿素氮、血肌酐和电解质检查标本;做好腹部 X 线平片和肾盂造影的术前、术后护理。

7. 健康指导 ①加强卫生宣教,注意个人卫生,女性应注意会阴部及肛周皮肤的清洁卫生,若会阴局部有炎症,应及时治疗。②宣传要多饮水、勤排尿、少憋尿是有效预防本病的重要措施,对妇女更是如此。③教育患者平时应坚持适度的体育锻炼以增强机体抵抗力。

第五节 慢性肾衰竭

慢性肾衰竭(chronic renal failure,CRF)见于各种慢性肾脏疾病的晚期,为各种原发和继发性慢性肾脏疾病持续进展的共同结局,是以代谢产物潴留,水、电解质紊乱,酸碱平衡失调和全身各系统症状为主要表现的一种临床综合征。

我国目前慢性肾脏病患病率为 10.8%,慢性肾衰竭发病率约 100/1 000 000 人口,40~45 岁为高发年龄。

各种原因引起的肾脏结构和功能障碍≥3 个月,包括肾小球滤过率(glomerular filtration rate,GFR)正常和不正常的病理损伤、血液或尿液成分异常;或不明原因的 GFR 下降(<60 ml/min)超过 3 个月,称为慢性肾脏病(chronic kidney disease,CKD)。目前国际公认依据美国肾脏基金会制定的指南将 CKD 分为 5 期,见表 4-1。

表 4-1 慢性肾脏病分期及建议

分期	特征	GFR[ml/(min·1.73m^2)]	治疗计划
1	GFR 正常或升高	≥90	CKD 诊治;缓解症状;保护肾功能
2	GFR 轻度降低	60~89	评估、延缓 CKD 进展;降低 CVD(心血管病)风险
3a	GFR 轻到中度降低	45~59	
3b	GFR 中到重度降低	30~44	延缓 CKD 进展;评估、治疗并发症
4	GFR 严重降低	15~29	综合治疗;透析治疗前准备
5	肾衰竭	<15 或透析	如发现尿毒症,及时替代治疗

【病因与发病机制】

(一)病因

任何能破坏肾的正常结构和功能的泌尿系统疾病,均可引起肾衰竭。近年发达国家最常见的病因依次为糖尿病肾病、高血压肾病、肾小球肾炎、多囊肾等;在我国则为原发性慢性肾炎、梗阻性肾病、狼疮肾炎、高血压肾病、多囊肾等。

(二)发病机制

本病发病机制未完全明了,有以下几种主要学说:

1. 慢性肾衰竭进行性恶化的机制 肾实质疾病导致部分肾单位破坏,残余"健存"肾单位代谢废物排泄负荷增加,代偿性发生肾小球内"三高"(肾小球毛细血管的高灌注、高压力和高滤过)而引起:①肾小球上皮细胞足突融合,系膜细胞和基质显著增生,肾小球肥大,继而硬化;②肾小球内皮细胞损伤,诱发血小板聚集,致微血栓形成,损害肾小球而促进硬化;③肾小球通透性增加,使蛋白尿增加而损伤肾小管实质。随着上述过程不断进行,恶性循环,肾功能不断进一步恶化,便会出现肾衰竭的症状。

2. 尿毒症各种症状的机制 ①有些症状与水、电解质和酸碱平衡失调有关;②有些症状与尿毒症毒素有关,因残存肾单位不能充分排出代谢废物和不能降解某些内分泌激素,致使其蓄积体内引起某些尿毒症症状;③肾的内分泌功能障碍(如不能产生红细胞生成素、骨化三醇等),也可产生某些尿毒症症状。

【临床表现】

在慢性肾脏病和慢性肾衰竭的不同阶段,临床表现各异。CKD 1~3 期可无任何症状,或仅有乏力、腰酸、夜尿增多等不适;少数患者有食欲减退、代谢性酸中毒及轻度贫血。进入 CKD 4 期后,上述症状更趋明显。到 CKD 5 期时,可有急性左心衰竭、严重高钾血症、消化道出血等,甚至危及生命。

(一) 各系统症状

1. 心血管系统 心血管疾病是肾衰竭患者最常见的死因。

(1)高血压:大部分患者存在不同程度的高血压,少数发生恶性高血压。高血压主要由水钠潴留引起,也与肾素-血管紧张素增高和(或)某些舒张血管因子产生不足等有关。高血压可致左心室扩大、心力衰竭、动脉硬化及加重肾损害。

(2)心力衰竭:是尿毒症患者最常见死亡原因,其原因大多与水钠潴留、高血压及尿毒症性心肌病有关。尿毒症性心肌病的病因可能与代谢废物的潴留和贫血等有关。

(3)心包炎:主要见于透析不充分者(透析相关性心包炎),临床表现与一般心包炎相同,但心包积液多为血性,可能与毛细血管破裂有关。严重者有心脏压塞征。尿毒症性心包炎是病情危重的征兆。

(4)动脉粥样硬化:常有高三酰甘油血症及轻度胆固醇升高,动脉粥样硬化发展迅速,冠心病是主要的死亡原因之一。

2. 消化系统 食欲缺乏是常见的最早期表现。晚期患者呼气常有氨味,初有厌食、上腹饱胀、恶心、呕吐、腹胀、腹泻、舌和口腔黏膜溃疡。上消化道出血在尿毒症患者中也很常见,主要与胃黏膜糜烂和消化性溃疡有关,尤以前者常见。慢性肾衰竭患者的消化性溃疡发生率较正常人高。

3. 血液系统

(1)贫血:为正细胞正色素性贫血,主要原因:①肾脏产生红细胞生成激素(erythropoietin,EPO)减少;②铁摄入不足;③失血,如血透时失血、抽血检查频繁;④红细胞生存时间缩短;⑤体内叶酸、蛋白质缺乏;⑥血中有抑制血细胞生成的物质。

(2)出血倾向:常表现为皮下出血、鼻出血、月经过多、外伤后严重出血、消化道出血等。出血倾向与外周血小板破坏增多、出血时间延长、血小板聚集和黏附能力异常等有关。透析能迅速纠正出血倾向。

(3)白细胞异常:部分患者白细胞减少,中性粒细胞趋化、吞噬和杀菌能力减弱,容易发生感染。

4. 呼吸系统 酸中毒时呼吸深而长,体液过多时可引起肺水肿,后期可出现尿毒症性支气管炎、肺炎、胸膜炎甚至胸腔积液等。

5. 神经、肌肉系统 早期常有疲乏、失眠、头昏、头痛、注意力不集中等精神症状,后期可出现性格改变、抑郁、记忆力下降、判断失误,并可有神经肌肉兴奋性增加。尿毒症时有精神失常、谵妄、幻觉、昏迷等。晚期患者常有周围神经病变,出现肢体麻木、烧灼感或疼痛感、深腱反射迟钝或消失、肌无力、感觉障碍等。

6. 皮肤症状 常见皮肤瘙痒,有时难以忍受。面色较深而萎黄,轻度水肿,呈"尿毒症"面容,与贫血、尿素霜的沉积有关。

7. 肾性骨营养不良 可出现纤维性骨炎、尿毒症骨软化症、骨质疏松症和肾性骨硬化症,骨病有症状者少见,早期诊断主要靠骨活组织检查。肾性骨病可致骨痛、行走不便和自发性骨折,发生与活性维生素 D_3 不足、营养不良、继发性甲状旁腺功能亢进等有关。

8. 内分泌失调 血浆活性维生素 D、红细胞生成激素(EPO)降低。常有性功能障碍,女性出现闭经、不孕等;男性性欲缺乏或阳痿;小儿性成熟延迟。

9. 感染 以肺部和尿路感染常见,与机体免疫力低下、白细胞功能异常等有关。血透患者易发生动静脉造口感染或腹膜导管出口处感染、肝炎病毒感染等。

10. 其他 体温过低、糖类代谢异常、高尿酸血症、脂代谢异常等。

(二)水、电解质和酸碱平衡失调

1. 低钠血症 水潴留易致稀释性低钠血症;长期低盐饮食、呕吐、腹泻、利尿致低钠血症,表现为极度乏力、表情淡漠、恶心、呕吐、肌肉痉挛、抽搐、昏迷等。

2. 高钾血症 可致严重心律失常,有时可无症状而突然心搏骤停。

3. 高磷血症和低钙血症 出现肌肉痉挛或抽搐。

4. 代谢性酸中毒 表现为乏力、嗜睡、恶心、呕吐、虚弱无力、头痛、烦躁不安、呼吸深而长、呼气带有氨味。

5. 其他 高镁血症、水肿或脱水等。

【诊断要点】

根据慢性肾衰竭的系统表现、贫血、尿毒症面容、高磷血症、低钙血症、内生肌酐清除率下降、血肌酐升高、B 超示双肾缩小,即可诊断为慢性肾衰竭。必要时行肾活检,尽可能查明原发病。

【治疗要点】

早期诊断、有效治疗原发病和去除导致肾功能恶化的因素,是慢性肾衰竭防治的基础,也是保护肾功能和延缓慢性肾脏病进展的关键。

(一)治疗基础疾病和加重肾衰竭的因素

纠正水、电解质紊乱,控制感染,解除尿路梗阻,治疗心力衰竭,停用肾毒性药物等,是防止肾功能进一步恶化、促使肾功能不同程度恢复的关键。

(二)延缓慢性肾衰竭的发展

饮食治疗和必需氨基酸的应用见本节护理部分。

(三)并发症的治疗

1. 水、电解质和酸碱平衡失调

(1)水、钠平衡失调:一般失水可通过口服补充,重度失水者可静脉滴注 5% 葡萄糖溶液。水过多时,应严格限制摄入水量,最好透析治疗。低钠时补充钠盐,低钠血症出现惊厥、昏迷等精神症状时,可用 5% 氯化钠溶液静脉滴注。钠过多常伴有水肿,应限制水、钠的摄入,使用利尿剂等。

(2)高血钾:尿毒症患者易发生高钾血症,应定期监测血钾,积极预防感染,纠正代谢性酸中毒,禁输库血。高钾血症可致严重心律失常,甚至心脏停搏,部分患者有肌无力或麻痹,原因可为尿少、酸中毒、药物、摄入过多等。血钾中度升高时,首要治疗引起高钾的原因和限制高钾食物和药物摄入,同时利尿、导泻加速钾排泄。血 $K^+>6.5$ mmol/L,可出现症状,心电图有明显高钾变化,须紧急处理:①10% 葡萄糖酸钙 10~20 ml 稀释后缓慢静脉注射;②5% $NaHCO_3$ 或乳酸钠 100~200 ml 静脉滴注;③50% 葡萄糖 50~100 ml 加普通胰岛素 10U 静脉滴注。经上述处理后如效果仍不理想,需立即做透析。

(3)钙、磷失调:限磷饮食。活性维生素 D(骨化三醇)有助于纠正低钙血症。进餐时口服碳酸钙既供给机体钙,又可减少肠道内磷的吸收,同时有利于纠正酸中毒。

(4)代谢性酸中毒:一般口服碳酸氢钠,严重者静脉补碱。透析疗法能纠正各种水、电解质、酸碱平衡失调。

2. 心血管系统

(1)高脂血症:治疗原则同其他高脂血症,但是否用调节血脂药仍未有定论。使用氯贝丁酯或胆固醇合成抑制剂时剂量按 GFR 调节。高尿酸血症通常不需治疗。

(2)高血压:通过减少血容量,消除水钠潴留,患者的血压多可恢复正常。可选用利尿剂,如口服或静脉滴注呋塞米。利尿效果不理想时,可透析脱水。另外,可选用降压药如 ACEI(如卡托普利)、钙通道阻滞剂(如硝苯地平)、β-受体阻滞剂(如普萘洛尔)、血管扩张剂(如肼屈嗪)等。

(3)心力衰竭:同一般心力衰竭治疗,如限制水钠摄入、利尿、洋地黄强心、扩血管等,但疗效较差。肾衰竭中的心力衰竭主要因水钠潴留引起,可用透析脱水。

(4)心包炎:透析可改善心包炎的症状,当出现心脏压塞时,应紧急心包穿刺或切开引流。

3. 血液系统　主要治疗贫血,用重组人类红细胞生成激素(EPO)疗效显著,应注意同时补充造血原料如铁、叶酸等,也可小量多次输血。

4. 肾性骨病　可口服骨化三醇、行甲状旁腺次全切除术等。在慢性肾衰竭早期应注意纠正钙、磷平衡失调,防止患者发生肾性骨病和继发性甲旁亢。

5. 消化系统　上消化道出血按常规处理。

(四)并发感染的治疗

疗效相同时,应尽量选择对肾毒性小的抗生素。

(五)透析疗法

透析疗法是替代肾功能的治疗方法,可代替肾的排泄功能,但无法代替其内分泌和代谢功能。血液透析和腹膜透析的疗效相近,各有优缺点,应综合考虑患者的具体情况来选用。

(六)肾移植

成功的肾移植可使肾功能(包括内分泌和代谢功能)得以恢复,可使患者完全恢复。应选择 ABO 血型配型和 HLA 配型合适的供肾者,并在移植后长期使用免疫抑制剂以防排斥反应。

【护理评估】

（一）健康史

1. 患病及治疗经过 本病一般有多年的原发性或继发性慢性肾病史,需详细询问自首次起病以来的患病经过,有无明显诱因,疾病类型、病程长短、主要症状及其性质、部位、程度、持续时间及症状缓解或加重的原因与经过;目前有何主要不适及特点,如有无出现厌食、恶心、呕吐、口臭、舌炎、腹胀、腹痛、血便、头晕、胸闷、气促、皮肤瘙痒、鼻出血、牙龈出血、皮下出血、女性患者月经过多,下肢水肿、少尿,兴奋、淡漠、嗜睡等精神症状;有无其他伴随症状及其特点;病情发作的频率及以往症状演变发展的经过;患者接受过哪些治疗,是否遵从医嘱治疗;以往用药情况(药物名称、种类、剂量、用法、疗程、对患者的疗效及不良反应等),有无长期使用对肾有损害的药物,如解热镇痛药、两性霉素 B、氨基糖苷类抗生素、磺胺类、第一或第二代头孢类抗生素等;有无食物或药物过敏史。

2. 遗传史 患者家族中有无同样和类似疾病的患者,某些肾脏疾病如遗传性肾炎、多囊肾等。

（二）身体评估

慢性肾衰竭可累及患者的全身各脏器,需做好全身检查,包括生命体征、精神、意识状态,有无贫血貌,皮肤、黏膜有无出血点、瘀斑、尿素霜沉积等;有无体温升高;有无皮肤水肿,水肿的部位、分布、程度、特点,有无胸腔、心包积液或腹水征;有无心率增快、肺底部湿啰音、颈静脉怒张、肝大等心力衰竭的征象;有无血压下降、脉压变小、末梢循环不良、颈静脉压力增高等心脏压塞征;神经反射有无异常;肾区有无叩击痛等。

（三）心理-社会状况

(1)评估患者对疾病的性质、进展、防治及预后知识的了解程度。

(2)评估患者的性格特点、人际关系与环境适应能力:此病预后不佳,治疗费用昂贵,尤其是需要长期透析或做肾移植手术的患者及其家人心理压力较大,注意评估有无抑郁、自卑、恐惧,甚至绝望等情绪反应。

(3)护士应了解患者的家庭组成、经济状况、文化教育背景;其他家庭成员对患者的关心、支持及对疾病的认识程度;患者的工作单位或社会保障机构所能提供的支持情况;患者出院后继续就医的条件,社区保健设施及继续康复治疗的可能性。

【常见护理诊断/问题】

1. 营养失调:低于机体需要量 与长期限制蛋白质摄入,消化功能紊乱,水、电解质紊乱,贫血等因素有关。

2. 体液过多 与肾小球滤过功能降低导致水钠潴留、多饮水或补液不当等有关。

3. 活动无耐力 与贫血、多系统功能受损有关。

4. 有感染的危险 与白细胞功能降低、透析等有关。

5. 预感性悲哀 与预知疾病预后不良、身体功能衰退、生活和经济负担过重有关。

【护理目标】

(1)患者能保证摄入足够合适的营养物质,身体营养状况有所改善。

(2)体液平衡,水肿减轻或消退。

(3)自诉活动耐力增强。

(4)住院期间不发生感染。

(5)能积极地生活。

【护理措施】

1. 休息和活动

(1)能起床者:鼓励适当活动,以不出现心慌、气喘、疲乏、胸痛、呼吸困难、头晕眼花、血压改变等为宜,必要时护士或家属予以陪同或协助,一旦有不适,暂停活动,卧床休息。如活动后心率比静止状态增加 20 次/分以上,活动停止 3 min 后心率不能恢复到活动前水平,提示活动量过大。教导患者尽量避免去人多的公共场所。贫血严重者,卧床、起床、下床时动作要缓慢,以免头晕;有出血倾向者注意安全,选择适当的活动内容,防止皮肤、黏膜受损。

(2)病情较重、心力衰竭者:绝对卧床并吸氧。①提供安静的休息环境,协助患者做好各项生活护理;②皮肤瘙痒时:勤用温水清洗,勤换衣裤床被,保持清洁、平整、柔软,必要时可遵医嘱使用止痒剂,忌用肥皂水或酒精溶液擦身,避免用力搔抓;③指导和帮助其定期翻身,屈伸肢体,按摩四肢肌肉,定时进行被动肢体活动,避免静脉血栓形成或肌萎缩;④指导有效的深呼吸和咳痰技巧,防止坠积性肺炎等。

2. 合理饮食

(1)蛋白质:非糖尿病肾病患者在 CKD 1~2 期推荐蛋白入量为每天每千克体重 0.8 g;CKD 3 期应开始低蛋白饮食,推荐蛋白入量为每天每千克体重 0.6 g。糖尿病肾病患者出现显性蛋白尿就应限制蛋白质的摄入量,推荐蛋白入量为每天每千克体重 0.8 g;一旦 GFR 下降,蛋白入量降至每天每千克体重 0.6 g 以下。低蛋白饮食要求其中 50% 以上蛋白质是高生物价优质蛋白(富含必需氨基酸),如鸡蛋、牛奶、鱼和瘦肉等。如有条件,在低蛋白饮食的基础上,同时补充必需氨基酸或 α-酮酸(每天每千克体重 0.1~0.2 g)。必需氨基酸的补充可使尿毒症患者长期维持较好的营养状态,并降低尿素氮,减慢肾功能的恶化过程。能口服者以口服为佳,静脉输入时应缓慢。输液过程中如有恶心、呕吐、头晕应给予止吐剂,同时减慢输液速度。切勿在氨基酸内加入其他药物,以免引起不良反应。

(2)高热量:供给患者足量的糖类和脂肪,以获得充足的热量,减少体内蛋白质消耗。糖类占总热量 2/3,其余由植物油中脂肪供给。伴高分解代谢或长期热量摄入不足者,需经胃肠道外补充营养。每天供应热量每千克体重 125.5~146.5 kJ(每千克体重 30~50kcal),消瘦或肥胖者酌情予以加减。饥饿时可食芋头、马铃薯、苹果、马蹄粉、莲藕粉等。

(3)限制水钠:①失水者:补液不宜过快过多,入液量一般为前 1 天尿量加上 500~600 ml,可用含冰块或湿棉签涂抹嘴唇减轻患者的烦渴现象;②尿量在 1000 ml 以上而无水肿者:不限饮水量;③严重高血压、少尿、水肿、心力衰竭者:严格控制饮水和输液量,准确记录 24 h 出入量,患者行动方便时按时测体重,以体重、血压、尿量、血清钠等指标作为水钠摄入依据。

(4)保持钾平衡:多尿或使用排钾利尿剂致低血钾时,增加含钾高的食物或谨慎补钾;无尿时可引起高钾血症,重度酸中毒、发热、钾摄入过多可加重高钾血症。GFR<25 ml/min 时,应适当限制钾摄入,同时注意及时纠正酸中毒,并适当利尿(用呋塞米、布美他尼等)增加尿钾排出,停用含钾高的药物和限制香蕉、橘子、白菜、萝卜、梨、桃、葡萄、西瓜等含钾高的食物。如血钾>6.5 mmol/L,心电图出现高钾表现,及时给予血液透析治疗。

(5)改善患者食欲:改进烹调方法,尽量使食物色、香、味俱全,清淡、易消化,富含 B 族维生素、维生素 C、钙和叶酸;提供整洁、舒适的进餐环境,少食多餐。口气较重者,应加强口腔护理。

3. 病情观察及护理

（1）感染：呼吸道感染和尿路感染最常见，其次为皮肤感染、消化道感染。①病室定期通风并消毒空气，严格无菌操作，注意防寒保暖，减少探视，避免与呼吸道感染者接触；②定时测量生命体征，发现体温升高、寒战、疲乏无力、食欲下降、咳嗽、咳脓痰、尿路刺激征、白细胞增高等情况，及时处理；③准确留取各种标本如痰液、尿液、血液等，及时送检。

（2）液体量过多：每天定时测量体重，准确记录出入水量。观察有无短期内体重迅速增加、出现水肿或水肿加重、血压升高、意识改变、心率加快、肺底湿啰音、颈静脉怒张等。

（3）电解质紊乱：监测血钾、钠、钙、磷等血清电解质的变化，如发现异常及时通知医师给予及时、有效的处理。①高钾血症：密切注意有无脉搏不规则、肌无力、心电图改变等征象。有高钾血症者，限制含钾高食物的摄入。另外要积极预防和控制感染，及时纠正代谢性酸中毒，禁止输入库存血，并遵医嘱予 10% 葡萄糖酸钙 20 ml，缓慢静脉注射；5% 碳酸氢钠100 ml，5 min 内缓慢静脉注射完。②低钙血症：出现手指麻木、易激惹、腱反射亢进、抽搐等症状，可摄入含钙高的食物如牛奶，遵医嘱使用钙剂等。

（4）肾功能和营养状况：定期监测血 BUN、Scr、血清清蛋白、血红蛋白等变化。

4. 用药护理　积极纠正贫血，如遵医嘱用红细胞生成激素，观察用药后反应，如头痛、高血压、癫痫发作等，定期查血红蛋白和血细胞比容等。遵医嘱用降压药和强心药。

5. 其他　指导患者恶心时张口呼吸可减轻恶心感受；加强生活护理，尤其口腔及会阴部护理。接种乙肝疫苗，尽量减少血液制品的输入。护士应细心观察，及时捕捉到患者的负性情绪，及时动员相关力量协同给予心理疏导，增强患者对疾病治疗和生活的信心。

【评价】

（1）患者贫血状况有所好转，血红蛋白、血清清蛋白在正常范围。

（2）机体的水肿程度减轻或消退。

（3）自诉活动耐力增强。

（4）体温正常，白细胞未增高，未发生感染。

（5）情绪和心理状况稳定，配合治疗与护理。

【健康指导】

1. 合理饮食　强调合理饮食对病情的重要性，教会制订及选用适量蛋白质、低磷、高热量食谱的方法，严格遵从饮食治疗原则。

2. 增强自我保健意识　酌情参加活动和体育锻炼，以增强机体抵抗力；根据气候和天气及时添减衣被，注意保暖防寒；讲究个人卫生，避免交叉感染；避免劳累和重体力活动。积极治疗原发病，观察药物疗效和不良反应，去除或避免加重肾衰竭的诱因。

3. 保护和有计划地使用血管　尽量保留前臂、肘等部位大静脉，以备血透治疗。已行血透者保护好动静脉造口，行腹膜透析者保护好腹膜透析管道。

4. 定期复查　定期复查血、尿常规，肾功能和血清电解质等，准确记录每天的尿量、血压、体重。

5. 积极乐观　增强对疾病治疗和生活的信心，提高生活质量。

第五章 血液系统疾病患者的护理

第一节 贫 血

贫血(anemla)是指外周血单位容积内血红蛋出量(Hb)、血细胞数(RBC)和(或)血细胞比容(HCT)低于同年龄、同性别、同地区正常范围下限的一种常见的临床症状,其中以血红蛋白含量降低最为重要。一般成年男性 Hb<120 g/L、RBC<4.5×10^{12}/L,成年女性 Hb<110 g/L(妊娠期<100 g/L)、RBC<4.0×10^{12}/L(妊娠期<3.5×10^{12}/L),为成人贫血的诊断标准。小儿贫血的国内诊断标准是:新生儿时期 Hb<145 g/L,1~4 月龄者 Hb<90 g/L,4~6 月龄者 Hb<100 g/L,6 月龄~6 岁者 Hb<110 g/L,6~14 岁者 Hb<120 g/L。海拔每升高 1000 m,血红蛋白上升 4%。

贫血是血液病最常见的症状,是许多疾病的临床表现,而并非独立的疾病。贫血可由多种原因引起,其临床表现主要是血红蛋白浓度减低和红细胞数量减少所引起的全身组织器官缺氧所致。病因治疗是治疗贫血的首要原则,其他治疗措施有药物治疗、对症治疗和支持治疗等,必要时可选用免疫抑制剂和实施脾切除。临床常用的贫血分类方法如下。

【根据贫血的病因和发病机制分类】

(1)红细胞生成减少:包括造血原料不足和骨髓造血功能障碍。

(2)红细胞破坏过多:包括红细胞内在缺陷和外在因素所致的溶血。

(3)失血:包括急性失血和慢性失血,慢性失血是贫血最常见的原因。

【根据贫血的程度分类】

根据外周血血红蛋白的浓度可将贫血分为轻、中、重、极重 4 度(表5-1)。

表 5-1 贫血的分度

	轻度	中度	重度	极重度
血红蛋白含量(g/L)	>90	60~90	30~59	<30

【根据红细胞的形态分类】

主要根据患者平均红细胞体积(MCV)、平均红细胞血红蛋白量(MCH)和平均红细胞血红蛋白浓度(MCHC),将贫血分为 4 类(表5-2)。

表 5-2 贫血的细胞形态分类

	MCV(fL)	MCH(pg)	MCHC(g/L)	临床类型
正常值	80~98	26~32	320~360	
大细胞性	>100	>32	320~360	巨幼红细胞性贫血
正细胞性	80~98	28~32	320~360	再生障碍性贫血、急性失血性贫血、溶血性贫血
单纯小细胞性贫血	<80	<28	320~360	慢性感染、慢性肝肾疾病或中毒
小细胞低色素性	<80	<28	<320	缺铁性贫血、铁粒幼细胞性贫血、珠蛋白生成障碍性贫血

一、缺铁性贫血

缺铁性贫血(iron deficiency anemia,IDA),是由于存在于骨髓、肝、脾等组织中的储存铁缺乏,使血红蛋白和各种含铁酶合成减少,影响血红素合成、红细胞生成障碍所引起的一种小细胞低色素性贫血。本病是我国最常见的一种贫血,以婴幼儿和育龄妇女发病率较高。人体铁有两种来源:外源性铁主要来自食物,内源性铁主要来自衰老和破坏的红细胞。食物中铁必须在胃的酸性环境中,或在有还原剂如维生素 C 存在下才能稳定在溶解状态而便于吸收。十二指肠和空肠上段的肠黏膜是吸收铁的主要部位。铁的吸收量由体内储存铁量来调节,当体内铁储存量不足时,铁的吸收就增多,反之则减少,以保证体内铁量处于相对稳定状态。正常成人每天用于造血的需铁量为 20~25 mg,主要来自衰老红细胞的破坏后释放的铁,食物中摄取 1~2 mg。被吸收的铁与血浆转铁蛋白相结合,形成转运铁蛋白复合体,将铁转运到全身组织中。正常成年男性含铁总量,男性为 50 mg/kg,女性为 35 mg/kg;其中血红蛋白铁约占 67%,储存铁 29%,组织铁 4%。正常人每日排铁量甚微,主要通过胆汁、粪便排泄;育龄妇女主要因月经、妊娠、哺乳而使铁的丢失增多。

临床表现包括贫血的一般表现,缺铁所致的组织细胞代谢障碍而出现的特异性表现,以及缺铁性贫血原发病的表现。治疗原则是去除病因和补充铁剂。病因治疗是纠正贫血、防止复发的关键措施。积极预防缺铁的有关病因可以预防本病的发生。补充铁剂包括食物和药物,口服铁剂是治疗本病的主要方法,常用琥珀酸亚铁、富马酸亚铁、多糖铁复合物等,每日服元素铁 150~200 mg。口服铁剂胃肠道症状严重无法耐受或胃肠疾病致铁吸收障碍等特殊情况下可使用注射铁剂,常用右旋糖酐铁或山梨醇铁肌内注射,严格计算补铁总量,成人首量 50 mg,如无不良反应,第 2 次可增加到 100 mg,之后每周 2~3 次,直至完成总的注射剂量。

【护理评估】

(一)健康史

应询问患者的既往健康状况、饮食习惯、进食情况等,婴幼儿要了解喂养情况。主要评估患者有无急慢性失血病史、慢性胃肠道疾病和胃肠手术史;有无须铁增加而摄入不足的情况等。主要病因如下。

(1)慢性失血:成人缺铁性贫血最常见的原因,反复多次或持续少量的失血,使体内储存铁逐渐耗竭。如消化性溃疡出血、月经量过多、钩虫病、痔疮出血等。

(2)铁需要量增加而摄入不足:妇女儿童缺铁性贫血的主要原因。婴幼儿、青少年、孕妇和哺乳期的需铁量增加,如妇女妊娠后期妇女需铁量最高达 3~7 mg/d,哺乳期女性每天需额外增加 0.5~1 mg。若饮食结构不合理而导致铁摄入不足则会导致铁的负平衡,引发缺铁性贫血。青少年的偏食、挑食等也可引起缺铁性贫血。

(3)铁吸收不良:主要与胃肠道功能紊乱或某些药物作用,导致胃酸缺乏或胃肠黏膜吸收功能障碍而影响铁的吸收有关。如胃肠手术、萎缩性胃炎、慢性胃肠炎等。

(二)身体状况

缺铁性贫血起病缓慢,早期无症状,缺铁加重时才出现贫血表现。

(1)一般贫血的共有表现:如面色苍白、疲乏无力、心悸、气短、头晕、耳鸣、记忆力下降等,重度者可形成贫血性心脏病。

（2）缺铁性贫血的特殊表现：严重缺铁可出现，如皮肤干燥、皱缩，毛发干枯、易脱落，指（趾）甲变平或反甲、薄脆易裂；口腔炎，舌炎，甚至吞咽困难或咽下时有梗阻感；易怒、兴奋、烦躁、头痛、多动等；少数患者有异食癖，喜食泥土、石子、煤炭、生米、冰块等。

（三）心理-社会状况

长期轻度贫血患者大多对疾病未给予足够重视，部分患者可因记忆力差、工作效率低而有自卑感。一旦贫血加重，症状明显时，又常引起患者焦虑不安、容易激动。

【主要护理诊断/问题】

1. 活动无耐力 与贫血所致全身组织缺氧有关。

2. 营养失调：低于机体需要量 与机体内铁不足有关。

【护理目标/评价】

（1）生活自理活动时感觉舒适，活动能力达到或接近正常水平。

（2）认识到进食足够蛋白质、维生素及含铁丰富食物的重要性，会正确选择食谱，摄入的铁能维持机体需要。

【护理措施】

（一）饮食护理

（1）纠正不良的饮食习惯：食物是机体内铁的重要来源。不良的饮食习惯，如偏食或挑食，是导致铁摄入量不足的主要原因。无规律、无节制、刺激性过强的饮食容易造成胃肠黏膜的损害，也不利于食物铁的吸收。因此，应指导患者保持均衡饮食，避免偏食或挑食；养成良好的进食习惯，定时、定量，细嚼慢咽，必要时可少量多餐；尽可能减少刺激性过强食物的摄取。

（2）增加含铁丰富食物的摄取：鼓励患者多吃含铁丰富且吸收率较高的食物（如动物肉类、肝脏、血、蛋黄、海带与黑木耳等）或铁强化食物。

（3）促进食物铁的吸收：不合理的饮食结构或搭配往往不利于铁的吸收，如食物中蔬菜类过多而肉、蛋类不足，富含铁的食物与牛奶、浓茶、咖啡同服等。许多蔬菜富含铁剂，但多为高铁（Fe^{3+}），吸收率低；牛奶会改变胃内的酸性环境，浓茶与咖啡中的鞣酸可与食物铁结合而妨碍食物中铁的吸收。因此为增加食物铁的吸收，在提倡均衡饮食的同时，还应指导患者多吃富含维生素 C 的食物。也可加服维生素 C；尽可能避免同时进食或饮用可减少食物铁吸收的食物或饮料。

（二）用药护理

1. 口服铁剂的应用与指导 发药时应向患者说明服用口服铁剂的目的，并给予必要的指导：①铁剂不良反应及其预防：口服铁剂的常见不良反应有恶心、呕吐、胃部不适和排黑便等同肠道反应，严重者可致患者难以耐受而被迫停药。因此，为预防或减轻胃肠道反应，可建议患者饭后或餐中服用，反应过于强烈者应减少剂量或从小剂量开始。②应避免铁剂与牛奶、茶、咖啡同服，为促进铁的吸收，还应避免同时服用抗酸药（碳酸钙和硫酸镁）及 H_2 受体拮抗剂，可服用维生素 C、乳酸或稀盐酸等酸性药物或食物。③口服液体铁剂时须使用吸管，避免牙染黑。④服铁剂期间，粪便会变成黑色，此为铁与肠内硫化氢作用而生成黑色的硫化铁所致，应做好解释，以消除患者的顾虑。⑤强调要按剂量、按疗程服药，定期复查相关实验室检查，以保证有效治疗、补足储存铁，避免药物过量而引起中毒或相关病变的发生。

2. 注射铁剂的护理 注射用铁剂的不良反应主要有：注射局部肿痛、硬结形成，皮肤发黑和过敏反应。后者常表现为脸色潮红、头痛、肌肉关节痛和荨麻疹，严重者可出现过敏性休克。为减少或避免局部疼痛与便结形成,注射铁剂应采用深部肌内注射法,并经常更换注射部位。首次用药须用 0.5 ml 的试验剂量进行深部肌内注射,同时备用肾上腺素,做好急救的准备。若 1 h 后无过敏反应,即可按医嘱给予常规剂量治疗。为了避免药液溢出而引起皮肤染色,可采取以下措施:①不在皮肤暴露部位注射;②抽取药液后,更换注射针头;③采用"Z"形注射法或留空气注射法。

(三)健康指导

在易患人群中开展防止缺铁性贫血的卫生知识教育。改进婴幼儿的哺育方法,提倡母乳喂养和及时添加辅食,如蛋黄、动物肝、瘦肉、青菜等含铁丰富的食品;妊娠中期后及哺乳期妇女除多食含铁较多的食品外,世界卫生组织提出在孕妇和婴儿食品中加入少量铁剂,每天可口服元素铁 10~20 mg,效果极佳。向患者介绍缺铁性贫血的基本知识,说明病因治疗对治愈本病的重要意义,以提高自我保健意识。指导患者进食高蛋白、丰富维生素及含铁较多的食品,均衡饮食,避免偏食、指导患者使用口服铁剂的方法、剂量,要求按时按量全程正规服药,定期复查。

二、巨幼细胞性贫血

巨幼细胞性贫血(megaloblastic anemia,MA)是指由于叶酸和(或)维生素 B_{12} 缺乏或某些影响核苷酸代谢药物的作用,导致细胞核脱氧核酸(DNA)合成障碍所引起的贫血。其中 90% 为叶酸和(或)维生素 B_{12} 缺乏引起的营养性巨幼细胞性贫血。在我国巨幼细胞性贫血以叶酸缺乏为多;在欧美国家,则以维生素 B_{12} 缺乏及体内产生内因子抗体所致的恶性贫血多见。

临床主要表现根据病因不同有所差异,主要临床特点为贫血、神经精神症状、红细胞体积变大、骨髓中出现巨幼红细胞,用维生素 B_{12} 和叶酸治疗有效。治疗原则是去除诱因,加强营养,防治感染。病因治疗是有效治疗或根治的关键。

【护理评估】

(一)健康史

应询问患者的既往健康状况、饮食习惯、进食情况等,婴幼儿要了解喂养情况。主要评估患者有无慢性胃肠道疾病和胃肠手术史;有无维生素 B_{12} 和叶酸需求增加而摄入不足的情况等。主要病因如下。

(1)摄入量不足:胎儿可从母体获得维生素 B_{12} 和叶酸,并储存于肝内。如孕母缺乏维生素 B_{12},出生后单纯母乳喂养或奶粉、羊乳喂养而未及时添加辅食的婴儿易导致维生素 B_{12} 和(或)叶酸缺乏。年长儿偏食、挑食者易导致缺乏。

(2)吸收代谢障碍:严重营养不良、慢性腹泻或吸收不良综合征使维生素 B_{12}、叶酸吸收减少。长期或大量应用某些药物导致叶酸缺乏。

(3)需要量增加:生长发育迅速使需要量增加。严重感染使维生素 B_{12} 消耗增加。

(二)身体状况

1. 营养性巨幼细胞性贫血　绝大多数因叶酸缺乏所致。

(1)血液系统的表现:起病多缓慢,除了贫血的一般表现以外,如疲乏无力、皮肤黏膜苍白、心悸、气短等,20% 左右的患者(多为重症者)可伴有白细胞和血小板减少,出现反复感染和(或)出血。少数有肝、脾大,部分患者可有轻度黄疸。

（2）消化系统的表现：早期胃肠黏膜受累可出现食欲缺乏、腹胀、腹泻或便秘。部分患者发生口角炎、舌炎，舌乳头萎缩而令舌面光滑呈"镜面样"舌或舌质绛红呈"牛肉样"舌。

（3）神经系统的表现和精神症状：可有末梢神经炎、深感觉障碍、共济失调；小儿生长发育迟缓。少数患者可出现肌张力增强、腱反射亢进和锥体征阳性。叶酸缺乏者常有易怒、妄想等精神症状；维生素 B_{12} 缺乏可出现抑郁、幻觉、妄想甚至精神失常、人格变态等。

2. 恶性贫血　由于内因子缺乏导致维生素 B_{12} 吸收障碍，可能与自身免疫有关，好发于 $50\sim70$ 岁。临床上除了营养性巨幼细胞性贫血的表现外，较为严重的神经精神症状是其特点所在。

【主要护理诊断/问题】

1. 活动无耐力　与贫血引起的组织缺氧有关。

2. 营养失调：低于机体需要量　与维生素 B_{12} 和（或）叶酸摄入不足，吸收不良等有关。

3. 生长发育改变　与营养不足、贫血及维生素 B_{12} 缺乏，影响生长发育有关。

【护理措施】

（一）饮食护理

（1）改变不良的饮食习惯：建议进食富含叶酸和维生素 B_{12} 的食品，如叶酸缺乏者应多吃绿叶蔬菜、水果、谷类和动物肉类等；维生素 B_{12} 缺乏者要多吃动物肉类、肝、肾、禽蛋及海产品；婴幼儿和妊娠妇女对叶酸的需要量增加，要注意及时补充。对于长期素食、偏食、挑食和酗酒者，应向患者及家属解释说明这些不良的饮食习惯与疾病的关系，从而劝导其纠正。

（2）减少食物性叶酸的破坏：烹调时不宜温度过高或时间过长，且烹煮后不宜久置。提倡急火快炒、灼菜、凉拌或加工成蔬菜沙律后直接食用。

（3）改善食欲：对于胃肠道症状明显或吸收不良的患者，如出现食欲降低、腹胀，可建议其少量多餐、细嚼慢咽、进食温凉、清淡的软食。出现口腔炎或舌炎的患者，应注意保持口腔清洁，饭前、饭后用朵贝液或生理盐水漱口，以减少感染的机会并增进食欲。口腔溃疡面可涂溃疡膜等。

（二）用药护理

遵医嘱正确用药，并应注意药物疗效及不良反应的观察与预防。肌内注射维生素 B_{12} 偶有过敏反应，甚至休克，要善于观察并及时处理。注意观察用药后患者的自觉症状、外周血常规的变化，以了解药物治疗的效果。一般情况下，有效治疗后 $1\sim2$ 天，患者食欲开始好转；$2\sim4$ 天后网织红细胞增加，1 周左右达到高峰并开始血红蛋白上升，第 2 周内白细胞和血小板可恢复正常。$4\sim6$ 周后血红蛋白恢复正常。半年到 1 年后患者的神经症状得到改善。

（三）健康指导

介绍本病的表现和预防措施，强调预防的重要性。指导喂养，纠正不良的饮食习惯，采取科学合理的烹饪方式与方法。积极治疗原发疾病，合理用药。

三、再生障碍性贫血

再生障碍性贫血（aplastic anemia，AA），简称再障，是由多种原因引起骨髓造血干细胞数量减少、功能障碍所致的一类贫血。在我国比较常见，多见于青壮年，男性多于女性。临床按病因分为原发性再障和继发性再障，按病情、血常规、骨髓象及预后，分为重型再障和非重型再障。原发性再障多于继发性再障,病因未明,常见于青壮年。继发性再障的致病因素较多,以药物、化学、物理因素和病毒感染较常见。其中,药物是最常见的原因,如氯霉素、抗肿瘤药物、磺胺药、解热镇痛药、抗癫痫药、抗甲状腺药及异烟肼等;化学毒物苯及其衍生物,如油漆、塑料、燃料等是最严重的骨髓抑制剂;其次,理化因素如 X 射线、γ 射线、镭、放射性核素等,以及反复的病毒感染和严重细菌感染如病毒性肝炎、风疹、粟粒性肺结核、伤寒、白喉等,均对骨髓有抑制作用。由于骨髓造血干细胞缺陷或受抑及造血微环境异常,使得各系造血细胞均明显减少或生长受抑制,临床主要表现为进行性贫血、出血、感染及外周血液中全血细胞减少。

再障应早期治疗,治疗原则是及时去除病因,预防和控制感染,改善症状,加强支持治疗。重型再障应尽早进行骨髓移植或免疫抑制疗法,骨髓移植可提高再障的治愈率。非重型再障治疗首选雄激素,常用丙酸睾酮,成人 50~100 mg,每日 1 次,肌内注射,坚持 3~6 个月,部分患者采用中西医结合治疗可获长期缓解。

【护理评估】

(一) 健康史

询问患者是否用过对骨髓有明显抑制作用的药物、疗程及剂量,有无药物过敏史;详细了解患者的职业和工作环境,是否有与苯、杀虫药等化学制剂或电离辐射接触史,是长期小剂量接触还是一次大剂量接触;有无反复的病毒感染和严重细菌感染史;对女患者还要了解妊娠、生育情况,再障可发生于妊娠时,分娩后病情可减轻或缓解。

(二) 身体状况

重型再障起病急、进展快,早期以出血和感染表现为主。常见口腔血疱,鼻腔黏膜及全身皮肤广泛出血,内脏出血以消化道、呼吸道多见,约半数患者发生颅内出血。多种病原体均可引起感染,以革兰氏阴性杆菌及金黄色葡萄球菌多见,常见咽部黏膜、皮肤及肺部感染,严重者可合并败血症,感染不易控制。贫血进行性加重的患者多在 1 年内死亡。

非重型再障起病缓、病程长,贫血是首发的主要表现,感染和出血均较轻。少数病例可加重呈重型再障的表现。体检除可见贫血、出血的一般体征如面色苍白、出血点外,感染灶不化脓,多无肝、脾、淋巴结肿大。

(三) 心理-社会状况

再障患者由于进行性贫血、反复出血、感染发热而忧心忡忡,尤其是重型再障病情凶险,疗效差,使患者感到生存受威胁而产生恐惧心理。反复住院会产生悲观情绪,甚至对治疗失去信心。有些女患者因雄激素治疗引起男性化而烦恼。

【主要护理诊断/问题】

1. 活动无耐力 与贫血、感染发热、长期卧床有关。

2. 组织完整性受损 与血小板减少,导致皮肤黏膜出血有关。

3. 有感染的危险 与粒细胞减少及机体抵抗力下降有关。

4. 身体意向紊乱 与雄激素的不良反应有关。

5. 恐惧 与知识缺乏,严重出血、高热等危及生命有关。

6. 潜在并发症 如感染、颅内出血。

【护理目标/评价】

(1)能耐受日常活动,无不适感。

(2)出血减轻或无严重出血,组织未发生损伤。

(3)感染的危险因素减少或去除,不发生严重感染。

(4)情绪稳定,能正确对待疾病,对治疗有信心。

【护理措施】

(一)一般护理

合理安排休息和活动,重症患者应该卧床休息,一般患者适当休息,避免劳累,降低氧耗。病情稳定后,与患者及家属共同制订日常活动计划,并指导活动,保证安全。给予高热量、高蛋白、富含维生素、易消化的软饭或半流质,以补充能量消耗,大出血患者应暂禁食。

(二)用药护理

1. 免疫抑制剂　主要采用抗胸腺细胞球蛋白(ATG)或抗淋巴细胞球蛋白(ALG),也可与其他免疫抑制剂如环磷酰胺、环孢素等合用。应用 ATG 和 ALG 治疗时,可出现超敏反应、血小板减少和血清病(如猩红热样皮疹、关节痛、发热等),用药期间应密切观察药物疗效和不良反应,注意保护性隔离,加强支持治疗,防止加重出血和感染。应用环孢素时应定期检查肝、肾功能。用环磷酰胺时应观察有无血尿,指导患者多饮水,每天饮水量在 3000 ml 以上,防止出血性膀胱炎。

2. 雄激素　长期使用可出现男性化作用,如毛发增多、声音变粗、痤疮、女性闭经等,以及肝功能损害。应向患者说明雄激素治疗 3~6 个月后才见效,应坚持疗程,男性化作用在停药后短期内会全部消失,痤疮不要用手搔抓,以防感染;用药期间定期检查肝功能。另外,丙酸睾酮为油剂,吸收慢,易发生肿块甚至无菌性坏死,治疗时应深部缓慢分层注射并轮替注射部位,经常检查注射部位,发现硬块,及时理疗,以促进吸收、预防感染。定期监测网织红细胞计数和血常规,凡药物治疗有效者于 40 天左右网织红细胞开始上升,而后血红蛋白升高,经 3 个月后红细胞开始上升,继而依次为白细胞和血小板上升,反之则无效。

(三)心理护理

除表现出对患者倍加关心与同情外,要多与患者接触,加强沟通,了解其思想顾虑;解释通过积极治疗,能控制病情,缓解症状;介绍如何减少出血及感染的措施,防止病情恶化;鼓励患者正确面对疾病,消除不良情绪;争取家属的关心,使患者获得心理支持,积极配合治疗和护理。

(四)健康指导

对因职业关系接触造血毒物(如 X 线、放射性核素、苯及农药等)的人群,应提高其劳动防护意识,说明自觉遵守操作规程的重要性,要定期检查血常规;宣传不可随便用氯霉素、保泰松、磺胺药、阿司匹林等药物,需要时在医生指导下用药;增强体质,预防病毒感染;积极治疗长期严重贫血等疾病。指导患者进行自我护理。加强营养,注意个人卫生和避免皮肤黏膜损伤,预防各种出血和感染。帮助患者和家属认识治疗的长期性,以及坚持按医嘱用药和定期复查的重要性。对将行骨髓移植的患者,解释骨髓移植的有关知识,使其能配合骨髓移植。

第二节　出血性疾病

一、概　　述

出血性疾病是指止血或凝血功能障碍导致的自发性出血或轻微损伤后出血不止的一

组疾病。导致出血的主要因素有血管壁异常、血小板异常和凝血功能障碍。

正常止血功能是由血管壁、血小板、凝血与抗凝系统及纤维蛋白溶解(纤溶)系统的共同作用完成的。

【正常止血、凝血、抗凝与纤维蛋白溶解机制】

(一)止血机制

正常人体具有复杂而完整的止血功能。其过程如下:当血管损伤后,局部小动脉反射性收缩,受伤的毛细血管内膜闭合,血小板很快黏附于血管内皮下已暴露的胶原纤维和基底膜上,血小板继之释放二磷酸腺苷(ADP),促使更多的血小板聚集,血小板相互之间黏聚变形,形成白色血栓。另外,血小板和组织损伤后,分别释放出血小板第 3 因子(PF3)、组织因子。同时,血浆中凝血因子Ⅻ与胶原纤维接触后,使凝血因子Ⅺ被激活成具有活性的Ⅺa,于是开始了内源性凝血系统和外源性凝血系统的一系列变化,最后在血小板白色血栓周围形成纤维蛋白网,血液中红细胞、白细胞阻留其中,构成凝血块堵住伤口,达到止血作用。

从上述过程可以看出止血要素包括血管、血小板和血液凝固的各种凝血因子三个方面。

(二)凝血机制

血液由流动的液体状态转变为不能流动的凝胶状态的过程,称为血液凝固。这是一系列复杂的具有明显放大效应的酶促反应,可使各种凝血因子按照一定顺序相继被激活而生成凝血酶,最终使纤维蛋白原转化为纤维蛋白。

第一阶段为血液凝血活酶生成阶段。有下列两个途径。

1. 内源性凝血途径 凝血因子Ⅻ和胶原组织或异物等接触后被激活[以Ⅻa 表示,成为具有酶活性的凝血因子Ⅻa,Ⅻa 又相继激活因子Ⅺ,因子Ⅺa 又激活因子Ⅸ。以后因子Ⅷ与因子Ⅸa、Ca^{2+}及磷脂(血小板第 3 因子)]组成复合物,激活因子 X、Xa 与因子 V、Ca^{2+}、磷脂等形成凝血活酶,又称为凝血酶原酶。

2. 外源性凝血途径 血管壁或组织受伤后释出组织因子,后者所含的磷脂部分在因子Ⅶ、Ca^{2+}作用下,使血液中因子 X 被激活,以后与内源性凝血途径同样步骤,形成凝血活酶。

第二阶段为凝血酶形成阶段。

血浆中的凝血酶原,在凝血活酶和钙离子作用下,转变为凝血酶。

第三阶段为纤维蛋白形成阶段。

纤维蛋白原在凝血酶作用下,形成纤维蛋白单体,又在因子 XⅢ作用下,形成紧密不溶性的纤维蛋白,而完成了凝血过程作用下,形成紧密不溶性的纤维蛋白,而完成了凝血过程。

(三)抗凝机制

在正常情况下,循环血液内凝血系统和抗凝血系统,维持动态平衡,以保持血液在血管内呈流动状态。血液内抗凝血系统包括抗凝血物质及纤维蛋白溶解系统,抗凝血酶Ⅲ(AT-Ⅲ)是最主要的抗凝血物质,它可直接使凝血酶失去活性。纤维蛋白溶解系统中,纤溶酶原经过活化素作用,转化为纤维蛋白溶酶,后者再将纤维蛋白或纤维蛋白原分解为纤维蛋白降解产物(FDP)。

【出血性疾病的分类】

(一)血管壁异常

1. 过敏性 如过敏性紫癜。

2. 继发性 如感染、药物、代谢障碍(如维生素 C 缺乏所致坏血病)。

3. 遗传性 如遗传性出血性毛细血管扩张症。

4. 其他 如单纯性紫癜、老年性紫癜等。

(二)血小板异常

1. 血小板减少

(1)原发性:如原发性血小板减少性紫癜、周期性血小板减少等。

(2)继发性:如感染、结缔组织病、再生障碍性贫血、脾亢等。

2. 血小板功能异常

(1)遗传性:如血小板无力症。

(2)继发性:如尿毒症、肝病等。

3. 血小板增多

(1)原发性:如原发性出血性血小板增多症。

(2)继发性:如慢性粒细胞白血病。

(三)凝血功能异常

1. 遗传性 血友病等。

2. 继发性 维生素 K 缺乏症、严重肝病及弥散性血管内凝血等。

(四)循环血液中抗凝血物质增多

【临床表现】

出血性疾患表现特点为自发出血或轻微损伤后出血不止,但不同类型的出血疾病常有各自出血特点(表 5-3)。

表 5-3 血小板、血管性疾病与凝血性疾病的临床特点

	血小板、血管性疾病	凝血性疾病
性别	女性多见	男性多见
家族史	少有	常有
出血诱因	多自发出血	多为外伤后出血
出血部位及表现	多见皮肤黏膜、皮下瘀点、瘀斑(小,散在)	多见关节腔、肌肉、内脏出血
疾病过程	短暂,常反复发作	常为终身性

【诊断要点】

详细询问病史(如出血史、过敏史、家族遗传史)、体检(出血特点)及实验室检查。诊断不困难,有时化验一次不一定可靠,要多做几次,才能肯定异常所在。

【防治要点】

(一)病因预防和预防出血

获得性出血性疾病进行病因预防,可以减少发病。如过敏性紫癜如由已知的某种异体蛋白或药物引起,今后必须避免接触或食用。有抑制血小板聚集及扩张血管作用的药物,对出血性疾患者应该避免使用。

遗传性出血性疾病一般多采用积极预防措施,避免受伤,尽可能不用手术治疗,必须手术时,应该术前充分做好准备,补充缺乏的凝血因子,术中及术后要观察出血情况,必要时

仍需补充缺乏的凝血因子,直至伤口愈合。向患者讲述疾病常识及防治措施,使患者能够主动预防出血,在急性出血时,能及时处理。

(二)止血药

对血管异常所致出血,可用维生素 C、维生素 P、卡巴克络、糖皮质激素等,血小板减少紫癜常用糖皮质激素,单纯性紫癜和老年性紫癜一般不需药物治疗。肝脏疾病可用维生素 K、纤维蛋白原制剂等。

二、特发性血小板减少性紫癜

特发性血小板减少性紫癜(idiopathic thrombocytopenia purpura,ITP)是一种自身免疫性出血综合征,也称为自身免疫性血小板减少,是由于外周血中血小板免疫性破坏过多及其寿命缩短,造成血小板减少的出血性疾病,是最常见的血小板减少性紫癜。临床特征为广泛的皮肤、黏膜或内脏出血,血小板减少,骨髓中巨核细胞发育、成熟障碍。临床分为急性型和慢性型。

本病病因未明,目前认为血小板抗体的免疫破坏作用是重要原因;肝脾滞留及吞噬血小板的作用,遗传基因调控作用,雌激素水平增高对血小板生成的抑制和增强肝脾吞噬的作用等都可能造成血小板数量的减少。即:病毒感染后产生抗病毒抗体或免疫复合物,被抗体结合的血小板表面性状发生改变,在通过脾窦时被滞留,易被单核-巨噬细胞系统吞噬、清除;肝脏对血小板的破坏作用于脾脏类似;雌激素可抑制血小板的生成及促进单核-巨噬细胞系统对抗体结合血小板的破坏;毛细血管脆性增高加重出血等。资料提示许多患者在发病前有感染,特别是病毒(如麻疹病毒、水痘病毒等)感染史,虽然感染不一定直接导致特发性血小板减少性紫癜的发病,但其发病可能与感染有密切关系。另外,阿司匹林、双嘧达莫、吲哚美辛、保泰松、右旋糖酐等,可能引起血小板减少或抑制其功能,导致疾病的复发和病情的加重。

治疗原则为制止出血,减少血小板破坏及提高血小板数量。药物治疗首选糖皮质激素,常用泼尼松,每日 30~60 mg,分次或顿服;病情严重者用等效量地塞米松或甲泼尼松龙静脉滴注,好转后改口服;待出血停止、症状改善、血小板升至正常或接近正常后,逐步减量,通常以小剂量泼尼松维持 3~6 个月。必要时可行脾切除术及免疫抑制剂治疗。危重病例可输注血小板悬液,给予大剂量丙种球蛋白和进行血浆置换。除少数急性型病例可发生颅内出血预后不良外,大多数病例有自限性,预后良好,约 80% 以上的慢性型病例可反复发作。

【护理评估】

(一)健康史

了解患者在起病前 1~2 周有无呼吸道感染、特别是病毒感染史;有无使用对血小板数量和功能有影响的药物,如阿司匹林、双嘧达莫、吲哚美辛、保泰松等;既往健康状况、出血性疾病家族史及患者的性别和年龄等。

(二)身体状况

1. 急性型 多见于儿童,起病急而重。多在发病前 1~2 周有上呼吸道感染、麻疹、水痘等感染史。主要表现为广泛而严重的皮肤黏膜出血,皮肤可见瘀斑、血疱甚至血肿,鼻出血和牙龈出血亦甚常见,损伤及注射部位可渗血不止或形成大片瘀斑。当血小板小于 $20 \times 10^9/L$ 时,可有内脏出血,颅内出血是致死的主要原因,但较为少见。若出血量过大或范围过广,可出现程度不等的贫血、血压下降甚至失血性休克。此型病程一般 4~6 周,极少数患者超过 6 个月转为慢性。

2. 慢性型　青年女性多见,起病隐袭,出血症状一般较轻,多为反复发生的皮肤瘀点、瘀斑和鼻黏膜及牙龈的少量出血。内脏出血以月经过多常见,部分患者可能为唯一的临床症状,长期月经过多者,可继发失血性贫血。

（三）心理-社会状况

由于反复发生广泛出血或出血不止,患者易出现紧张、焦虑不安;随着病程的迁延,患者变得脾气粗暴、固执、易迁怒于人,有些患者因此出现与家人、医护人员的沟通障碍。

【主要护理诊断/问题】

1. 组织完整性受损　与血小板生成减少、寿命缩短及破坏增多有关。

2. 焦虑　与反复出血及患者对疾病的发生、发展和预后不了解有关。

3. 潜在并发症　如颅内出血。

【护理目标/评价】

（1）出血减轻或无严重出血,皮肤黏膜保持完整无损。

（2）知晓疾病知识,学会自我护理,情绪保持稳定。

【护理措施】

（一）病情监测

注意观察皮肤、黏膜等有无损伤出血。出血时应注意出血部位和出血量,观察患者有无生命体征及神志变化。监测血小板计数、出血时间、抗血小板抗体等。

（二）预防或避免加重出血

避免一切可能造成身体受伤害的因素,如剪短指甲以预防抓伤皮肤;避免扑打、拳击等。避免使用可能引起血小板减少或抑制其功能的药物,如阿司匹林、吲哚美辛、保泰松、右旋糖酐等。减少活动,血小板低于 20×10^9/L 时要卧床休息。依据病情选用流质、半流质少渣饮食,便秘、剧烈咳嗽会引起颅内压增高,有可能导致颅内出血,要及时处理。有内脏及颅内出血时按相应出血进行护理。

（三）用药护理

长期服用糖皮质激素者应向患者解释该药可引起库欣综合征,易诱发或加重感染,应注意预防;长春新碱可引起骨髓造血功能抑制、末梢神经炎;环磷酰胺可致出血性膀胱炎等。使患者了解药物的作用及不良反应,主动配合治疗。用药期间定期检查血压、尿糖、白细胞分类计数,并观察药物的疗效。发现可疑药物不良反应,应及时向医生报告。

（四）遵医嘱输血小板浓缩悬液

血小板浓缩液取回后尽快输用,密切观察有无输血反应的发生。

（五）健康指导

给患者讲述本病的有关知识,使其能正确认识疾病,避免情绪紧张及波动,积极配合治疗。注意休息和营养,增强机体抵抗力。慢性患者适当活动,血小板在 50×10^9/L 以下时,避免强体力活动,可适当散步等,预防各种外伤。注意个人卫生,防止感染发生。不要滥用药物,特别是对血小板有损伤作用的药物;长期服用糖皮质激素者应告之按医嘱服药,不可自行减量或突然停药,否则易出现反跳现象,定期门诊复查血小板,出现出血征象应及时就医。

三、过敏性紫癜

过敏性紫癜(allergic purpura)是一种常见的血管变态反应性出血性疾病,主要表现为皮肤紫癜和黏膜出血,常伴腹痛、关节痛和(或)肾脏损害。肾型患者预后主要与肾脏损害程度有关,多数患者仅有轻度肾损害,能逐渐恢复,少数可转为慢性肾炎或肾病综合征,预后较差。死亡率低于5%,主要死亡原因为肾衰竭、肠套叠及肠梗阻。本病多见于儿童及青少年,春秋季多发,多为自限性。

与本病发病有关的因素如下。①感染:包括细菌(以β-溶血性链球菌所致的上呼吸道感染多见)、病毒及肠道生虫感染等;②食物:主要是机体对异性蛋白引起的过敏反应多见,如鱼、虾、蟹、蛋和奶等;③药物:主要为抗生素、解热镇痛药和抗结核药等;④其他:寒冷、外伤、虫咬、花粉、预防接种等都可致病。

治疗原则是去除致病因素和药物治疗。①去除致病因素:控制感染,驱除肠道寄生虫,停止食用可能引起过敏的食物和药物等;②药物治疗:抗组胺药,如异丙嗪、阿司咪唑、氯苯那敏(扑尔敏)及钙剂等;改善血管通透性药物如维生素C、曲克路丁等;腹痛可用解痉剂,如阿托品。糖皮质激素对皮肤型、腹型、关节型疗效较好,对肾型疗效不明显,常用泼尼松等。肾型或糖皮质激素疗效不佳者可用免疫抑制剂如环磷酰胺或硫唑嘌呤等治疗。

【护理评估】

（一）健康史

询问患者起病前1~3周有无上呼吸道感染,有无食入异性蛋白质和接触花粉、尘埃、昆虫等情况,有无使用抗生素、磺胺类、异烟肼、阿托品、噻嗪类利尿药、解热镇痛药及接种疫苗等。

（二）身体状况

本病常见症状为皮肤紫癜。根据病变累及部位所出现的表现可分为以下5型。

1. 皮肤型(单纯型)　最常见。以皮肤紫癜为主要表现,局限于四肢,尤以下肢及臀部多见,呈对称分布,分批出现,可反复发作。皮疹呈紫红色,大小不一,高出皮肤表面,可融合成片,严重者可发生溃疡及坏死。部分患者可伴有荨麻疹、血管神经性水肿。

2. 腹型　主要表现为腹痛,多为脐周或下腹部阵发性绞痛,可伴恶心、呕吐、腹泻、便血等。幼儿可因肠壁水肿、蠕动增强等而致肠套叠。

3. 关节型　多发生于膝、踝、肘、腕等大关节,以关节疼痛、肿胀为主,呈游走性,反复性发作,可伴有活动障碍,但不遗留关节畸形等后遗症。

4. 肾型　常在紫癜出现后1~8周内发生,主要表现为血尿和蛋白尿,可伴有水肿、高血压。一般在数周内恢复,少数反复发作,迁延数月者可发展为慢性肾炎或肾病综合征,甚至发生肾衰竭。

5. 混合型　两型以上临床表现合并存在者,称为混合型。

（三）心理-社会状况

由于广泛出血,各种类型症状、体征,引起患者惶恐不安,到处求医,缺乏耐心,情绪不稳定。儿童和青少年患者常因为治疗而影响学习并产生焦虑。

【主要护理诊断/问题】

1. 组织完整性受损　与血管壁通透性和脆性增加有关。

2. 疼痛:腹痛、关节痛　与过敏性紫癜累及胃肠道和关节有关。

3. 潜在并发症　如肾功能损害。

【护理目标/评价】

(1)出血症状减轻或消失,皮肤黏膜保持完整无损。

(2)腹痛、关节疼痛减轻或消除。

【护理措施】

(一)一般护理

急性期应该卧床休息。不要食用易引起过敏的鱼、虾、牛奶等,多吃蔬菜、水果。

(二)病情观察及症状护理

置患者于安静舒适的环境,减少因周围环境刺激产生焦虑而加重疼痛。腹型应评估患者疼痛的性质、部位、程度及持续时间,有无伴随症状,如恶心、呕吐、腹泻、便血等。患者的疼痛常呈阵发性绞痛或持续性钝痛,位于脐周围或下腹部,注意患者有无局限性或弥漫性压痛。必要时遵医嘱皮下注射阿托品以缓解疼痛。若出现便血应定时测量血压、脉搏,记录便血量,听肠鸣音,若肠鸣音消失,出现腹胀和腹肌紧张,有肠梗阻或肠穿孔发生的可能。仅有肠鸣音活跃,有可能再次便血。关节型注意观察局部肿、热、痛情况,应将受累的关节放在合适位置,尽量减少活动,以减轻疼痛。

(三)健康指导

给患者讲述疾病的有关知识,说明本病为变态反应性疾病,常见因素为感染、食物及药物过敏等,应积极寻找过敏原,发现可疑因素应避免再次接触。若不慎接触过敏原时,应仔细观察反应,发现症状及时就诊。

四、血　友　病

血友病(hemophilia)是一组最常见的遗传性凝血因子缺乏的出血性疾病。其特点为凝血活酶生成障碍,凝血时间延长,终身轻微创伤后出血倾向。本病分为 A、B 两型,A 型为缺乏因子Ⅷ或称遗传性抗血友病球蛋白缺乏或 FⅧ:C 缺乏症;B 型为缺乏因子Ⅸ或称遗传性FⅨ缺乏症。以血友病 A 最为常见,约占遗传性出血性疾病的85%。血友病发病率为(5~10)/10 万,出生婴儿发生率约为 1/5000。血友病 A 和 B 为 X 连锁隐性遗传,男性发病,女性传递。约有 1/3 的患者无家族史,发病原因不明,可能是遗传或基因突变导致人体不能合成足够量的凝血因子,造成内源性凝血途径障碍及出血倾向。

主要的治疗方法为补充凝血因子,以达到止血的目的。血友病 A 可输注新鲜血浆、抗血友病球蛋白浓缩剂或克隆纯化 FⅧ、冷沉淀物。血友病 B 常用凝血酶原复合物浓缩剂、血浆。目前已开始试用基因治疗。对于局部深层组织血肿和关节腔出血,早期应采取冷敷或绷带加压止血,抬高患肢固定。肌肉出血常为自限性,不主张进行血肿穿刺,以防感染。

【护理评估】

(一)健康史

了解患者有无血友病家族遗传史,是否自幼有轻微创伤后出血不止的病史。

(二)身体状况

血友病临床主要表现为出血,出血轻重与血友病类型及相关因子缺乏程度有关,且缺乏程度与出血轻重呈正相关。血友病 A 出血较重,血友病 B 出血较轻。

血友病出血具备下列特征:①出生即有,伴随终身;②常表现为软组织或深部肌肉内血肿;③负重关节(如膝、踝关节等)反复出血甚为突出,最终可致关节疼痛、肿胀、僵硬、畸形,可伴骨质疏松、关节骨化及相应肌肉萎缩(称血友病关节)。

皮肤紫癜极罕见;重型患者可发生呕血、咯血,甚至颅内出血;血肿压迫周围神经可致局部疼痛、麻木及肌肉萎缩;压迫血管可致相应供血部位缺血性坏死或淤血、水肿;口腔底部、咽后壁、喉部及颈部出血可致呼吸困难甚至窒息。

(三) 心理-社会状况

广泛而严重的出血,可致患者出现不安、无助感或恐慌。由于是终身性疾病,且目前无根治方法,患者容易失去战胜疾病的信心,产生悲观失望的情绪。

【主要护理诊断/问题】

1. 组织完整性受损 与凝血因子缺乏有关。

2. 疼痛:肌肉、关节疼痛 与深部组织血肿或关节腔积血有关。

3. 有失用综合征的危险 与反复多次关节腔出血有关。

4. 焦虑 与终身出血倾向、担心丧失劳动能力有关。

【护理目标/评价】

(1)出血减轻或无严重出血,组织保持完整无损。

(2)疼痛减轻或消除。

(3)病损关节保持较好的功能状态。

(4)焦虑减轻或消失,情绪稳定。

【护理措施】

(一) 一般护理

向患者及家属解释本病的发生、发展及预后,鼓励患者树立战胜疾病的信心。动员家属及其他社会力量给予患者适当的心理支持。

(二) 出血的护理

见概述中症状的护理。

(三) 病情观察

注意观察肌肉及关节血肿引起的表现,判断其程度,协助医生进行相应处理。定期监测血压、脉搏,观察患者有无呕血、咯血等内脏出血的征象;注意颅内出血的表现,如头痛、呕吐、瞳孔不对称,甚至昏迷等,一旦发现,及时报告医生,并配合紧急处理。

(四) 用药护理

输注凝血因子,应在凝血因子取回后立即输注;使用冷沉淀物时,应在 37 ℃温水中10 min内融化,并尽快输入;输注过程中注意观察有无输血反应。遵医嘱用药,禁忌使用阿托品、双嘧达莫等抑制血小板聚集或使血小板减少的药物,以防加重出血。

(五) 健康指导

向患者介绍血友病的知识,说明本病为遗传性疾病,需终身治疗。合理安排工作,避免从事易引起受伤的工作和活动。教育患者日常的、适度的运动是有益的,如游泳、散步、骑自行车等,可反复地锻炼股四头肌,能有效地预防肌肉无力和关节腔反复出血。但应避免剧烈的接触性运动,如足球、篮球、拳击等,以降低外伤和出血的危险。注意口腔卫生,防止因拔牙等而引起出血。告诉患者一定要避免使用阿司匹林或任何含有阿司匹林的药物,因此类药能减弱血小板功能,增加出血的频率和严重度。教给患者及家属出血的急救处理方法,有出血时及时就医。患者外出远行时,应携带写明血友病的病历卡,以备意外时可及时处理。

血友病为遗传性疾病,重在预防。应指导患者在结婚前去血友病遗传咨询门诊,最好不要与血友病患者及其携带者婚配,以减少本病的遗传。携带者,妊娠早期通过检查可了解胎儿是否患血友病,从而决定是否终止妊娠。

第三节 特发性血小板减少性紫癜患者的护理

特发性血小板减少性紫癜(idiopathic thrombocytopenic purpura,ITP)是一种免疫介导的血小板过度破坏和血小板生成受抑所致外周血中血小板减少的出血性疾病。临床以自发性广泛皮肤、黏膜及内脏出血,血小板计数减少,血小板生存时间缩短和出现抗血小板特异性自身抗体,骨髓巨核细胞发育成熟障碍为特点。发病率为(5~10)/10万人口,60岁以上人群的发病率有增加趋势。临床可分为急性型和慢性型,前者多见于儿童,后者多见于成人,育龄期女性发病率较同年龄阶段男性高。

【病因与发病机制】

目前病因不清,可能与下列因素有关。

1. 感染因素 ITP的发病与细菌或病毒感染相关,急性ITP患者在发病前2周左右多有上呼吸道感染史,慢性ITP患者常因感染使病情加重。

2. 免疫因素 ITP的发病与体液免疫和细胞免疫介导的血小板过度破坏和生成受抑密切相关。将ITP患者的血浆输给健康受试者可引起后者一过性血小板减少。50%~70%ITP患者的血浆和血小板表面可检测到血小板膜糖蛋白特异性自身抗体,自身抗体致敏的血小板易被单核-巨噬细胞系统过度破坏。此外,ITP患者的细胞毒T细胞可直接破坏血小板。自身抗体还可损伤巨核细胞或抑制巨核细胞释放血小板,造成血小板生成不足。

3. 肝、脾因素 肝、脾是血小板自身抗体产生的主要部位,也是血小板破坏的主要场所,尤以脾脏最为重要。

4. 其他因素 慢性型多见于育龄期女性,可能与雌激素水平增高抑制血小板生成及促进单核-吞噬细胞对抗体结合血小板的破坏有关。

【临床表现】

1. 急性型ITP 多见于儿童,多数发病前1~2周有上呼吸道或病毒感染史。起病急骤,常有发热、畏寒。全身皮肤瘀点、紫癜及瘀斑,鼻腔、牙龈和口腔黏膜出血也较常见,严重者甚至出现血肿、血疱。当血小板<20×10^9/L可出现呕血、黑便、咯血、血尿、阴道出血等内脏出血表现,少数患者并发颅内出血而危及生命。出血量过大可导致程度不同的贫血、血压下降甚至失血性休克。病程常呈自限性,在数周内恢复,仅有少数病程超过半年而转为慢性。

2. 慢性型ITP 多见于成人,起病隐匿。出血症状轻,但易反复发作,可表现为皮肤、黏膜瘀点、紫癜、瘀斑及外伤后出血不止等;内脏出血较少,但月经过多较常见;部分患者可因感染等致病情加重,出现广泛、严重的皮肤、黏膜及内脏出血;长期月经过多可出现失血性贫血。

【诊断要点】

广泛出血累及皮肤、黏膜及内脏;至少两次血常规检查血小板计数减少,血细胞形态无异常;脾脏一般不增大;骨髓巨核细胞数增加或正常而成熟障碍;排除其他继发性血小板减少症。

【治疗要点】

1. 一般疗法 出血严重、血小板明显减少($<20\times10^9/L$)者应卧床休息,防止各种创伤及颅内出血。可使用维生素 C、酚磺乙胺、氨基己酸等止血药物。ITP 患者如无明显出血倾向,血小板计数$>30\times10^9/L$,且不接受手术、创伤性检查和治疗者,可临床观察,暂不予药物治疗。

2. 使用糖皮质激素 糖皮质激素为首选药物,近期有效率约为 80%。其作用机制是抑制单核-巨噬细胞系统吞噬和破坏血小板;减少自身抗体生成及减轻抗原抗体反应;改善毛细血管通透性;刺激骨髓造血及血小板向外周血的释放等。常用泼尼松每天 1 mg/kg 口服,待血小板接近正常后,1 个月内快速减量至最小维持量每天 5~10 mg,无效者 4 周后停药;也可口服地塞米松每天 40 mg×4 天。

3. 静脉滴注丙种球蛋白 主要用于 ITP 急症的处理、不能耐受糖皮质激素者或脾切除术前准备、合并妊娠或分娩前,常用剂量每天 400 mg/kg×5 天或每天 1.0 g/kg×2 天。

4. 脾切除 适用于糖皮质激素治疗无效、维持剂量大于每天 30 mg、有糖皮质激素使用禁忌证者。脾切除治疗的近期有效率为 70%~90%,长期有效率 40%~50%,无效者也可减少糖皮质激素用量。

5. 使用免疫抑制剂 免疫抑制剂一般不作首选,主要用于以上治疗无效或疗效差者,可与糖皮质激素合用提高疗效或减少激素的用量,常用药物有长春新碱、环磷酰胺、硫唑嘌呤、环孢素、抗 CD20 单克隆抗体等。

6. 急重症的处理 急重症主要包括:①血小板计数$<20\times10^9/L$者;②出血广泛而严重者;③疑有或已经发生颅内出血者;④近期将实施手术或分娩者。处理措施包括血小板输注、静脉滴注丙种球蛋白、大剂量甲泼尼龙。

【常见护理诊断/问题】

1. 有受伤的危险:出血 与血小板减少有关。

2. 有感染的危险 与糖皮质激素、免疫抑制剂治疗致机体抵抗力下降有关。

3. 恐惧 与血小板减少、出血严重可危及生命有关。

【护理措施】

1. 减少活动 急性出血期应绝对卧床休息,嘱患者离床活动要动作轻缓,谨慎小心,避免外伤,以防诱发出血。

2. 饮食 宜给予高热量、高蛋白质、高维生素、少渣软食,减少对胃肠道的刺激,避免损伤口腔黏膜。

3. 病情监测 密切观察生命体征及神志变化,注意出血部位、范围及出血量,有无内脏及颅内出血的症状、体征,及时发现皮肤、黏膜新发出血或内脏出血。注意治疗后出血情况、血小板计数等检查结果。

4. 预防和避免加重出血 血小板计数低于$20\times10^9/L$者,应绝对卧床休息,进食少渣饮食,保持大便通畅。有便秘者可给予开塞露等药物辅助排便,以免用力排便而引起颅内压增高导致颅内出血。

5. 预防感染的护理 患者长期使用糖皮质激素、免疫抑制剂治疗,易诱发或加重感染,使病情加重,故应加强预防和控制感染。

6. 用药护理 正确执行医嘱,注意药物不良反应的观察及预防。长期应用糖皮质激素者特别是大剂量应用时,不良反应明显。长春新碱可引起骨髓造血功能抑制、末梢神经炎;环磷酰胺可致出血性膀胱炎等。

【健康指导】

(1)给患者讲解本病的有关知识,使其能正确认识疾病,保持乐观态度,避免情绪紧张,积极配合治疗。

(2)注意休息和营养,指导患者避免人为损伤而诱发或加重出血,缓解期避免诱发因素,适当锻炼身体,预防感染。

(3)定期门诊:复查血常规、血压、血糖及肝功能、肾功能等,教会患者自我监测出血征象,如有异常应及时就医。

(4)用药指导:向患者做好解释,使患者了解药物的作用及不良反应,告知按时、按剂量、按疗程用药的重要性,不可自行减量或停药。服用糖皮质激素者要注意个人卫生,防止感染;低盐饮食,每周测体重,防止水钠潴留加重肾脏负担;指导饭后服药以减轻胃肠道反应。告知患者不滥用药物,特别是对血小板有损伤作用的药物,如阿司匹林等。

第四节　白　血　病

白血病(leukemia)是一类造血干细胞的恶性克隆性疾病。克隆的白血病细胞增殖失控、分化障碍、凋亡受阻,失去进一步分化、成熟的能力,而滞留在细胞发育的不同阶段。白血病细胞在骨髓和其他造血组织中大量增生、累积,并浸润其他器官和组织,而正常造血功能受抑制。临床上常表现为进行性贫血、持续发热或反复感染、出血和组织器官的浸润,外周血中出现形态各异、数量不等的幼稚细胞。国内白血病发病率为(3~4)/10万,急性白血病比慢性白血病发病率高(约5.5∶1),在恶性肿瘤死亡率中,白血病分别居第6位(男性)和第7位(女性),在儿童及35岁以下成人中则居第1位。

【病因与发病机制】

本病发病目前尚不完全清楚,可能与以下因素有关。

1. 生物因素　主要是病毒感染及自身免疫功能异常,成人T细胞白血病可由人类T淋巴细胞病毒Ⅰ型(HTLV-Ⅰ)引起;部分免疫功能异常者,如某些自身免疫性疾病患者,其患白血病的危险性增加。

2. 物理因素　X射线、γ射线等电离辐射致白血病作用已经被肯定,大面积和大剂量的照射使骨髓抑制和机体免疫力降低,DNA突变、断裂和重组,致白血病发生。日本广岛及长崎原子弹爆炸后,在幸存者中白血病发病率比未受照射的人群分别高30倍和17倍。

3. 化学因素　多种药物和化学物质可诱发白血病,如苯及含苯的有机溶剂、乙亚胺的衍生物乙双吗啉、抗肿瘤药物中的烷化剂、细胞毒药物等均与白血病的发生有关系。

4. 遗传因素　白血病与遗传因素有关,家族性白血病约占白血病的0.7%。单卵双生子中若一人患白血病,则另一人发生白血病的概率达1/5,比双卵双生者高12倍。Down综合征(唐氏综合征)患者白血病发病率达50/10万,比正常人群高20倍。

5. 其他血液病　某些血液病如骨髓增生异常综合征、阵发性睡眠性血红蛋白尿、淋巴瘤、多发性骨髓瘤等最终可能发展成白血病。

白血病发病机制较复杂,可能是多步骤的。目前有"二次打击"学说,即至少两类分子事件共同参与发病。其一,多种原因致造血细胞内的一些基因决定性突变,激活某些信号通路,导致克隆性异常造血细胞生成,此类细胞过度增殖,多有凋亡受阻;其二,部分遗传学改变可能会涉及某些转录因子,导致造血细胞分化阻滞或分化紊乱。

【分类】

（1）根据白血病细胞的分化成熟程度和自然病程,可分为急性和慢性白血病两大类。前者的细胞分化停滞在较早阶段,多为原始细胞及早幼细胞,病情发展迅速,自然病程仅数月;后者的细胞分化停滞在较晚阶段,多为成熟和较成熟幼稚细胞,病情发展缓慢,自然病程可为数年。

（2）根据受累的主要细胞系列,可将急性白血病分为急性淋巴细胞白血病与急性髓系白血病,慢性白血病分为慢性髓系白血病和慢性淋巴细胞白血病及少见的毛细胞白血病、幼淋巴细胞白血病等。

一、急性白血病患者的护理

急性白血病(acute leukemia,AL)是造血干细胞的恶性克隆性疾病,发病时骨髓中异常的原始细胞及幼稚细胞(白血病细胞)大量增殖并浸润肝、脾、淋巴结等脏器,抑制正常造血,表现为贫血、出血、感染和浸润等征象。

【分类】

根据细胞形态学和细胞化学分类,目前使用法美英(FAB)分型,将急性白血病分为急性髓系白血病(acute myelogenous leukemia,AML)和急性淋巴细胞白血病(acute lymphocytic leukemia,ALL)。

急性髓系白血病分为 8 型:①M_0 型:急性髓细胞白血病微分化型;②M_1 型:急性粒细胞白血病(简称急粒)未分化型;③M_2 型:急性粒细胞白血病部分分化型;④M_3 型:急性早幼粒细胞白血病(APL);⑤M_4 型:急性粒-单核细胞白血病;⑥M_5 型:急性单核细胞白血病;⑦M_6 型:急性红白血病;⑧M_7 型:急性巨核细胞白血病。

急性淋巴细胞白血病(简称急淋)分为 3 种亚型:①L_1 型:原始和幼淋巴细胞以小细胞(直径≤12 μm)为主;②L_2 型:原始和幼淋巴细胞以大细胞(直径>12 μm)为主;③L_3 型:原始和幼淋巴细胞以大细胞为主,大小较一致,细胞内有明显空泡,胞质嗜碱性,染色深。

【临床表现】

本病起病急缓不一,急者可突然高热或严重出血;缓慢者常表现为面色苍白、疲乏或轻度出血,部分患者因月经过多或拔牙后出血不止就医时发现。

1. 贫血　半数患者就诊时已有重度贫血;部分患者由于病程短,就诊时可无贫血,但贫血随病程发展进行性加重。

2. 出血　约 40% 的白血病患者以出血为早期表现,出血可发生在全身各部位,以皮肤瘀点、瘀斑、鼻出血、牙龈出血、女患者月经过多为常见。急性早幼粒细胞白血病早期易并发凝血异常而出现全身广泛出血。眼底出血可致视力障碍,严重时发生颅内出血、消化道或呼吸道的大出血。颅内出血是急性白血病的主要死因。出血主要原因为血小板减少,但血小板功能异常、凝血异常、白血病细胞在血管中瘀滞及浸润和感染也可引起出血。

3. 发热　半数患者以发热为早期表现,表现为不同程度的发热,热型不定,伴有畏寒、出汗等。白血病本身可以发热,但高热往往提示有继发感染,以口腔炎、牙龈炎、咽峡炎最常见,可发生溃疡或坏死;也可有肺部感染、肠炎、肛周炎、肛周脓肿等,严重时可致败血症或菌血症。常见致病菌为革兰氏阴性杆菌,如肺炎克雷伯杆菌、铜绿假单胞菌、大肠埃希菌等;近年来革兰阳性球菌的发病率有所上升,如葡萄球菌、肠球菌等。长期应用抗生素及粒细胞缺乏者,可出现真菌感染,如念珠菌等。患者免疫功能缺陷也可发生病毒感染,如带状疱疹等。

4. 器官和组织浸润的表现

(1)骨骼和关节:骨骼疼痛和四肢关节疼痛为白血病细胞浸润常见症状,以胸骨下端局部压痛较为常见。

(2)中枢神经系统白血病(central nervous system leukemia,CNSL):轻者表现为头痛、头晕,重者有呕吐、颈项强直,甚至抽搐、昏迷。CNSL 可发生在疾病的各个时期,但多发生于治疗后缓解期,以急性淋巴细胞白血病最多见,儿童尤甚。CNSL 是由于多数化疗药物难以通过血-脑屏障,使得隐藏在中枢神经系统的白血病细胞不能被有效杀灭所致。

(3)肝、脾、淋巴结肿大:ALL 淋巴结肿大较多见。肝、脾大多为轻度到中度,除慢性髓系白血病急变外,很少见到巨脾。

(4)皮肤及黏膜浸润:白血病细胞浸润可使牙龈增生、肿胀,皮肤出现蓝灰色斑丘疹,局部皮肤隆起变硬,呈紫蓝色结节,多见于急性粒-单核细胞白血病和急性单核细胞白血病。

(5)其他部位:睾丸受浸润时多为一侧无痛性肿大,常见于 ALL 白血病化疗缓解后的男性幼儿或青年。眼部可见白血病细胞浸润眼眶骨膜(称粒细胞肉瘤或绿色瘤),表现为眼球突出、复视或失明。此外白血病还可浸润心、肺、胃肠等部位,但不一定出现相应症状。

【诊断要点】

根据患者有出血、发热、贫血、骨痛等临床表现,结合血常规和骨髓象特点,一般可做出诊断;但需进一步做形态学、细胞化学、免疫学、染色体和基因检查等,来诊断急性白血病的类型。

【治疗要点】

(一)对症支持治疗

1. 高白细胞血症的紧急处理 高白细胞血症(白细胞>100×10⁹/L)不仅会增加患者早期死亡率,也会增加髓外白血病的发病率和复发率。当循环血液中白细胞计数>200×10⁹/L时,患者可发生白细胞淤滞症,表现为呼吸困难、头晕、低氧血症、反应迟钝、言语不清、颅内出血等。一旦出现高白细胞血症,可使用血细胞分离机,单采清除过高的白细胞,同时根据白血病类型给予化疗方案和水化。化疗期间应注意预防高尿酸血症、酸中毒、电解质紊乱和凝血异常等并发症。

2. 防治感染 患者有感染发热时,应做病原学检查,以明确感染类型和部位。在细菌培养和药敏试验结果未出来前,可按经验使用广谱抗生素,待检验结果出来后再调整用药;若3~5天无效,可加用抗真菌药物;病毒感染可用抗病毒药物。粒细胞集落刺激因子(G-CSF)可缩短粒细胞缺乏时间,有助于防止感染。

3. 成分输血支持 重度贫血者可吸氧、输注浓缩红细胞,但有白细胞淤滞时不宜马上输注红细胞,以免进一步增加血液黏度。血小板低者需输注单采血小板悬液。为预防输血相关移植物抗宿主病,输血前可将含细胞成分的血液辐照25~30 Gy,灭活其中的淋巴细胞。

4. 预防高尿酸血症肾病 由于白血病细胞的大量破坏(化疗时更严重),血清和尿液中尿酸浓度增高,聚集在肾小管,引起阻塞而发生高尿酸血症肾病,严重者可发生急性肾衰竭。因此应鼓励患者多饮水并碱化尿液,化疗期间可给予患者别嘌醇,抑制尿酸合成,每天3次,每次100 mg 口服。对少尿或无尿的患者,按急性肾衰竭处理。

5. 维持营养 给患者高蛋白、高热量、易消化饮食,必要时经静脉补充营养;注意维持水、电解质和酸碱平衡。

(二)抗白血病治疗

1. 两个治疗阶段 急性白血病的治疗分为诱导缓解和缓解后治疗两个阶段。

（1）诱导缓解：主要是通过联合化疗，使患者达到完全缓解（complete remission，CR）。CR即患者白血病的症状、体征消失；血常规中性粒细胞≥$1.5×10^9$/L，血小板≥$100×10^9$/L，白细胞分类中无白血病细胞；骨髓中相关系列的原始细胞和幼稚细胞之和≤5%；无髓外白血病。

（2）缓解后治疗：患者获得 CR 后，体内尚留有 $10^5 \sim 10^9$ 的白血病细胞，成为疾病复发的根源。为彻底消灭残留的白血病细胞，防止复发，争取长期无病生存甚至治愈，CR 后必须进入治疗的第二阶段，主要方法包括化疗和造血干细胞移植。

2. 常用化疗药物和化疗方案　急性白血病的治疗多采用联合化疗，化疗药物及方案的选择强调个体化。应根据患者的年龄、血常规、骨髓象、白血病的亚型、有无基础疾病及对药物的反应等，选择合理的化疗方案和调整剂量。常用的化疗药物和联合化疗方案分别见表 5-5 和表 5-5。

表 5-4　急性白血病常用化疗药物

种类	药名	缩写	主要不良反应
抗代谢类	甲氨蝶呤	MTX	口腔、胃肠道黏膜溃疡，肝损害，骨髓抑制
	巯嘌呤	6-MP	胃肠反应，骨髓抑制，肝损害
	氟达拉滨	FLU	骨髓抑制，神经毒性，胃肠反应，自身免疫现象
	阿糖胞苷	Ara-C	口腔溃疡，胃肠反应，脱发，骨髓抑制
抗肿瘤植物药	长春新碱	VCR	骨髓抑制，末梢神经炎，胃肠反应，脱发，局部刺激
	高三尖杉酯碱	HHT	骨髓抑制，胃肠反应，心脏损害
	依托泊苷	VP-16	骨髓抑制，胃肠反应，脱发
烷化剂	环磷酰胺	CTX	骨髓抑制，胃肠反应，脱发，出血性膀胱炎
抗肿瘤抗生素类	柔红霉素	DNR	骨髓抑制，心脏损害，胃肠反应
	去甲氧柔红霉素	IDA	骨髓抑制，胃肠反应
酶类	左旋门冬酰胺酶	L-ASP	肝损害，高尿酸血症，过敏反应，高血糖，胰腺炎，氮质血症
激素类	泼尼松	P	类库欣综合征，易感染，高血压，糖尿病
肿瘤细胞诱导分化剂	全反式维 A 酸	ATRA	皮肤、黏膜干燥，胃肠反应，嘴角破裂，头晕，关节痛，肝功能损害

表 5-5　急性白血病常用联合化疗方案

白血病类型	治疗阶段	治疗方案及药物
ALL	诱导缓解治疗	VP（VCR+P）
		DVLP（DNR+VCR+L-AS+P）
	缓解后治疗	间歇重复原诱导方案，定期给予强化方案（HD MTX、Ara-C、6-MP、L-ASP）
AML（非 APL）	诱导缓解	DA（DNR+Ara-C）
		IA（IDA+Ara-C）
		HA（HHT+Ara-C）
	缓解后治疗	HD Ara-C；单用或与 DNA、IDR 等联合使用
APL	诱导缓解	ATRA+蒽环类
	缓解后治疗	化疗、ATRA 及砷剂等交替维持治疗

3. 中枢神经系统白血病的防治　由于化疗药物难以通过血-脑脊液屏障,隐藏在中枢神经系统内的白血病细胞常是白血病复发的根源,因此防治 CNSL 是治疗急性白血病必不可少的环节,对急性淋巴细胞白血病尤为重要。防治 CNSL 的措施有鞘内注射化疗药物、高剂量的全身化疗(HD MTX、Ara-C),以及颅、脊椎照射。鞘内注射常用药物包括甲氨蝶呤、阿糖胞苷、糖皮质激素。

4. 老年急性白血病的治疗　多数老年人的化疗需要减量用药,以降低治疗相关的死亡率。少数体质好又有良好支持条件者可以采用类似年轻患者的方案进行治疗,但应强调个体化治疗。

5. 造血干细胞移植　造血干细胞移植对治愈成人 ALL 至关重要,对 AML 预后不良组首选异基因造血干细胞移植;预后良好组,首选化疗复发后再做异基因造血干细胞移植。

【护理评估】

1. 健康史　详细询问患者就诊的原因,起病的急缓,有无诱因;有无相关症状,如面色苍白、疲乏无力、活动后心悸或气短、头晕、头痛、咳嗽咳痰、咽喉疼痛、尿路刺激征及肛周疼痛等,有无骨、关节疼痛,有无呕血、便血、月经过多等,以及症状的持续时间。了解患者患病以来日常生活休息、活动量及活动耐受力,以及饮食和睡眠等情况。曾经做过的检查、治疗经过及疗效,尤其是血常规及骨髓检查。对再入院者,应了解患者以前的化疗方案及第几次化疗;化疗过程中有无出现不良反应,如恶心、呕吐等胃肠道反应,脱发,口腔溃疡,过敏反应,出血和感染等;患者是否已达到完全缓解;患者的年龄、从事的职业和居住环境,是否有长期接触放射性物质或化学毒物史,是否用过细胞毒药物等。

2. 身体评估

(1)一般状况:患者的生命体征,有无发热;注意患者的意识状态,如有头痛、呕吐伴意识改变多为颅内出血或 CNSL 表现。

(2)营养状况:短期内有无体重减轻或消瘦,生化检查清蛋白数值等。

(3)骨、关节疼痛:胸骨、肋骨、躯干骨及四肢关节有无压痛,如儿童急淋白血病常有明显的骨痛和四肢关节疼痛。

(4)皮肤、黏膜:口唇、甲床是否苍白;皮肤有无瘀点、瘀斑及血肿,有无鼻腔和牙龈出血;有无口腔溃疡及白斑、牙龈增生、咽部充血、扁桃体肿大;肛周有无脓肿等。

(5)心脏、心包检查:患者的心率有无增快,心界是否扩大,有无心包摩擦音。白血病细胞浸润心脏并累及心包时,心前区可闻及心包摩擦音。

(6)肺脏检查:肺部叩诊音和听诊呼吸音有无改变,有无啰音等。如白血病细胞浸润肺脏后,毛细血管通透性增高,浆液和细胞渗透到肺泡腔中,叩诊为浊音。当伴有肺部感染时,呼吸音变得粗糙,有湿啰音出现,呼吸频率加快。

(7)肝、脾、淋巴结检查:肝、脾大小、质地、表面是否光滑、有无压痛;浅表淋巴结大小、部位、数量、有无压痛等。如急淋白血病患者可有轻到中度肝、脾大,表面光滑,偶伴轻度触痛;淋巴结轻到中度肿大,无压痛。

3. 心理社会状况　急性白血病是造血系统恶性疾病,一旦患病,病情凶险、进展迅速,对患者及家属均有沉重打击,加之治疗过程中各种并发症的发生及经济负担日趋加重,常在患者及家属中引起不良情绪,可影响患者的食欲、睡眠和免疫功能等。评估时应注意患者对疾病的了解程度及心理承受能力,是否产生悲观失望、恐惧或震惊、否认等情绪;以往的住院经验,所获得的心理支持;家庭成员及亲友对疾病的认识,对患者的态度;家庭应对能力,以及家庭经济情况,有无医疗保障等。

【常见护理诊断/问题】

1. 活动无耐力 与贫血、化疗、白血病引起的代谢增高有关。

2. 有感染的危险 与正常粒细胞减少和机体抵抗力下降有关。

3. 体温过高 与感染、肿瘤细胞代谢亢进有关。

4. 有受伤的危险:出血 与血小板减少、白血病细胞浸润有关。

5. 潜在并发症 化疗药物的不良反应。

6. 悲哀 与病情严重、预后不良有关。

7. 营养失调:低于机体需要量 与白血病代谢增高、高热、化疗致胃肠反应进食减少等有关。

【护理目标】

(1)患者能认识到患病期间合理休息与活动的重要性,体力逐渐恢复,生活自理。

(2)具备预防感染的知识,积极配合,减少或避免感染的发生。

(3)体温下降,舒适感增加。

(4)能采取正确、有效的方法预防和减少出血的发生。

(5)能说出化疗可能出现的不良反应,并能积极正确应对。

(6)能正确面对疾病,悲观等负面情绪减轻或消除。

(7)了解充足营养的重要性,了解化疗期间进食原则,增进营养,改善身体状况,体重维持在正常范围内。

【护理措施】

1. 休息与活动 贫血、出血、感染者或化疗期间应注意休息,缓解期白血病患者可适量活动。

2. 病情观察 注意生命体征的变化,观察并记录体温变化及热型,有无感染征象,皮肤、黏膜有无出血点,有无头痛、恶心、呕吐、颈项强直、意识障碍等颅内出血的表现,注意浅表淋巴结及肝、脾的大小,有无骨、关节疼痛等。了解实验室检查结果,注意白细胞、红细胞、血红蛋白及血小板数值等。

3. 预防感染及高热的护理

(1)保护性隔离:当成熟粒细胞绝对值≤$0.5×10^9$/L 时,要对患者采取保护性隔离,条件允许最好住层流病室或消毒隔离病房。若有感染征象,应协助医师做血液、尿液、粪便、痰液、咽部和伤口分泌物的标本采集及细菌培养;一旦有感染,遵医嘱合理使用抗生素。

(2)其他护理措施:参见本章贫血患者的护理。

4. 化疗药物的不良反应

(1)静脉炎及组织坏死的防护:某些化疗药物如柔红霉素、去甲氧柔红霉素、长春新碱等都有较强的组织刺激性,多次注射可引起静脉炎及静脉周围组织炎症,如从注射部位沿静脉走行出现条索状红斑、皮面增高及血管变硬、压痛,炎症消退后血管内膜增生狭窄,严重者可出现血管闭锁;发疱性药物渗漏可以引起局部组织坏死。故注射化疗药物首选深静脉导管,如选用外周浅表静脉,应选择弹性较好的粗直血管,轮换使用。化疗药物输注前应先用生理盐水建立输液通道,确保针头在血管内再注入药液,输注完毕再用 10~20 ml 生理盐水冲洗血管。如疑有或发生化疗药物外渗,应立即停止输注,尽量回抽 2~3 ml 血液,以吸除部分药液,然后再拔针更换注射部位。渗漏局部 24 h 内间断冷敷,可使用 50% 硫酸镁湿敷、水胶体敷贴或中药"六合丹"等敷在患处,范围要大于肿胀部位,必要时2%利多卡因加地塞米松局部环形封闭。发生静脉炎的血管禁止注射,避免受压,鼓励患肢多活动,可使用多磺酸黏多糖乳膏等药物外敷。

(2)胃肠道反应的防护:大多数化疗药物均可引起恶心、呕吐、食欲减退等不良反应,反应程度和持续时间与药物种类、剂量及患者个体差异有关。必要时在治疗前1~2 h使用止吐药物,可每6~8 h重复给药。化疗期间要保证患者休息,避免噪声及异味等不良刺激。避免在治疗前后2 h内进餐,恶心、呕吐时应暂缓进餐,保持口腔清洁。不要进食产气过多和辛辣的食物,避免饭后立即平卧。若反应严重,呕吐频繁,应注意有无水、电解质紊乱,遵医嘱给予静脉补充营养。

(3)骨髓抑制的防护:多种化疗药有抑制骨髓作用,一般化疗后7~14天血常规可降至最低点,恢复时间为之后的5~10天,并逐渐恢复。故从化疗开始至结束后2周应加强预防贫血、出血和感染的护理,定期复查血常规,化疗结束后复查骨髓象,以便了解骨髓抑制情况及评价疗效,并根据病情给予对症支持治疗。

(4)肝、肾功能损害的防护:甲氨蝶呤、巯嘌呤、门冬酰胺酶对肝功能有损害作用,故用药期间应观察患者有无黄疸,定期监测肝功能。

(5)口腔护理:口腔黏膜的改变主要表现为口腔溃疡、感染、出血等。护士应指导患者在进食前后、睡前应用生理盐水或复方硼砂含漱液等交替含漱。真菌感染可使用1%~4%的碳酸氢钠溶液、制霉菌素溶液;厌氧菌感染可用1%~3%的过氧化氢溶液;必要时进行口腔分泌物细菌培养及药敏试验,有针对性地用药。溃疡疼痛剧烈者,可在漱口液中加入2%利多卡因缓解疼痛;溃疡表面可涂抹金霉素甘油、溃疡贴膜、外用重组人表皮生长因子衍生物等促进溃疡的愈合;此外,口服或含漱四氢叶酸钙对大剂量甲氨蝶呤化疗引起的口腔溃疡效果较好。

(6)心脏毒性的防护:柔红霉素、高三尖杉酯碱等药物可引起心肌及心脏传导损害,用药前后应检查心电图及心功能,监测心率、心律及血压;缓慢输注药物,观察患者面色和心率,必要时给予心电监护。

(7)尿酸性肾病的防护:参见本节"慢性髓系白血病患者的护理"。

(8)其他:某些药物可引起脱发,要加强心理护理,指导患者使用假发或戴帽子修饰。环磷酰胺可引起血尿,输注期间应保证输液量,并鼓励患者多饮水,预防出血性膀胱炎;长春新碱可引起末梢神经炎而出现手足麻木,停药后可逐渐恢复;甲氨蝶呤可引起口腔黏膜溃疡等,治疗期间要密切观察病情,及时发现,有效处理。

5. 维持营养　加强营养,给予高热量、高蛋白、高维生素、低动物脂肪、易消化的食物,多食新鲜蔬菜和水果。食物尽量多样化,不吃陈旧变质或刺激性食物,少吃熏、烤、腌制、油炸、过咸的食物。化疗期间饮食宜清淡,少食多餐,避免过热、粗硬、辛辣刺激食物。鼓励患者多饮水,每天饮水量2000 ml以上,以预防尿酸性肾病;若为高白细胞性白血病,化疗期间每天饮水量3000 ml以上。注意监测患者的电解质、血清清蛋白等生化指标,维持水、电解质平衡,必要时采用肠外营养的方式补充营养。

6. 心理护理　应充分评估患者所处的不同心理阶段,给予针对性护理。对不了解病情或获知病情后情绪反应可能比较激烈者,暂执行保护性医疗措施,配合医师、家属做好解释工作,同时密切观察病情及情绪变化,及时采取措施缓解患者的不适,以减轻焦虑、恐惧心理,预防意外发生。在治疗过程中,随着病情逐渐稳定,患者可较坦然正视疾病时,护士可通过与患者交谈了解其对疾病的知情程度;鼓励患者说出自己的感受,并耐心予以解释,使患者了解本病并不是不治之症,随着白血病治疗技术的不断进展,生存期及生活质量已明显得到提高,且目前化疗药物已向着高效低毒方向发展,并可通过介绍缓解或长期生存病例,增强患者治疗信心,使患者保持积极、乐观、健康的心理和良好的生活方式,以利于疾病康复。

【评价】

(1)患者能说出活动耐力下降的原因,合理安排休息和活动。

(2)能说出预防感染的重要性,积极配合治疗与护理,未发生感染。

(3)体温恢复正常。

(4)能描述引起或加重出血的危险因素,积极采取预防措施,减少或避免出血。

(5)能列举化疗的不良反应,积极采取应对措施,主动配合治疗。

(6)正确对待疾病,悲观情绪减轻并逐渐消除。

(7)水、电解质平衡,营养指标在正常范围。

【健康指导】

1. 心理指导　向患者及其家属说明白血病是造血系统恶性疾病,虽然难治,但目前治疗进展快、效果好,应树立战胜疾病的信心。家庭为白血病患者创造安全、舒适、愉悦、宽松的环境,使患者保持良好的情绪状态,有利于疾病康复。

2. 日常生活指导　缓解期生活要有规律,保持良好的生活方式,保证充足的休息和睡眠。适当进行健身活动,如慢跑、散步、太极拳等,以提高机体抗病能力。注意合理饮食,应食富含营养、清淡、易消化、无刺激的食物。

3. 预防感染和出血的指导　注意个人卫生,少去人群拥挤的公共场所。注意保暖,避免受凉,学会自测体温,经常检查咽部、口腔有无感染。勿用牙签剔牙、用手挖鼻孔,避免外伤等。沐浴时水温不宜过高,以免血管扩张加重皮肤出血。

4. 用药指导　指导患者遵医嘱合理用药,禁止使用对骨髓造血系统有损害的药物等,并说明坚持巩固、维持治疗可延长急性白血病的缓解期和生存期。

5. 门诊随访指导　定期门诊复查血常规,发现发热、出血及骨、关节疼痛时要及时到医院检查。

二、慢性髓系白血病患者的护理

慢性白血病按受累细胞系列分为慢性髓系和淋巴细胞白血病及少见类型的白血病。我国以慢性髓系白血病多见,慢性淋巴细胞白血病少见。

慢性髓系白血病(chronic myelogenous leukemia,CML)又称慢粒,是一种起源于多能造血干细胞的恶性骨髓增生性肿瘤,主要涉及髓系。临床主要表现为脾脏明显肿大,外周血粒细胞显著增多且不成熟,病程较缓慢,大多因慢粒急性变而死亡。在我国年发病率为(0.39~0.99)/10万,各年龄组均可发病,中位发病年龄45~50岁,男性多于女性。

【临床表现】

慢性髓系白血病自然病程可经历慢性期、加速期和急变期。

1. 慢性期　一般持续1~4年。起病缓,早期常无自觉症状,随病情发展,可出现低热、乏力、多汗或盗汗、消瘦等代谢亢进的表现。脾脏肿大是最突出的体征,可达脐或脐以下,质地坚实,表面平滑,无压痛。如发生脾梗死,则压痛明显,并有摩擦音。肝脏明显肿大较少见。部分患者可有胸骨中下段压痛。当白细胞显著增高时,可见眼底充血及出血;极度增高时,出现"白细胞淤滞症"。

2. 加速期 可维持几个月到数年,常有发热、体重下降、虚弱、脾脏持续或进行性肿大、骨骼疼痛,逐渐出现贫血和出血,对原来有效的治疗药物无效。

3. 急变期 为 CML 的终末期,预后极差,往往在数月内死亡,临床表现与 AL 相似,多数为急粒变,少数为急淋变或急单变。

酪氨酸激酶抑制剂出现前,慢粒慢性期患者中位生存期为 39~47 个月,3~5 年内进入急变期,少数患者慢性期可延续 10~20 年。

【诊断要点】

有不明原因的持续性白细胞计数增高,根据典型的血常规、骨髓象改变、脾大、Ph 染色体阳性或 BCR-ABL 融合基因阳性可做出诊断。

【治疗要点】

1. 细胞淤滞症的紧急处理 使用羟基脲化疗和水化、碱化尿液,并口服别嘌醇,预防尿酸性肾病。对于有淤滞综合征表现的患者,可以行白细胞单采治疗。

2. 分子靶向治疗 酪氨酸激酶抑制剂(tyrosine kinase inhibitor,TKI)能特异性阻断 ATP 在 ABL 激酶上的结合位置,使酪氨酸残基不能磷酸化,从而抑制 BCR-ABL 阳性细胞的增殖。伊马替尼(格列卫)使用较多,8 年总体生存率达 85%,完全细胞遗传学缓解率 83%,并随治疗时间延长疗效提高。

3. 干扰素 用于不适合酪氨酸激酶抑制剂治疗和造血干细胞移植的患者,推荐和小剂量阿糖胞苷合用。

4. 其他药物治疗

(1)羟基脲:为细胞周期特异性化疗药,起效迅速,但持续时间短,用药后 2~3 天白细胞数下降,停药后很快回升。根据血常规调节药物剂量,常用剂量为每天 3 g,分 2 次口服;待白细胞降至 $20×10^9$/L 时,剂量减半;降至 $10×10^9$/L 时,改为每天 0.5~1 g 维持治疗。

(2)其他药物:白消安(马利兰)、阿糖胞苷、高三尖杉酯碱、砷剂等。

5. 异基因造血干细胞移植 是唯一可根治 CML 的方法,慢性期患者全相合异基因造血干细胞移植术后 5 年总体生存率可达 80%,加速期和急变期的移植效果明显不如慢性期。

6. 慢粒急变的治疗 同急性白血病的治疗方法。

【常见护理诊断/问题】

1. 疼痛:脾胀痛 与脾大、脾梗死有关。

2. 潜在并发症 尿酸性肾病。

3. 营养失调:低于机体需要量 与机体代谢亢进有关。

4. 活动无耐力 与虚弱或贫血有关。

慢粒急变后护理诊断及措施同急性白血病。

【护理措施】

1. 缓解疼痛

(1)脾胀痛:提供安静、舒适的环境,患者多卧床休息,减少活动,可采取左侧卧位,以减轻不适感。尽量避免弯腰和碰撞腹部,以防脾破裂。鼓励患者少食多餐以减轻腹胀。白天可通过与患者交谈、读书、听音乐等分散其注意力,晚间可适当应用止痛药,以保证患者休息,减少体力消耗。

(2)病情监测:每天测量脾的大小、质地、有无压痛并做好记录。密切监测有无脾栓塞或脾破裂的发生,主要表现为突感脾区疼痛、发热、多汗以致休克,脾区有明显触痛拒按、可闻及摩擦音,脾脏可进行性肿大,甚至产生血性腹水。

2. 预防尿酸性肾病

(1)供给充足的水分:鼓励患者多饮水,每天饮水量3000 ml以上,以利于尿酸和化疗药降解产物的稀释和排泄,并减少对泌尿系统的化学刺激。

(2)病情监测:化疗期间定期检查血和尿中尿酸的含量及尿沉渣检查、白细胞计数等。记录24 h出入量,注意观察有无腰痛或血尿发生。

(3)合理用药:遵医嘱口服别嘌醇,以抑制尿酸的形成。

【健康指导】

1. 休息和饮食指导 生活要有规律,保证充足的休息和睡眠。慢性期病情稳定的患者可合理安排工作、学习和锻炼,但不可劳累。由于患者体内白血病细胞数量多,基础代谢增加,每天所需热量增加,为防止体内蛋白质过度分解,应尽量给予易消化吸收的高热量、高蛋白、高维生素的饮食。

2. 用药指导 应向患者及家属讲解疾病的演变过程等相关知识,使患者能主动配合治疗。对长期应用干扰素-α和伊马替尼治疗的患者,要注意观察药物的不良反应。干扰素-α常见不良反应有乏力、发热、食欲减退、头痛、骨骼肌肉酸痛、肝功能异常及骨髓抑制等;伊马替尼常见不良反应有水肿、肌痉挛、皮疹、关节痛、恶心、腹泻等及血常规下降,使用期间应定期检查血常规和肝功能。

3. 病情监测指导 告知患者出现发热、贫血加重、脾脏肿大、腹部剧烈疼痛时,要及时到医院检查。

三、慢性淋巴细胞白血病患者的护理

慢性淋巴细胞白血病(chronic lymphocytic leukemia,CLL)简称慢淋,是一种进展缓慢的B淋巴细胞增殖性肿瘤,以外周血、骨髓、脾脏和淋巴结等淋巴组织中出现大量克隆性B淋巴细胞为特征。这类细胞在形态上类似成熟的淋巴细胞,但在免疫学上是一种不成熟的、功能异常的细胞。该病我国较少见,而在西方国家较常见,多见于50岁以上者,男女比例约为2:1。

【临床表现】

本病起病十分缓慢,多无自觉症状。早期可有疲乏、无力,而后可出现食欲减退、消瘦、低热和盗汗等。60%~80%的患者有淋巴结肿大,肿大的淋巴结一般无压痛、中等硬度、可移动,随病程进展可逐渐增大或融合;肿大的淋巴结可压迫相邻器官而出现相应的症状。50%以上患者有肝、脾轻至中度肿大。晚期可发生贫血、出血和感染。由于免疫功能失调,常并发自身免疫性疾病,如自身免疫性溶血性贫血等。

【临床分期】

本病分期的目的在于帮助选择治疗方案及估计预后,常用Rai分期(表5-6)。

表 5-6 Rai 分期

分期	标准	中位存活期
0	血和骨髓中淋巴细胞增多	>150 个月
I	0+淋巴结肿大	101 个月
II	I +脾脏肿大、肝脏肿大或肝脾均大	>71 个月
III	II +贫血(Hb<110 g/L)	19 个月
IV	III +血小板减少	19 个月

【诊断要点】

依据患者的临床表现,结合外周血检查中单克隆性淋巴细胞持续性>5×10^9/L,骨髓中成熟小淋巴细胞≥40%及免疫学表型特征,可以做出诊断。

【治疗要点】

本病治疗要点根据临床分期、症状和疾病活动情况而定,一般 Rai 分期 0~ II 期的患者无须治疗,定期复查即可;当疾病高度活动时,应开始治疗。

1. 化学治疗 常用药物有烷化剂苯丁酸氮芥、环磷酰胺及苯达莫司汀,苯达莫司汀具有抗代谢功能和烷化剂作用,单药治疗 CLL 有较高的完全缓解率和治疗反应率;嘌呤类似物氟达拉滨可与烷化剂联合使用;糖皮质激素主要用于合并自身免疫性血细胞减少时的治疗。

2. 免疫治疗 利妥昔单抗,是人鼠嵌合型抗 CD20 单克隆抗体。

3. 化学免疫治疗 利妥昔单抗可以增强嘌呤类似物的抗肿瘤活性,与氟达拉滨联合使用,患者的完全缓解率和生存率均高于单用氟达拉滨。

4. 造血干细胞移植 预后较差的年轻患者可作为二线治疗。在缓解期行自体干细胞移植,效果优于传统化疗,但易复发。异基因造血干细胞移植可使部分患者长期存活甚至治愈。

5. 并发症防治 CLL 患者极易感染,应积极抗感染治疗,反复感染者可静脉滴注免疫球蛋白。可用糖皮质激素治疗自身免疫性溶血性贫血或血小板减少性紫癜,无效且脾大明显时可行脾切除。

【常见护理诊断/问题】

1. 有感染的危险 与低 γ-球蛋白血症及中性粒细胞缺乏有关。

2. 活动无耐力 与贫血有关。

3. 有损伤的危险:出血 与本病晚期血小板减少有关。

4. 营养失调:低于机体需要量 与食欲缺乏、发热及代谢亢进有关。

第五节 造血干细胞移植

造血干细胞移植(hematopoietic stem cell transplantation,HSCT)指对患者进行全身照射、化疗和免疫抑制预处理后,将正常供体或自体的造血细胞经血管注入患者体内,使其重建正常的造血和免疫功能。造血细胞包括造血干细胞和祖细胞。造血细胞表达 CD34 抗原。

【造血干细胞移植的分类】

按造血细胞取自健康供体还是患者自身,HSCT 分为异体 HSCT 和自体 HSCT。异体

HSCT 又分为异基因移植和同基因移植。按造血干细胞采集部位的不同,分为骨髓移植(bone marrow transplantation,BMT)、外周血干细胞移植(peripheralblood stem cell transplantation,PBSCT)和脐血移植(cord blood transplantation,CBT)。按人白细胞抗原(human leukocyte antigen,HLA)配型相合的程度,分为 HLA 相合与部分相合移植。PBSCT 为目前临床最常用的移植方法之一。

【主要适应证】

1. 非恶性疾病 重型再生障碍性贫血、阵发性睡眠性血红蛋白尿、重型海洋性贫血、镰形细胞贫血等。

2. 恶性疾病 造血系统恶性疾病,如白血病、多发性骨髓瘤、淋巴瘤等;其他对放、化疗敏感实体瘤也可考虑做自体 HSCT。

【移植方法】

1. 供体选择

(1)自体 HSCT 的供体是患者自己,应能承受大剂量放、化疗,能动员、采集到不被肿瘤细胞污染的足够造血干细胞。

(2)异体 HSCT 的供体首选 HLA 相合的具有血缘关系的同胞,次选 HLA 相合无血缘关系的供体;如有多个 HLA 相合者,首选年轻男性、ABO 血型相合及巨细胞病毒阴性者。

2. 造血细胞的采集 供体检查身体合格的情况下自愿签署知情同意书,向供体说明造血干细胞捐献是安全的,不会降低抵抗力,不影响健康。

(1)骨髓的采集:在手术室全麻或硬膜外麻醉下进行,多以两侧髂后上棘区域为抽吸点。采集量以受者体重为依据,一般有核细胞数为$(4\sim6)\times10^8$/kg。供、受者红细胞血型不合时,需先去除骨髓血中的红细胞和(或)血浆,以防急性溶血反应。

(2)外周血造血干细胞的采集:外周血在通常情况下造血细胞很少,采集前需给予粒细胞集落刺激因子(granulocyte colony-stimulating factor,G-CSF)皮下注射 4 天动员,使外周血中 $CD34^+$ 造血细胞升高,第 5 天开始用血细胞分离机采集,一般采集 $1\sim2$ 次即可。采集的 $CD34^+$ 细胞至少达到受者体重 2×10^6/kg。

(3)脐带血造血干细胞的采集:采集前确认新生儿无遗传性疾病,为确保质量,留取标本进行血型、HLA 配型、有核细胞和 $CD34^+$ 细胞计数等的检查。

3. 患者预处理 其目的是最大限度清除体内的异常细胞,抑制受体免疫反应以减少排斥移植物。预处理主要采用全身照射、细胞毒药物和免疫抑制剂。根据预处理的强度,移植分为传统的清髓性 HSCT 和非清髓性 HSCT。对大多数患者,尤其是年轻的恶性肿瘤患者以传统的清髓性预处理为主。常用预处理方案:①全身照射并用环磷酰胺静脉滴注;②白消安和环磷酰胺联合使用等。非清髓性 HSCT 主要适用于病情进展缓慢、肿瘤负荷较小,并且对移植物抗白血病作用较敏感,不适合常规移植和年龄大于 50 岁的患者。

【护理】

(一)无菌层流病室的准备

无菌层流病室的空气洁净度可达到 100 级,能有效减少 HSCT 患者继发感染的机会,是预防继发细菌、真菌感染的重要保障。使用前要对室内空间及物品进行严格的清洁、消毒和灭菌处理,并进行空气及物品表面细菌培养,合格后才能开始收治患者。

(二)患者入无菌层流室前的护理

1. 心理护理 了解患者及家属对所患疾病及 HSCT 的认识程度、是否有充分的思想准备、患者的经济状况等;介绍无菌层流室内制度、环境,讲解 HSCT 的方法、步骤和可能出现的并发症,如何配合每天的治疗和护理工作。护士应以主动热情的态度,关心、体贴和理解患者,多与患者交流,解答患者的疑问,从而消除患者的疑虑、紧张及恐惧心理。

2. 身体准备

(1)异体移植需要做人白细胞抗原(HLA)配型。

(2)全面身体检查:移植前检查血常规,骨髓象,血生化,肝、肾功能,心电图及人类巨细胞病毒等;彻底治疗或清除感染灶,尤其注意外阴、口腔、咽喉、皮肤等处有无病灶。

(3)体表准备及眼、耳、鼻、口腔、会阴部消毒:入室前 1~2 天,剃去全身毛发,修剪指(趾)甲,淋浴后经 0.05% 氯己定液药浴 30 min,更换无菌衣裤、拖鞋后进入无菌层流室。

(4)肠道消毒:入室前 3 天开始口服肠道不易吸收的抗生素进行肠道消毒,入室前 1 天 20% 甘露醇口服导泻。

(5)深静脉置管:以确保化疗药物、造血干细胞、静脉高营养等各项输注性治疗顺利进行。

(三) 患者入无菌层流室后的护理

患者在预处理后骨髓造血及免疫功能严重损害,极易发生严重感染、出血。感染的预防和控制是移植成败的关键,必须加强全环境保护及消毒隔离制度,最大限度减少外源性感染。

1. 无菌环境和物品的消毒

(1)患者入室后,应每天用消毒液擦洗天花板、墙壁、家具、地面 2 次;紫外线消毒每天 3 次,每次 30 min;每周空气、物体表面细菌监测培养 1 次;每天更换床单、枕套、衣裤、拖鞋并消毒;入室的所有物品包括被褥、卫生纸、书刊、水杯、脸盆、便器等需根据物品的性状及耐受性选用高压灭菌、化学消毒等消毒灭菌方法。

(2)医护人员自身净化:经常修剪指甲,入室前沐浴,更换消毒的隔离服、口罩、帽子、拖鞋,用抗菌皂液清洁双手,经风淋吹淋后进入层流病室。入患者房间接触患者前后均需再消毒手。一次入室人员不超过 2~3 人,查房、治疗、护理要合理安排时间,避免做大幅度动作,尽量避免不必要的接触。患上呼吸道感染者不得入室,以免增加感染机会。

2. 患者的护理

(1)患者的生活护理:患者进食的饭菜、食物需用微波炉加热 5 min 以上,带皮水果用消毒液浸泡 15 min 后去皮食用。继续口服肠道不吸收的抗生素,口服药片每面紫外线照射 15 min后服用。口腔护理每天 3 次,进餐前后用 3% 硼酸和 3% 碳酸氢钠交替漱口。鼻腔和外耳道用 0.05% 的碘仿擦拭,每天 3 次。0.1% 的利福平和 0.5% 卡那霉素眼药水交替滴眼,每天 3 次。每天沐浴或擦浴 1 次,便后及晚间用氯己定或碘仿溶液坐浴,女患者每天会阴清洗 1 次。

(2)成分输血的护理:患者在预处理阶段的大剂量化疗引起骨髓抑制,可根据病情遵医嘱输入血液制品,为了预防输血相关的移植物抗宿主病(graft versushost disease,GVHD),所有含细胞成分的血液制品在输注前必须照射 25~30 Gy,灭活具有免疫活性的 T 淋巴细胞。

(3)静脉置管的护理:每日常规观察穿刺部位有无红肿、渗血、渗液、疼痛、硬结及分泌物,严格执行无菌操作和导管使用原则,防治导管堵塞和滑脱。同时注意导管与输液器连接紧密,避免在导管内抽血,穿刺处若有分泌物应及时做分泌物培养,并保持局部清洁、干燥,敷料被污染时及时更换。每天监测体温,疑有置管引起的感染应拔管并送培养。

(4)预处理期间化疗和放疗的护理:预处理期间液体量较多,要有计划地调整输液速度,保证药液按时、准确输入。应用大剂量 CTX 者,除大量补液、碱化尿液外,应鼓励患者多饮水以稀释尿液,增加尿量,防止发生出血性膀胱炎。口服给药者若发生呕吐,注意观察呕吐物中是否有药物残渣,必要时追加药量。全身放疗后患者常有恶心、呕吐、发热、腮腺肿胀、腹泻等,应密切观察,并给予对症处理。

(5)心理护理:患者单独居住无菌层流室,无亲人陪伴,加上机器噪声、预处理时的剧烈反应、各种并发症的威胁等,易失眠、紧张、恐惧甚至悲观、绝望。护士应理解患者的痛苦,关心、体贴患者,多与之交谈,建立信任关系;给予全方位护理,协助各项生活护理;并介绍移植后长期存活的病例,增强其战胜疾病的信心,鼓励患者顽强坚持下去,以达到康复目的。

3. 造血干细胞输注的护理

(1)输注异体造血干细胞前遵医嘱给予地塞米松、异丙嗪等抗过敏药物,以减少输注反应。

(2)造血干细胞应用无滤网的输液器输入,骨髓中的脂肪颗粒可以引起肺栓塞,所以骨髓血干细胞回输前应将装有骨髓血的采集袋(瓶)倒置 15~30 min,使骨髓中脂肪浮于上层,速度要慢,观察 15~20 min 无反应再调整滴速,约 100 滴/分,每袋骨髓液输至最后 5 ml 时弃去,以防肺栓塞。异体外周造血干细胞在采集后当日经深静脉置管快速静脉滴注。

(3)输注时床旁监护,输入异体造血干细胞时,注意观察患者有无发热、过敏等不良反应,血型不合时应观察有无溶血反应,注意尿色、尿量变化,给予对症处理。

(4)自体干细胞或脐血干细胞复温后回输,输注时注意冻存保护剂二甲基亚砜(dimethylsulfoxide,DMSO)毒性可能引起恶心、呕吐、头痛、血压升高等反应。

4. 移植后并发症的观察和护理

(1)感染:是造血干细胞移植的常见并发症,与宿主防御功能受损有关,可发生于移植后早、中、晚期,早期为移植后 1 个月内,中期为移植后 1 个月到 100 天,晚期为移植后 100 天后。密切观察病情变化,每天询问患者有无不适,监测生命体征,听诊心律及肺部有无啰音。移植后 1 周内患者白细胞可降至$(0\sim0.1)\times10^9$/L,易发生细菌、病毒和真菌感染,应注意观察体内有无感染灶,及时向医师报告。待血小板回升,可指导患者适量床旁活动,如伸展、扩胸运动以促进呼吸道分泌物排出,防止肺部感染。

(2)出血:血小板极度低下是导致患者出血的主要原因,移植后患者的血小板恢复较慢,如血小板低于20×10^9/L,应嘱患者减少活动、进软食、保持大便通畅。每天监测血常规,注意血小板计数,密切观察皮肤有无出血点、瘀斑,有无鼻出血、牙龈出血,注意尿、大便及痰液的颜色,有无颅内出血的征象,必要时输注浓缩血小板。

(3)移植物抗宿主病(graft versus host disease,GVHD):是异基因 HSCT 最主要的并发症。植活的供者造血干细胞含有免疫活性细胞,主要为 T 细胞,攻击受者同种异基因抗原导致组织损伤,称为 GVHD。GVHD 分为急、慢性两型,一般移植后 100 天以内发生的为急性 GVHD,主要累及皮肤、消化道和肝脏,表现为皮肤红色斑丘疹、腹泻、肝功能异常等;100天以后发生的为慢性 GVHD,可累及全身所有器官和组织,可为局限性硬斑或全身性硬皮病、肝功能异常、干燥综合征、关节炎、闭塞性支气管炎和胆汁淤积等自身免疫性表现。GVHD 轻者可治愈,重者可死亡。具体护理如下:

1)用药护理:GVHD 预防重于治疗,主要方法有免疫抑制剂和 T 细胞去除。常用的预防方案为环孢素联合甲氨蝶呤,常规于移植前 1 天开始每天静脉滴注环孢素 2~4 mg/kg,持续1个月,待消化道反应过后改为口服,维持血药浓度在150~250 ng/ml,一般至少使用6个月。环孢素有肾毒性,可引起高血压、糖耐量异常、头痛、恶心、多毛、痤疮、齿龈增生、癫痫等,使用前要做好解释,用药过程中及时复查肝、肾功能,注意血压、尿量变化。此外糖皮质激素、抗胸腺细胞球蛋白(ATG)等也可以作为预防用药。应用大剂量肾上腺皮质激素可诱发感染和消化道溃疡出血,应注意体温变化、大便性状。联合应用 ATG 时,应注意有无过敏反应。

2)病情观察及护理:急性 GVHD 易发生在移植后20天左右,白细胞逐渐回升时,要注意观察耳后、手掌、脚心等部位的皮肤改变,以便及时发现、及时处理,以免延误治疗。一般最常出现的是皮肤红斑和斑丘疹,皮疹严重时发生表皮坏死、皮肤剥脱和水泡形成。应保持皮肤、床单位清洁,每天温水擦浴,衣物质地柔软,以防出血、感染,严重的表皮剥脱可采取暴露疗法。肠道症状是急性 CVHD 的主要症状,注意观察腹痛、腹泻情况,准确记录腹泻次数、大便性质及量,加强肛周护理,防止感染。腹泻期间患者应进少渣、清淡、半流质饮食,腹泻量大时暂禁食,静脉补充营养。注意观察皮肤、巩膜有无黄疸,口腔黏膜有无红斑、溃疡等,发现异常及时报告医师。

(4)肝静脉闭塞病(veno-occlusive disease of the liver):是一种以肝内小静脉纤维性闭塞为主要病理改变的疾病,表现为不明原因的体重增加、肝区疼痛、肝大、腹水、黄疸等。多认为由于预处理时大剂量化疗药物损伤肝细胞和血管内皮细胞,进而造成凝血的激活,使肝静脉受阻而发生。遵医嘱应用小剂量肝素、前列腺素 E_2、熊去氧胆酸等可预防肝静脉闭塞病的发生。移植后注意每天称体重,必要时测量腹围,观察有无上述症状出现。发生肝静脉闭塞病时要限制钠盐摄入,改善微循环和利尿治疗。

【健康指导】

(1)保证充足的休息、睡眠,每天睡眠应保证在8~10 h 以上;保持乐观和良好的情绪状态。随着疾病的恢复,可以适当进行体育锻炼,如散步、听音乐、打太极拳等活动,并逐渐增加活动量。HSCT 后1~2年内不宜从事重体力劳动。

(2)指导患者维持饮食平衡,原则上以清淡、有营养、易消化为主,要保证足够的水分摄入,限制辛辣、刺激性强、坚硬食物。

(3)指导患者出院后预防感染的措施:避免接触患病的人和家畜及其分泌物;避免在公共游泳池游泳;避免去人多的地方;注意保暖,防感冒;注意饮食卫生,不食隔夜食物;注意口腔和皮肤护理,勤洗澡、更衣,保持大便通畅,便后坐浴等。

(4)遵医嘱坚持用药,讲解合理用药的目的,药物的剂量、用法及用药后可能出现的不良反应等;定期检测药物浓度。

(5)就诊指导:告诉患者到医院复查血常规和骨髓检查的时间。教会患者自我识别一些常见症状,如出现疲乏,皮肤、黏膜黄染,出血,皮疹,咳嗽,发热,腹痛、腹泻等不适时应及时就医。

第六章　内分泌与代谢性疾病患者的护理

第一节　腺垂体功能减退症

腺垂体功能减退症(hypopituitarism)是由不同病因导致的一种或多种腺垂体激素减少或缺乏的一组临床综合征,可原发于垂体病变,也可继发于下丘脑病变。病因不同,累及的激素种类和数量不同,临床表现也不同,但经补充所缺乏的激素后,症状可迅速缓解。生育期妇女因产后腺垂体缺血坏死所致者,称希恩综合征(Sheehan syndrome)。

【病因与发病机制】

各种可损伤下丘脑、下丘脑-垂体通路和垂体的疾病均可导致本病,常见病因如下:

1. 垂体瘤　是成人腺垂体功能减退症最常见原因,可分功能性和非功能性腺瘤,大都属良性。腺瘤增大压迫正常垂体组织,引起腺垂体功能减退。

2. 下丘脑病变　炎症、肿瘤、淋巴瘤和白血病浸润、肉芽肿等可直接破坏下丘脑神经分泌细胞,使释放激素分泌减少,从而减少腺垂体分泌各种促靶腺激素、生长激素和催乳素等。

3. 垂体缺血性坏死　孕期垂体生理性肥大,代谢旺盛,对缺血缺氧敏感,如胎盘早剥、前置胎盘、子宫收缩无力等导致产后大出血、休克,使腺垂体缺血坏死和纤维化,导致腺垂体功能低下,即希恩综合征。

4. 手术、创伤或放射性损伤　垂体瘤切除、术后放疗及乳腺癌做垂体切除治疗等,均可损伤垂体;颅骨骨折可损毁垂体柄和垂体门静脉血液供应;鼻咽癌放疗也可损坏下丘脑和垂体,引起垂体功能减退。

5. 感染和炎症　各种病毒、细菌、真菌等感染引起的脑炎、脑膜炎、流行性出血热、结核等均可引起下丘脑-垂体损伤而致功能减退。

6. 其他　遗传因素、长期使用糖皮质激素、垂体卒中及颞动脉炎、海绵窦处颈内动脉瘤等均可引起本病。

【临床表现】

本病临床表现取决于腺垂体受损程度,一般腺垂体组织破坏50%以上才出现临床症状,破坏75%时症状明显,破坏达95%症状严重。最早表现为促性腺激素、生长激素和泌乳素缺乏,其次是TSH缺乏,然后可伴有ACTH缺乏,临床表现为各靶腺功能减退。垂体及蝶鞍上肿瘤可伴占位性病变的症状和体征。希恩综合征多表现为全腺垂体功能减退,但无占位性病变的症状和体征。

1. 性腺功能减退　常最早出现,女性产后无乳、乳房萎缩、经量减少或闭经、生殖器萎缩、不育;男性勃起功能障碍,睾丸松软、缩小;两性皆有性欲减退、毛发脱落,尤以阴毛、腋毛为甚。

2. 甲状腺功能减退　属继发性甲状腺功能减退,患者常畏寒,嗜睡,反应迟钝,精神淡漠,皮肤干燥变粗、苍白、少汗、弹性差。严重者可发生黏液性水肿、食欲缺乏、便秘、抑郁、精神异常、心率缓慢等。

3. 肾上腺皮质功能减退　患者常有极度疲乏、软弱无力、畏食、恶心、呕吐、体重减轻、低血压、低血糖等。因黑色素细胞刺激素减少致皮肤色素减退,患者常有面色苍白、乳晕色素浅淡,有别于原发性慢性肾上腺功能减退症。重者可有低血糖发作,对外源性胰岛素敏感性增加。

4. 生长激素不足　成人一般无特殊症状,儿童可致生长障碍。

5. 垂体内或其附近肿瘤压迫症群　最常见为头痛及视神经受损引起偏盲甚至失明等。

6. 并发症

(1)垂体功能减退性危象(简称垂体危象)及昏迷:各种应激,如感染、败血症、腹泻、呕吐、失水、饥饿、寒冷、急性心肌梗死、脑血管意外、手术、外伤、麻醉及使用镇静药、安眠药、降糖药等均可诱发垂体危象及昏迷。根据临床表现不同分为高热(体温>40 ℃)型、低温(体温<30 ℃)型、低血糖型、低血压循环虚脱型、水中毒型、混合型等,突出表现为消化系统、循环系统、神经-精神系统症状,可出现高热、循环衰竭、休克、恶心、呕吐、头痛、神志不清、谵妄、抽搐、昏迷等严重症状。

(2)感染:常表现为肺部、泌尿道和生殖系统的细菌性感染。

【诊断要点】

根据患者病史、症状和体征,结合实验室及影像学检查,可做出诊断,但需排除多发性内分泌腺功能减退症如 Schmidt 综合征、神经性厌食、失母爱综合征等。

【治疗要点】

1. 病因治疗　肿瘤患者应积极采取手术、化疗或放疗等措施。颅内占位性病变,应减轻颅内高压。加强产妇围生期监护,及时纠正产科病理状态,预防产后出血、休克引起的缺血性垂体坏死。

2. 激素替代治疗　多采用靶腺激素替代治疗,需长期甚至终身维持治疗。应先补糖皮质激素,再补甲状腺激素,以防肾上腺危象发生。

(1)糖皮质激素:多选用氢化可的松,生理剂量为每天 20~30 mg,模拟生理分泌规律给药,应激状态适当加量。

(2)甲状腺激素:左甲状腺素或甲状腺干片。老年患者及冠心病患者宜从最小剂量开始,缓慢递增,以免增加代谢率而加重肾上腺皮质负担,诱发危象。

(3)性激素:病情较轻的育龄女性采用人工月经周期治疗,可维持第二性征和性功能。男性患者用丙酸睾酮治疗,可改善性欲,促进第二性征发育,增强体质。

3. 垂体危象抢救

(1)快速静脉注射50%葡萄糖 40~60 ml,以抢救低血糖,继而补充 5%葡萄糖盐水,每500~1000 ml 中加入氢化可的松 50~100 mg 静脉滴注,以解除急性肾上腺功能减退危象。

(2)循环衰竭者按抗休克原则治疗;感染、败血症者积极抗感染治疗;水中毒者加强利尿,同时给予泼尼松或氢化可的松;低体温者可给予小剂量甲状腺激素,并注意保暖;高温者予降温治疗。

(3)禁用或慎用麻醉剂、镇静剂、催眠药、降糖药等,以防止诱发昏迷。

【常见护理诊断/问题】

1. 活动无耐力　与肾上腺皮质和甲状腺功能低下有关。

2. 潜在并发症:垂体危象。

3. 体温过低 与继发性甲状腺功能减退有关。

4. 性功能障碍 与促性腺激素分泌不足有关。

【护理措施】

1. 休息 注意休息和保暖,适当运动,避免过度劳累。

2. 饮食 进食高热量、高蛋白及富含维生素和膳食纤维的食物,适当补充钠、钾、氯等含量较高的食物;不宜过度饮水;避免饥饿。

3. 病情观察 密切观察患者的意识状态、生命体征,注意监测血糖、血压、体温变化,注意有无垂体危象的发生。

4. 对症护理 及时治疗感染,纠正失水或低血糖状态。感染、外伤、手术等应激状态时及时调整激素用量,避免诱发垂体危象。

5. 用药护理 护士应让患者了解用药的目的,观察治疗效果和不良反应,监测服用甲状腺激素者的心率、心律、体温、体重变化。如服用肾上腺皮质激素者出现欣快感、失眠提示药物过量。

6. 心理护理 向患者和家属讲解疾病相关知识,了解疾病对患者生活的影响,及时给予相关指导,动员家属和社会的支持,使患者保持情绪稳定,配合治疗。

7. 垂体危象的抢救配合 一旦发生,立即报告医师并协助抢救。迅速建立静脉通路,补充水分,保证激素类药及时、准确使用;保持呼吸道通畅,给予氧气吸入;低温者应保暖,高热型患者给予降温处理;做好口腔护理、皮肤护理,保持排尿通畅,防止尿路感染,注意患者安全。

【健康指导】

1. 避免诱因 指导患者生活要有规律,避免过度劳累,保持情绪稳定,更换体位时动作应缓慢,以免发生晕厥。冬天注意保暖。做好皮肤的清洁,预防外伤,少去公共场所或人多的地方,预防感染。

2. 饮食指导 指导患者进食高热量、高蛋白、高维生素和丰富膳食纤维、易消化的饮食,少量多餐,以增强机体抵抗力。

3. 用药指导 教会患者及家属认识所服药物的名称、剂量、用法及不良反应,以及随意停药的危险性,应严格遵医嘱按时、按量服用药物,不得任意增减药物剂量。

4. 观察与随访 指导患者及家属识别垂体危象的征兆,若有感染、发热、外伤、腹泻、呕吐、头痛等情况发生时,应立即就医。外出时随身携带识别卡,以防意外发生。协助患者安排随访时间和各种检查。

第二节 甲状腺疾病

甲状腺位于颈部下端的气管前方,呈蝶状,长 5 cm,宽 3 cm,重 20~25 g。甲状腺是人体最大的内分泌腺,新陈代谢率高,每分钟血流量是其重量的 5 倍。分泌两种激素即三碘甲状腺原氨酸(T_3)和四碘甲状腺原氨酸(T_4),其作用概括如下:

1. 产热效应 甲状腺激素可提高绝大多数组织的耗氧量,增加产热。

2. 对蛋白质、糖、脂肪代谢的影响

(1)蛋白质:激素分泌正常时促进蛋白质的合成。激素分泌过多时,则加速蛋白质的分解,特别是促进骨骼肌蛋白质的分解,使肌酐含量降低,肌肉收缩无力,尿酸含量增加,并可促进骨的蛋白质分解,从而导致血钙升高和骨质疏松,尿钙的排出增加。激素分泌不足时,蛋白质合成减少,肌肉收缩无力,但组织间的黏蛋白增多,可结合大量的正离子和水分子,引起黏液性水肿。

(2)糖:促进小肠黏膜对糖的吸收,增强糖原分解,抑制糖原合成,因此有升高血糖的趋势。但是 T3、T4 还可加强外周组织对糖的利用,也有降低血糖的作用。

(3)脂肪:促进脂肪酸的氧化,增强儿茶酚胺与胰高血糖素对脂肪的分解作用。

3. 对神经系统的影响　促进神经系统的发育,提高神经系统的兴奋性,也能兴奋交感神经系统。

一、单纯性甲状腺肿

单纯性甲状腺肿(simple goiter)是由于机体缺碘、存在致甲状腺肿的物质,以及甲状腺激素合成酶缺陷而引起代偿性甲状腺增生肿大,一般无明显功能异常。

根据发病的流行情况,可分为地方性和散发性甲状腺肿两种。缺碘是地方性甲状腺肿最常见的原因:①碘的摄入不足;②碘的需要量增加,如在儿童生长期、青春期、妊娠期、哺乳期;③Na$^+$/I$^-$转运蛋白基因突变使甲状腺不能浓缩碘,导致甲状腺激素合成不足。该发病机制尚不明了,是多种原因使甲状腺素的合成和分泌减少,导致垂体分泌促甲状腺激素(TSH)分泌增加,从而引起甲状腺代偿性增生肥大,使其分泌的甲状腺激素尚能满足机体的需要。

生理性甲状腺肿,一般不需特殊治疗,应多进食含碘丰富的食物如海带、紫菜或海蜇等;对摄碘功能障碍的患者,可每日服用复方碘溶液 2~3 滴。地方性甲状腺肿流行地区可采用碘化食盐防治。

【护理评估】

(一)健康史

询问患者的生活饮食习惯、居住环境,了解患者既往健康状况,了解有无缺碘或甲状腺激素合成分泌障碍或甲状腺激素需要量增加等情况。

(二)身体状况

除甲状腺肿大外,往往无自觉症状,甲状腺常呈轻度或中度弥漫性肿大,无震颤或血管杂音;表明光滑、质地柔软、无压痛。

重度肿大者可产生压迫症状,如吞咽困难、声音嘶哑、霍纳综合征等。

地方性甲状腺肿的流行地区,如严重缺碘,可出现地方性克汀病。

【主要护理诊断/问题】

1. 身体意象紊乱　与甲状腺肿大致颈部增粗有关。

2. 知识缺乏　缺乏甲状腺药物的使用和正确饮食方法等知识。

【护理措施】

(一)病情观察

观察患者甲状腺肿大的程度、质地、有无结节及压痛,颈部增粗的进展情况等。

(二)用药护理

观察甲状腺药物治疗的效果和不良反应。如患者出现心动过速、呼吸急促、饮食亢进、怕热多汗、腹泻等甲状腺功能亢进症表现,应及时汇报医生处理。

（三）健康指导

1. 饮食指导　指导患者多进食含碘丰富的食物,如海带、紫菜等,并食用碘盐,以预防缺碘所致的地方性甲状腺肿。避免摄入大量阻碍甲状腺激素合成的食物,如卷心菜、花生、菠菜、萝卜等。

2. 用药指导　嘱咐患者按医嘱服药,如果出现心动过速、呼吸急促、饮食亢进、怕热多汗、腹泻等甲状腺功能亢进症表现,应及时就诊处理。避免服用硫氰酸盐、保泰松等阻碍甲状腺激素合成的药物。

3. 预防　我国是碘缺乏病较严重的国家之一。经食用碘盐后,此类疾病得到有效控制。此外,在妊娠期、哺乳期、青春期应增加碘的摄入,以预防本病的发生。

二、甲状腺功能亢进症

甲状腺功能亢进症(hyperthyroidism)简称甲亢,是指有多种原因导致甲状腺腺体本身产生过多甲状腺激素(TH)而引起的甲状腺毒症。甲状腺毒症(thyrotoxicosis)是指组织暴露于过量甲状腺激素的条件下发生的一组临床综合征。根据甲状腺的功能状态,可把甲状腺毒症分为甲状腺功能亢进类型和非甲状腺功能亢进类型。甲状腺功能亢进症的临床特征:甲状腺肿大、眼征、基础代谢率增加和自主神经功能失常。

【甲亢分类】

1. 甲状腺性甲亢

(1)弥漫性毒性甲状腺肿(Graves 病)。

(2)多结节性毒性甲状腺肿(多结节性甲状腺肿伴甲亢)。

(3)毒性腺瘤(单发或多发,Plummer 病)。

(4)多发性自身免疫性内分泌综合征伴甲亢。

(5)甲状腺癌(滤泡性腺癌)。

(6)新生儿甲亢。

(7)碘甲亢(Iod-Basedow 病)。

(8)TSH 受体基因突变致甲亢。

2. 垂体性甲亢(TSH 甲亢)

(1)垂体 TSH 瘤或 TSH 细胞增生致甲亢。

(2)垂体型 TH 不敏感综合征。

3. 伴瘤综合征和(或)HCG 相关性甲亢

(1)恶性肿瘤伴甲亢。

(2)HCG 相关性甲亢。

4. 卵巢甲状腺肿伴甲亢。

5. 医源性甲亢。

6. 暂时性甲亢

(1)亚急性甲状腺炎。

(2)慢性淋巴细胞性甲状腺炎。

各种病因所致的甲亢中以 Graves 病最多见,下面重点阐述 Graves 病。

Graves病(简称GD)又称毒性弥漫性甲状腺肿或Basedow病,是一种伴TH分泌增多的器官特异性自身免疫性疾病。临床主要表现:①甲状腺毒症;②弥漫性甲状腺肿大;③眼征;④胫前黏液性水肿。本病在普通人群众中的患病率为1%,发病率为(15~50)/10万,女性多见,男女比例为1:(4~6),各年龄组均可发病,以20~50岁为多见。多数起病缓慢,老年患者和小儿患者症状多不典型。

目前公认本病的发生与自身免疫有关。按对自身免疫器官特异性和非特异性的分类,本病属器官特异性自身免疫,也可伴发非器官免疫性疾病如SLE、类风湿关节炎、重症肌无力等。

遗传因素:GD有明显的家族性倾向,并与一定的人类白细胞抗原(HLA)类型有关。

免疫因素:①体液免疫:GD的发病与甲状腺兴奋性抗体的关系十分密切。最明显的体液免疫特征是在患者血清中可检出甲状腺特异性抗体,即TSH受体抗体(TSH receptor antibodies,TRAb),也称TSH结合抑制性免疫球蛋白(TBⅡ)。②细胞免疫:辅助性T细胞(Th)根据分泌的细胞因子不同,分为:Ⅰ型辅助性T细胞(Th1):导致细胞免疫反应。Ⅱ型辅助性T细胞(Th2):导致体液免疫反应。一种观点认为GD是Th2型疾病,即由抗体介导的免疫反应疾病。但来自GD眼病眶后组织的T细胞却主要产生白细胞介素-2(IL-2)、干扰素-γ和肿瘤坏死因子-α属于Th1型疾病,即由免疫反应致病。

应激因素:感染、精神刺激、创伤等应激因素作用于免疫系统,诱发体内的免疫功能紊乱,可引起抑制性T淋巴细胞(Ts)的功能和数量减低而加重器官特异性Ts损害,以致减低了对甲状腺Th的抑制。

目前控制甲亢症群的基本方法有三种:抗甲状腺药物治疗,放射性^{131}I治疗和手术治疗。三种治疗方法各有利弊。药物治疗方便而安全,应用最广,但缓解率仅40%;其余两种方法为创伤性措施,缓解率较高,但有不少缺点。所以选择治疗方法之前要慎重考虑,根据具体情况选择适当的治疗方案。

【护理评估】

(一)健康史

详细了解患者有无家族发病史,患者及亲属是否还有其他自身免疫疾病。了解发病期有无精神刺激、病毒感染、劳累或严重应激等因素存在。了解患者平素的健康状况。

(二)身体状况

1. 甲状腺毒症表现

(1)高代谢综合征:TH分泌过多和交感神经兴奋性增高,促进物质代谢,产热和散热增多。①基础代谢率:明显增高,表现为乏力、怕热、低热、多汗、皮肤温暖而湿润。甲状腺危象时伴高热。②糖:TH促进肠道糖的吸收,加速糖的氧化利用和肝糖原分解,使患者发生糖耐量减低或使糖尿病加重。③脂肪:TH促进脂肪合成、分解与氧化,加速胆固醇合成、转化和排泄,使血总胆固醇降低。④蛋白质:分解加速致负氮平衡,可有消瘦、尿肌酸排出增多。

(2)精神神经系统:主要是神经过敏、兴奋性增高。患者易激动,烦躁多虑,多言多动,注意力分散。偶表现为寡言、淡漠。也可有手、眼睑和舌震颤,腱反射亢进。

(3)心血管系统。

1)心率快:甲状腺素可直接作用于心肌,引起心动过速,在休息和睡眠时心率仍快。

2)心律失常:可出现心律失常,以期前收缩和心房颤动为多见。

3)心音:心尖部第一心音亢进,有Ⅰ~Ⅱ级收缩期杂音。

4)脉压增大:患者可出现收缩期动脉血压增高,心输出量增多,舒张压稍低或正常,脉压增大,出现周围血管体征。

5)甲亢性心脏病:甲亢患者出现心脏扩大及心力衰竭等表现时,称为甲亢性心脏病。

(4)消化系统:食欲亢进,体重却明显下降为本病特征。大便次数增多:过多甲状腺素可兴奋肠,加快蠕动以至大便次数增多,含有较多不消化的食物,有时因脂肪吸收不良而呈脂肪泻。肝脏:甲状腺激素对肝脏可有直接毒性作用,致肝大和肝功能损害。

(5)肌肉、骨骼系统:多有不同程度的肌无力和肌萎缩,称慢性甲亢性肌病。部分患者伴周期性麻痹,原因不明。也可伴重症肌无力。甲亢可影响骨骼脱钙而发生骨质疏松,还可发生指端粗厚,外形似杵状指。

(6)生殖系统:女性患者常有月经周期延长,甚至闭经(一般不是月经过多)。男性多阳痿,偶见乳房发育。

(7)造血系统:本病周围血液中白细胞总数偏低,淋巴细胞百分比和绝对值及单核细胞增多,血小板寿命也较短,可出现紫癜。血容量增多,可出现轻度贫血。

(8)内分泌系统:甲状腺激素过多除可影响性腺功能外,肾上腺皮质功能于本病早期常较活跃,而在重症患者,其功能呈相对减退,甚至不全;垂体分泌 ACTH 增多,血浆皮质醇的浓度正常,但其清除率加速,说明其运转和利用增快。

2. 甲状腺肿大　多呈程度不等的弥漫性、对称性肿大,质软,随吞咽动作上下移动。但肿大程度与病情程度不成正比。血管杂音:由于甲状腺的血流量增多,故在上下叶外侧可闻及血管杂音和扪及震颤。

3. 眼征　本病有两种特殊的眼征,单纯性突眼(又称良性突眼)和浸润性突眼(又称恶性突眼)。突眼程度与病情程度不成正比。

(1)单纯性突眼:占25%~50%。眼球向前突出,突眼度小于18 mm;瞬目减少;上眼睑挛缩,眼睑裂隙增宽;眼向下看时,上眼睑不能下落;眼向上看时,前额皮肤不能皱起;两眼看近物时,眼球内侧聚合不能或欠佳。主要因交感神经兴奋和 TH 的 β-肾上腺素能样作用,以及眼外肌群和提上睑肌张力增高所致。

(2)浸润性突眼:目前认为与自身免疫有关,约占5%,可单独存在而无甲亢,主要由眼外肌群和球后组织体积增加、淋巴细胞浸润和水肿所致。突眼度一般在 19 mm 以上(有时可达 30 mm),双侧多不对称,除前述眼征外,常有异物感、畏光、流泪、复视、斜视、视力减退,眼球活动度变小甚至固定;严重突眼者眼睑闭合困难,球结膜及角膜外露引起充血、水肿,易继发感染形成角膜溃疡、全角膜炎,甚至失明。

（三）特殊临床类型

1. 甲状腺危象　属甲亢恶化的严重表现,病死率较高,其发病原因可能与交感神经兴奋、垂体-肾上腺皮质轴应激反应减弱,大量 T_3、T_4 释放入血有关。

(1)主要诱因:①应激状态,如感染、精神刺激、创伤、^{131}I 治疗早期、甲亢手术前准备不充分等;②严重躯体疾病,如充血性心力衰竭、低血糖、败血症、脑血管意外、急腹症或严重创伤等;③口服过量 TH 制剂;④严重精神创伤;⑤手术中过度挤压甲状腺。

(2)身体表现:①高代谢:高热(39 ℃以上)、大汗淋漓。②心血管:脉率快(140~240

次/分），常有心房扑动或颤动。③消化系统：恶心、呕吐、腹泻，或因大量失水导致虚脱、休克。④神经系统：患者极度烦躁，最终昏迷。

（3）实验室检查：白细胞增多，T_3、T_4 升高，血 TSH 明显降低。

2. 甲状腺功能亢进性心脏病（简称甲亢性心脏病）　占甲亢患者的 10%～22%。见于甲状腺肿伴甲亢的男性患者。主要表现为心房颤动和心力衰竭。甲状腺毒症患者中 10%～15% 可发生心房颤动。

3. 淡漠型甲状腺功能亢进症　多见于老年患者。起病隐袭，无明显高代谢综合征、甲状腺肿及眼征。主要表现：神志淡漠、乏力、嗜睡、反应迟钝、消瘦。有时仅有腹泻、畏食等消化系统症状，或仅表现为心血管症状，如原因不明的心房颤动。年老者可合并心绞痛、心肌梗死，易与冠心病相混淆。本型由于甲亢长期未能得到及时诊治，易发生甲状腺危象。

4. 妊娠期甲状腺功能亢进症　主要有两种临床情况：①妊娠合并甲亢；②HCG 相关性甲亢。妊娠甲亢患者，其高代谢症状较正常孕妇明显。甲状腺肿大，常伴有震颤和血管杂音。血清 TT_3、TF_4、FT_s、FT 均增高。TSH<0.5mU/L，血清 TSAb 阳性。HCG 相关性甲亢，由于大量 HCG（或 HCG 类似物）刺激 TSH 受体而出现甲亢，血清 FT_3、rr_4 升高，TSH 降低，血清 TSAb 阴性，但 HCG 显著升高，妊娠中止或分娩后消失。

5. 胫前黏液性水肿　属自身免疫性病变。在 GD 中约占 5%，与浸润性突眼可同时或先后发生，亦可单独存在。多见于胫骨前下 1/3 部位，也见于足背、踝关节、肩部、手背或手术瘢痕处，偶见于面部。皮损为对称性，早期皮肤增厚、变粗，有广泛且大小不等的棕红色、红褐色或暗紫红色突起不平的斑块或结节，边界清楚，直径为 5～30 mm。皮损周围的皮肤可有感觉过敏，或伴痒感。后期皮肤增厚如橘皮或树皮样。

6. T_3 型和 T_4 型甲状腺毒症　T_3 型毒症仅占甲亢的 5%，在碘缺乏地区和老年人常见。表现与寻常型甲亢相同，但症状较轻。T_4 型甲状腺毒症：仅有血清 T_4 增高的甲状腺毒症称为 T_3 型甲状腺毒症，主要发生在碘甲亢和伴全身性严重疾病的甲亢患者中，血清 T_3 正常。

7. 亚临床型甲状腺功能亢进症　特点：T_3、T_4 正常，TSH 降低。

8. 甲状腺功能"正常"的 Graves 眼病。

9. 甲状腺功能亢进性周期性瘫痪　常以双侧对称性肌无力起病，活动后加重，伴肌痛或肌僵硬感。

（四）心理-社会状况

患者常处于精神紧张状态，情绪易激动，急躁易怒，受到不良刺激后更明显，对他人言行和周围事物敏感多疑，甚至有幻觉、狂躁等精神异常现象。由于情绪不稳定，患者在检查、治疗、护理等活动中出现不协调或不遵守医嘱、护嘱的行为，或在与其他人的交往中出现社交障碍。

【主要护理诊断/问题】

1. 营养失调：低于机体需要量　与代谢增高有关。

2. 活动无耐力　与蛋白质分解增加、甲亢性心脏病、肌无力等有关。

3. 自我形象紊乱　与甲亢所致突眼，甲状腺肿大或手术引起的瘢痕等形体改变有关。

4. 潜在并发症

（1）甲状腺危象：与代谢紊乱、甲状腺素分泌过多有关。

（2）有窒息的危险：与甲状腺术后并发症有关。

【护理目标/评价】

(1)患者体重增加,无明显消瘦。

(2)能逐渐增加活动量,活动时无明显的不适。

(3)患者对疾病及手术带来的变化能够适应和接受。

(4)患者知道避免应激的措施,一旦发生甲状腺危象可被及时发现与处理。

(5)患者术后呼吸道通畅,未发生窒息。

【护理措施】

(一)心理护理

(1)解释情绪、行为改变原因,提高对疾病的认知水平,让患者及其亲属了解敏感、急躁易怒等是甲亢临床表现的一部分,可因治疗而得到改善,以减轻患者因疾病而产生的压力。

(2)减少不良刺激,合理安排生活。保持居室安静和轻松的气氛,限制探视,避免外来刺激。护士应为患者实施计划性的集中治疗与护理,以免过多地打扰患者。忌饮酒、咖啡、浓茶。帮助患者合理安排作息时间,白天适当活动,夜间保证充足睡眠。

(3)以平和、耐心的态度对待患者,建立相互信任的关系,与患者共同探讨控制情绪和减轻压力的方法,指导和帮助患者处理突发事件。

(二)饮食护理

饮食:应补充足够的营养,给予高热量、高蛋白、高维生素及矿物质丰富的饮食(限制碘摄入)。主食应足量,可以增加奶类、蛋类、瘦肉等优质蛋白,蛋白质 1~2 g/(kg·d),以纠正体内的负氮平衡,两餐之间增加点心。多摄取蔬菜和水果,尤其是复合维生素 B。

饮水:给予充足的水分,2000~3000 ml/d,以补充出汗、腹泻等丢失的水分。但心脏病患者应避免大量饮水。

注意:禁忌摄入刺激性食物及饮料,如浓茶、咖啡等,以免引起患者精神兴奋。忌食生冷食物,减少食物中粗纤维的摄入,以减少排便次数。少食卷心菜如甘蓝等致甲状腺肿食物及含碘丰富的食物。

(三)活动与休息

环境安排:安静、避免嘈杂。室温凉爽而恒定,因患者甲状腺功能亢进,怕热,因此应安排通风良好、室温略低的房间,使患者得到充分的休息。适当活动,以不感到疲劳为度,协助患者完成日常生活的自理。

(四)药物治疗的护理

指导患者正确用药,不可擅自停药或自行减量。注意观察药物的疗效:一般 T_4 的半衰期为 1 周,加之甲状腺内储存的甲状腺素释放约需要 2 周的时间,抗甲状腺药物(ATD)发挥作用多在 4 周左右,应告知患者。观察药物副作用:①白细胞减少:第 1 个月每周复查血常规 1 次,发生在用药后的 2~3 个月内,严重者可致中性粒细胞缺乏症,注意观察血常规,如伴有发热、咽痛、皮疹等症状时,应立即停药,给予升白细胞药物。②药疹:可用抗组胺药,不必停药,如皮疹加重,应立即停药,以免发生剥脱性皮炎。③若发生中毒性肝炎、肝坏死、精神病、胆汁淤滞综合征、狼疮样综合征、味觉丧失等,应立即停药。

(五)放射性[131]I 治疗的护理

利用甲状腺高度摄[131]I 的能力,放射性[131]I 被甲状腺摄取后,放出 β 射线照射并破坏甲

状腺组织,从而减少甲状腺素的合成与释放,达到控制甲亢症状。患者服用^{131}I治疗时应做好以下护理:

(1)在治疗前和治疗后1个月内避免服用含碘的药物和食物。服药后第1周避免用手按压甲状腺,避免精神刺激和感染。

(2)主要并发症有甲状腺功能减退、放射性甲状腺炎、突眼恶化及个别因术前准备不充分而诱发甲状腺危象,故应密切观察病情。如有发热、心动过速、大量出汗、神经过度兴奋等,需考虑有甲状腺危象的可能,应及时与医生联系,并做好抢救准备。

(3)患者的排泄物、衣服、被褥、用具等需待放射作用消失后,再做清洁处理,以免污染环境。

(六) 甲状腺危象的护理

防治感染和充分的术前准备是防治甲状腺危象发生的关键。一旦发生,主要抢救措施有:

(1)迅速建立静脉通路,给予氧气吸入,有高热时应进行物理降温。

(2)遵医嘱使用丙硫氧嘧啶,以抑制甲状腺激素的合成和转化;使用复方碘溶液,以抑制甲状腺激素的释放;使用 J3 肾上腺素能受体阻滞剂降低周围组织对甲状腺激素的反应;使用氢化可的松,以拮抗应激作用。

(3)保证病室环境安静、凉爽,密切观察生命体征和意识状态并记录。昏迷者加强皮肤、口腔护理,定时翻身,以预防压疮和肺炎的发生。

(七) 浸润性突眼的护理

(1)保护眼睛,防治结膜炎、角膜炎等。外出戴深色眼镜,减少光线和灰尘的刺激。睡前涂抗生素眼膏,眼睑不能闭合者覆盖纱布或眼罩。眼睛勿向上凝视,以免加剧眼球突出和诱发斜视。

(2)按医嘱使用药物。糖皮质激素泼尼松 10~20 mg 分次口服,至见效后减至维持量,以后逐渐停药。也可酌情使用免疫抑制剂如环磷酰胺、环孢素等。也可以甲状腺制剂与抗甲状腺药合用,以调整垂体-甲状腺轴。最后也可采用球后放射治疗,以减轻眶内或球后浸润。

(3)指导患者减轻眼部症状。高枕卧位和限制钠盐摄入可减轻球后水肿,改善眼部症状。适量使用利尿剂也可减轻球后水肿。

(4)每日做眼球运动以锻炼眼肌,改善眼肌功能。定期进行眼科检查,以防角膜溃疡造成失明。

(八) 健康指导

(1)指导患者保持身心愉快,避免精神受刺激,建立良好的人际关系并提供良好的社会支持系统。维持充足的睡眠时间,避免过于劳累,以免加重病情。

(2)向患者宣传有关甲状腺疾病的知识和眼睛的保护方法,使患者学会自我护理。指导患者衣领宜宽松,避免压迫肿大的甲状腺,严禁用手挤压甲状腺以免甲状腺激素分泌过多,加重病情。

(3)向患者解释长期服药的重要性,指导患者按时服药,定期复查。服用抗甲状腺药物者应每周查血常规 1 次,每隔 1~2 个月做甲状腺功能测定。每日清晨起床前自测脉搏,定期测量体重,脉搏减慢、体重增加是治疗有效的重要标志。如出现高热、恶心、呕吐、大汗淋漓、腹痛、腹泻、体重锐减、突眼加重等提示甲状腺危象的可能,应及时就诊。

第三节 库欣综合征

库欣(Cushing)综合征又称皮质醇增多症(hypercortisolism),是由于多种原因使肾上腺皮质分泌过量的糖皮质激素所引起的综合征。主要表现为向心性肥胖、多血质貌、皮肤紫纹、高血压等。女性多于男性,成人多于儿童。

【病因】

肾上腺皮质通常是在 ACTH 作用下分泌皮质醇,当皮质醇超过生理水平时,就反馈抑制 ACTH 的释放。本病的发生表明皮质 ACTH 分泌调节失衡;或肾上腺无须 ACTH 作用就能自行分泌皮质醇;或是皮质醇对 ACTH 分泌不能发生正常的抑制作用。

1. 原发性肾上腺皮质病变——原发于肾上腺的肿瘤或增生 其中皮质腺瘤约占 20%,皮质腺癌约占 5%,其生长与分泌不受 ACTH 控制。

2. 垂体瘤或下丘脑-垂体功能紊乱 继发于下丘脑-垂体病者可引起肾上腺皮质增生称增生型皮质醇增多症或库欣病(约占 70%)。

3. 异源 ACTH 综合征 由垂体以外的癌瘤产生 ACTH,少数可能产生类促肾上腺皮质激素释放因子(CRF)样物质,刺激肾上腺皮质增生,分泌过多的皮质类固醇。多见于肺燕麦细胞癌(约占 50%),其次是胸腺癌与胰腺癌(约占 10%)。

4. 医源性糖皮质激素增多症 由于长期大量应用糖皮质激素治疗所致。

【临床表现】

1. 体型改变 因脂肪代谢障碍造成头、颈、躯干肥胖,即水牛背;尤其是面部,由于两侧颊部脂肪堆积,造成脸部轮廓呈圆形,即满月脸;嘴唇前突微开、前齿外露、多血质面容、四肢消瘦为临床诊断提供线索。

2. 蛋白质分解过多 表现皮肤变薄,真皮弹性纤维断裂出现紫纹、肌肉消瘦、乏力、骨质疏松,容易发生骨折。

3. 水钠潴留 患者表现高血压、足踝部水肿。

4. 性腺功能障碍 表现为多毛、痤疮、女性月经减少或停经或出现胡须、喉结增大等,男性可出现性欲减退、阴茎缩小、睾丸变软等。

5. 抵抗力降低 患者易发生真菌及细菌感染,甚至出现菌血症、败血症。

6. 精神障碍 患者常有不同程度的情绪变化、精神症状,如烦躁、失眠、抑郁、自杀倾向,个别患者可发生偏狂。

【护理】

1. 观察要点

(1)病情判断:皮质醇增多的临床表现如前所述,但由于病因不同,可有不同表现,应仔细观察,以提供临床诊断依据。肾上腺肿瘤所致的库欣氏综合征没有色素沉着,而垂体性库欣病和异源 ACTH 综合征由于血浆 ACTH 高,皮肤色素加深,且以异源 ACTH 综合征更为明显。肾上腺恶性肿瘤多见于儿童,并且多有性征改变。异源 ACTH 综合征由恶性肿瘤所致,消瘦、水肿明显,并且有严重低血钾性碱中毒。

(2)观察体型异常状态的改变。

(3)观察心率、有无高血压及心脑缺血表现。

（4）观察有无发热等各种感染症状。

（5）观察皮肤、肌肉、骨骼状态：皮肤干燥、皮下出血、痤疮、创伤化脓、四肢末梢发绀、水肿、多毛、肌力低下、乏力、疲劳感，骨质疏松与病理性骨折等。

（6）观察尿量、尿液性状改变：有无血尿、蛋白尿、尿糖。

（7）观察有无失眠、烦躁不安、抑郁、兴奋、精神异常等表现。

（8）有无电解质紊乱和糖尿病等症状。

（9）有无月经异常、性功能改变等。

2. 检查的护理　库欣综合征的确诊、病理分类及定位诊断依赖于实验室检查。有没有库欣综合征存在，是什么原因引起，在做治疗之前，都需要检查清楚。

（1）筛选试验：检查有无肾上腺皮质分泌的异常，方法如下。①24 h 尿 17-OHCS、17-KS、游离皮质醇测定。②血浆皮质醇测定。③皮质醇分泌节律检查：正常皮质醇分泌呈昼夜节律性改变，清晨高、午夜低。检查时可分别于 8 时、16 时、24 时抽血测皮质醇。库欣综合征患者不但分泌量改变，而且节律消失，下午血皮质醇浓度等于或高于清晨血皮质醇浓度。皮质醇分泌节律消失是本病的早期表现。④小剂量地塞米松抑制试验（服地塞米松 0.5 mg，6 h1 次，共 48 h）：库欣综合征者不受小剂量地塞米松抑制。

（2）定性试验：为了进一步鉴别肾上腺皮质为增生或肿瘤，可行大剂量地塞米松抑制试验。将地塞米松增加至 2 mg，方法同小剂量法。对肾上腺皮质增生者至少可抑制 50% 以上，而肾上腺肿瘤或异源 ACTH 综合征呈阴性结果。

（3）其他：脑部、胸部、肾的 X 线照片，CT,MRI 检查，血生化指标等。

在这些检查中，除了保证方法和收集标本正确外，试验药物的服用时间、剂量的准确是试验成败的关键，护士一定要按量、按时投送药物并看患者服下全部药物，如有呕吐，要补足剂量。

3. 预防感染

（1）患者由于全身抵抗力下降，易引起细菌或真菌感染，但感染症状不明显。因此，对患者的日常生活要进行卫生指导。

（2）早期发现感染症状，如出现咽痛、发热及尿路感染等症状，及时报告医师，及时处理。

4. 观察精神症状、防止发生意外

（1）患者多表现为精神不安、抑郁状态、失眠或兴奋状态。失眠往往是精神症状的早期表现，应给予重视。护理人员需特别注意抑郁状态之后企图自杀者，要密切守护患者，患者身边不宜放置危险物品。

（2）患者情绪不稳定时，避免讲刺激性的言语，要耐心倾听其谈话。

（3）要理解患者由于肥胖等原因引起容貌、体态的变化而产生的苦闷，多给予解释、安慰。

5. 饮食护理

（1）给予高蛋白质、高维生素、低钠、高钾饮食。

（2）患者每餐进食不宜过多或过少，宜均匀进餐，指导患者采用正确摄取营养平衡的饮食。

（3）并发糖尿病者，应按糖尿病饮食要求限制主食摄入量。

6. 防止外伤、骨折

(1)患者容易发生肋骨、脊柱自发性骨折,如有骨质疏松、肌力低下,容易挫伤、骨折,应关心患者日常生活活动的安全,防止受伤。

(2)本病患者皮肤菲薄,易发生皮下瘀斑,注射、抽血后按压针眼时间宜长,嘱患者要穿着柔软的睡衣,不要系紧腰带,勿用力搓澡、防止碰伤。

(3)嘱患者在疲劳、倦怠时,不要勉强参加劳动,活动范围与运动量也应有所限制。指导患者遵守日常生活制度。

7. 治疗护理

(1)病因治疗:对已查明的垂体或肾上腺腺瘤或腺癌给予手术和(或)放射治疗,去除病因。异位分泌 ACTH 的肿瘤亦争取定位,行手术和(或)放射治疗。

(2)抑制糖皮质激素合成的药物适用于:①存在严重代谢紊乱(低血钾、高血糖、骨质疏松)患者做术前准备。②对不能手术治疗的异位分泌 ACTH 肿瘤患者行姑息性治疗。服药剂量宜由小至大,注意药物不良反应,应于饭后服用,以减少胃肠道反应。

(3)并发症的预防与护理:库欣综合征如果不给予治疗,患者可于数年内死于感染、高血压或自杀,所以对于本病应争取早期诊断、早期治疗,防止并发症、预防感染和外伤,控制高血压及糖尿病;更应注意精神护理,防止自杀发生。

8. 心理护理

(1)绝大多数患者呈向心性肥胖、满月脸、水牛背等特殊体态改变,心理上往往不愿接受这一现实,医护人员切勿当面议论其外表。

(2)手术是治疗本病的重要手段,患者往往对手术有顾虑而焦躁不安、情绪低落、不思饮食,有的患者因手术费用高,担心预后等也可引起情绪的改变,针对以上心理状态,医护人员应向其讲解手术治疗的效果、手术成功事例及术前注意事项,以消除其顾虑,树立战胜疾病的信心。

【健康教育】

(1)对于某些怀疑库欣病、而一时未能确诊者,要嘱其定期随访,以求早期诊断。

(2)对已经确诊,并准备做手术的患者,要嘱其遵医嘱按时服用甲吡酮、氨氯米特等药物,以便控制血浆皮质醇水平。服药时注意观察药物不良反应,如有胃肠道反应,可与食物同服或于饭后服用。

(3)向患者宣讲预防感染、外伤、骨折等重要性及措施。

(4)术后行替代疗法者要按肾上腺皮质功能不足进行处理,不能随意停药。

(5)术后应定期随访,嘱患者定时到医院复查,检查下丘脑-垂体-肾上腺轴功能。

(6)用赛庚啶治疗者,要持续用药,并保持随访,注意蝶鞍像的动态变化及血皮质醇水平的改变。

第四节　高尿酸血症

高尿酸血症根据其血尿酸浓度分为相对增高和绝对增高两类。一般情况下,不论男、女,当血清尿酸值≥416.5 μmol/L(7.0 mg/dl)被称为高尿酸血症,过此值即达超饱和,尿酸可呈针状晶体析出。由于嘌呤代谢紊乱和(或)尿酸排泄障碍所致的一种晶体性关节炎,临床表现为高尿酸血症(hypeyuricemia)和尿酸盐结晶沉积(痛风石)所致的特征性急、慢性关节炎。痛风石除在关节、肌腱及其周围沉积外,还可在肾脏沉积,并可发生尿酸盐肾病、尿酸性尿路结石等,严重者可出现肾功能不全。痛风常与肥胖、高脂血症、糖尿病、高血压及心脑血管病伴发。

一、概　述

【病因】

痛风的直接原因是高尿酸血症。尿酸盐的溶解度在正常生理情况下即 pH 为 7.4,温度 37 ℃时为 381 μmol/L(6.4 mg/dl),超过此浓度即达超饱和状态而出现尿酸盐结晶析出,痛风的关节病变、肾脏损伤及痛风石都与尿酸盐的沉积有关。

1. 原发性　病因不明,包括以下两种。①特发性:占原发性痛风的 99%,多见于 40 岁以上的男性和绝经期妇女,部分有家族史,为常染色体多基因遗传。②特异性酶缺陷:少见,起病年龄较早,属 X 性联遗传。主要为嘌呤合成途径中相关的酶,如次黄嘌呤-鸟嘌呤磷酸核糖转移酶(HG-PRT)缺陷或核酸核糖焦磷酸合成酶活性增高引起嘌呤生成增多所致。

2. 继发性　继发于其他疾病,包括遗传性疾病(如糖原累积病 I 型、Lesch-Nyhan 综合征)、获得性疾病(如血液病、肾脏疾病)或药物(利尿药、水杨酸制剂、化疗药)。

【分期】

痛风分为无症状、急性、间歇和慢性期。原发痛风好发于 40~50 岁的男性。多有长达数年的无症状高尿酸血症期,以后出现痛风急性关节炎的急性发作。首次发作后,经数周或更长的间歇期,出现第 2 次发作,久之出现急性关节炎、痛风石和肾脏受损。

1. 无症状性高尿酸血症(asymptomatic hyperuricemia)　仅有尿酸持续或波动性增高。无临床表现;血尿酸间断或血尿酸持续;历时数年至数十年,终身不发病;5%~12% 高尿酸血症发展为痛风;直接转为痛风性肾病。

2. 急性痛风性关节炎(acute gouty arthritis)　急性痛风性关节炎诱因:暴饮暴食、饮酒过量、劳累、感染、外伤、手术、创伤、关节周围受压、鞋履不适。典型的首次发作常在夜间突然发病,因足痛而惊醒。疼痛高峰在 24~48 h,如刀痛或咬噬状。关节周围及组织出现明显红肿热痛、局部不能忍受被单覆盖或周围震动。初为单关节炎,以拇指、大蹞趾多见,其次顺序为足背、足跟、膝、腕、指、肘等关节。偶有双侧同时或先后发作。关节红、肿、热、剧痛和活动受限,可有发热、白细胞增高、血沉增快(容易被误诊为蜂窝织炎或丹毒)一般在 3 天或几周后可自然缓解。

3. 痛风间歇期(intercritical gout)　为两次痛风发作的间歇期。历时自数月、数年甚至十余年,多数患者于 1 年内复发,此后每年发作数次或数年发 1 次,偶有终生仅发作 1 次者,相当一部分患者有越发越频的趋势,受累关节也越来越多,引起慢性关节炎及关节畸形,只有极少数患者自初次发作后没有间隙期,直接延续发展到慢性关节炎。

4. 慢性痛风石性关节炎(chronic tophaceous gout)　患者可出现皮下痛风石结节、慢性痛风性关节炎、慢性痛风性肾病和肾结石。慢性关节炎期,在痛风患者的发病过程中,会出现一种坚硬如石的结节,称为痛风石或痛风结节。这种尿酸钠结晶沉积于软组织,引起慢性炎症及纤维组织增生形成的结节肿。痛风石最常见于耳轮,亦多见于手指的第 1 跖趾关节、指、腕、肘及膝关节等处。尿酸盐结晶在关节内沉积增多,炎症反复发作进入慢性阶段而不能完全消失,引起关节骨质侵蚀缺损及周围组织纤维化,使关节发生僵硬畸形、活动受限,在慢性病变的基础上仍可有急性炎症反复发作,使病变越来越加重,畸形越来越显著,严重影响关节功能。尿酸盐结晶沉积于泌尿系统,引发急性肾衰竭、慢性痛风性肾病和尿路结石。

【临床表现】

1. 全身症状　急性发作时患者可伴有头痛、发热、白细胞增高等。若尿酸盐在肾间质组织沉淀可形成肾结石,严重时可出现急性肾衰竭等症状。

2. 痛风特征　多在夜间发作,起病急骤(数小时)24~48 h 达到高峰,疼痛剧烈,不能忍受被褥的覆盖。关节红、肿、痛、热,好发于指、趾、跖趾、踝膝、指、腕、肘等关节。多于 3 天~2 周缓解。

3. 痛风结石　多见于耳轮、肘、前臂伸侧、跖趾、指间、掌指、足及膝关节等处。痛风石与血清尿酸水平和持续时间相关,多在起病 10 年后出现。血尿酸>535 μmol/L,50% 发生;血尿酸<475 μmol/L,90% 不发生。痛风石发生时间较短,通过治疗可以缩小或消失。

4. 关节受累情况　起初为单关节,反复发作则多关节受累。有些患者长期反复发作发展成为慢性关节炎及关节畸形,严重者可累及肩、腕、脊柱、骶髂等关节。

5. 肾脏并发症　1/3 左右患者发生,见于痛风病程的任何时期;尿酸性肾石病,10% ~25% 痛风患者中发生;部分患者首发无症状或肾绞痛、血尿或尿路刺激症状。痛风性肾病进展缓慢,肾浓缩功能受损,间歇或持续性蛋白尿、血尿、水肿、高血压、慢性肾功能不全。急性尿酸性肾病多见于继发性高尿酸血症,大量尿酸结晶阻塞肾小管、肾盂、输尿管,出现少尿、无尿等急性肾衰竭症状,尿中可见大量尿酸结晶和红细胞。

二、护　理

【观察要点】

1. 观察局部疼痛　是否急骤、剧烈,有无半夜突发脚疼并不能忍受被褥覆盖的特点。

2. 观察有无典型的关节炎　发作表现,反复发作的关节红肿痛热,典型部位为足趾趾关节,其他包括踝、膝、腕、肘和掌指关节。

3. 诱因　有无肥胖、食入高嘌呤及高热量饮食、酗酒、过度疲劳、精神紧张、创伤、湿冷、脚扭伤、感染等诱发因素。

4. 有无痛风石的体征　了解结石的部位及有无症状。

5. 观察体温的变化　有无发热等。

6. 监测血、尿尿酸的变化。

7. 其他　发作未经治疗是否可自行缓解,观察秋水仙碱等药物对急性关节炎的治疗效果,注意有无胃部刺激征或腹泻等。

【饮食治疗护理】

1. 急性痛风患者的饮食治疗

(1)限制嘌呤摄入:通过限制饮食中的嘌呤,减少体内尿酸形成。可根据病情轻重决定膳食中嘌呤的含量。无论急性期或缓解期均应控制摄入嘌呤含量高的食品。急性期应予低嘌呤饮食,应严格限制嘌呤在每日 150 mg 以下。需选含嘌呤低的饮食,禁用含嘌呤高食物,如动物内脏、沙丁鱼、凤尾鱼、鲭鱼、小虾、扁豆、黄豆、浓肉汤及菌藻类等。对于含有高嘌呤的鱼类、肉类,在食用前可先用开水煮一下,使大部分嘌呤溶解进入汤中,然后弃汤吃肉,或再进行加工烹调。这样既能补充优质蛋白质,又可减少嘌呤的摄入。

（2）限制能量摄入，降低体重：因痛风患者多伴有肥胖、高血压和糖尿病等，故应限制热能，设法达到理想体重。热能根据病情而定，一般为每日 1500~1800kcal。控制主食、甜食、零食的摄入；增加运动，超重者应减重，但切忌减重过快，应循序而进，减重过快促进脂肪分解，易导致饥饿性酮症，引起痛风急性发作。

（3）蛋白质：蛋白质摄入量不宜过高，否则不利于尿酸的排出。标准体重时蛋白质可按每日 0.8~1.0 g/kg 供给，全天在 40~65 g，可选用牛奶、鸡蛋、谷类、蔬菜作为蛋白质的来源。以植物蛋白为主，动物蛋白可选用牛奶、鸡蛋。因牛奶、鸡蛋无细胞结构，不含核蛋白，可在蛋白质供给量允许范围内选用。尽量不用肉类、禽类、鱼类等，如一定用，可将瘦肉、禽肉等少量，经煮沸弃汤后食用。

（4）脂肪：限制脂肪的摄入量，脂肪具有阻碍肾排泄尿酸的作用，使尿酸升高，同时脂肪供给的热能高，易引起肥胖，对患者不利。脂肪摄入量控制在每日 50 g 左右。烹调方法多采用蒸、煮、炖、汆等用油少的方法。

（5）维生素和矿物质：供给充足 B 族维生素和维生素 C。多供给蔬菜、水果等偏碱性食物。摄入蔬菜每日 1000 g、水果 200~300 g；在碱性环境能提高尿酸盐溶解度，有利于尿酸排出。且蔬菜和水果富含维生素 C，能促进组织内尿酸盐溶解。痛风症患者易患高血压和高血脂等，应限制钠盐摄入，通常每日 2~5 g。

（6）水分：多饮水，食用含水分多的水果和食品，液体量维持在每日 2000~3000 ml，以保证尿量，促进尿酸的排出；肾功能不全时水分宜适量饮用。

（7）禁用刺激性食品：禁用强烈香料及调味品，如酒和辛辣调味品。过去曾禁用咖啡、茶叶和可可，因分别含有咖啡因、茶碱和可可碱。但咖啡因、茶叶碱和可可碱在体内代谢中并不产生尿酸盐，也不在痛风石里沉积，故可适量选用。据报道，过分嗜好辛辣食物者平均血尿酸水平显著高于不食辛辣浓烈的食物。

（8）忌酒（包括啤酒）：因为啤酒本身就含有嘌呤，加之乙醇可促进尿酸的合成，过多地饮酒还会引起乳酸升高，进而阻碍尿酸排出。

2. 慢性痛风患者的饮食治疗　给予平衡饮食，适当放宽嘌呤摄入的限制，但仍禁食含嘌呤较多的食物，限量选用含嘌呤在 75 mg% 以内食物，自由选食含嘌呤量少的食物。坚持减肥，维持理想体重。

【治疗护理】

治疗目的：迅速控制痛风性关节炎急性发作，预防急性关节炎发作，纠正高尿酸血症，防止尿酸盐的沉积造成的关节破坏及肾损害，促进结石溶解。手术剔除痛风石，对损毁关节进行矫形手术，以提高生活质量。

1. 急性期治疗护理　痛风急性发作，应绝对卧床休息，抬高患肢，积极控制疼痛的发作。秋水仙碱、吲哚美辛及皮质激素治疗可取得良好效果。早期用药治疗：秋水仙碱，首次剂量 0.5~1 mg，以后每小时 0.5 mg，直至疼痛缓解或出现恶心、呕吐、水样腹泻等胃肠道症状后停用。缓解后用 0.5 mg，每日 1~2 次维持。胃肠反应严重者可用秋水仙碱 2 mg 加生理盐水 20 ml，静脉缓慢注入，不少于 10 min；4~6 h 可重复使用，24 h 剂量不超过 5 mg。定期检查白细胞，以防止白细胞减少。吲哚美辛：25~50 mg/次，每日 2~3 次。保泰松：200 mg，以后每 4~6 h 服 100 mg，直至症状缓解。糖皮质激素：泼尼松 10 mg，每日 3~4 次。

2. 发作间歇和慢性期治疗　排尿酸药丙磺舒，0.25 g，每日 2~3 次。如血尿酸显著增高，可 1~2 周调整剂量一致，在原来每日剂量中增加 0.5 g，直至血尿酸降至理想水平。抑制尿酸合成药别嘌醇,200~600 mg,每日 3 次,可以每日 1 次用药,效果与分次用药相同。

3. 用药原则 发作痛风时使用秋水仙碱治疗,可取得良好效果,必要时用吲哚美辛、糖皮质激素等。发作期间要控制高嘌呤类饮食,服用别嘌呤类醇以降低血尿酸含量,需长期服用。

4. 用药护理 指导患者了解药物的作用、不良反应,观察其对药物耐受的剂量,及时监测血常规、肝、肾功能功能。同时,鼓励患者多饮水以稀释尿液,每日液体摄入总量为2000~3000 ml,使排尿量每日达 2000 ml 以上,促进尿酸排泄,防止结石的形成。

【健康教育】

1. 认识高尿酸血症的相关危险因素 长期摄入高嘌呤的食物饮食史,如动物蛋白、啤酒、虾、干鱿鱼、沙丁鱼等;超重或肥胖者、患有高血压、血脂异常、冠心病、糖尿病、尿路结石及肾功能障碍的人;有痛风家族史、中老年男性,血尿酸水平高于正常;关节周围皮下或耳郭处发现有结节者,有原因不明的泌尿系统结石,尤其是多发或双侧广泛肾结石;都应定期查血尿酸含量。

2. 高尿酸血症预防

(1)寻找高尿酸的原因,如使用利尿药、降压药、化疗药等药物因素及肾病、血液病、糖尿病等,找出原因。

(2)避免相关诱因:应避免肥胖、食入高嘌呤及高热量饮食、酗酒、过度疲劳、精神紧张、关节创伤、湿冷等诱发因素。

(3)多饮水:每日 2000~3000 ml,每天尿量保持在 2000 ml,以增加和促进尿酸排泄。适当饮用碱性矿泉水,调节尿 pH 在 6.5 左右(这时最适合尿酸结晶溶解和排除)。

(4)增加有氧运动:如步行、健身、跳舞、游泳、骑自行车等。强度适宜,达到少量出汗即可。避免剧烈活动,使有氧运动变为无氧运动,后者反而使体内分解代谢旺盛而致尿酸增高。

(5)合理安排日常生活起居,避免过度疲劳,紧张焦虑。保持心情舒畅,注意劳逸结合。

(6)超重、肥胖者:减低体重。

(7)合理饮食:限制总热量摄入,糖类占总热量的 50%~60%,蛋白质摄入控制每日在 0.8~1.0 g/kg,脂肪摄入量控制在每日 50 g/d 左右,限制食用富含嘌呤的脑、肝、肾等动物内脏,以及海鲜、贝类、鲤鱼、火腿、香肠等。适当选择含嘌呤少的食物,如菜花、菠菜、麦片、青鱼、白鱼、鸡、火腿、全麦面包片、虾、羊肉、牛肉等。可以多选用含嘌呤很少的食物,如奶类、蛋类、蔬菜类、黄瓜、茄子、冬瓜、白菜、玉米、卷心菜、萝卜、芹菜、南瓜、土豆等。

(8)对疑诊患者及其家属进行检查,及早发现高尿酸血症。

(9)继发于血液疾病的血尿酸过高者,应积极治疗。放疗、化疗期间服用别嘌醇,以预防痛风的发生或恶化。

(10)避免应用噻嗪类、乙酰唑胺利尿药和吡嗪酰胺抗结核药,以免滞留尿酸盐的排泄。

第五节 糖 尿 病

糖尿病(diabetes mellitus,DM)是一组以慢性血葡萄糖增高为特征的代谢异常综合征。因胰岛素分泌或作用缺陷,或两者同时存在引起糖类、蛋白质、脂肪、水和电解质等代谢紊乱。随着病程延长可出现多系统损害,导致眼、肾、神经、心脏、血管等组织的慢性进行性病变,引起功能缺陷及衰竭。重症或应激时可发生酮症酸中毒、高血糖高渗综合征等急性代谢紊乱。

糖尿病是常见病、多发病,是严重威胁人类健康的世界性公共卫生问题,患病率、发病率和患者数量急剧升高。根据国际糖尿病联盟(international diabetes federation,IDF)2013年的最新统计,全球糖尿病在20~79岁成人中的患病率为8.3%,患者人数已达3.82亿,其中80%在中等和低收入国家。估计到2035年全球将有近5.92亿人患糖尿病。我国18岁及以上成人中估测糖尿病患病率为11.6%。

【糖尿病分型】

糖尿病分为1型糖尿病、2型糖尿病、妊娠糖尿病和特殊类型糖尿病。妊娠糖尿病不包括糖尿病诊断之后妊娠者,是指妇女妊娠期间首次发生或发现的糖耐量降低或糖尿病,可能包含妊娠前已有糖耐量降低或糖尿病而未诊断者;特殊类型糖尿病病因较明确,如胰腺术后。

【病因与发病机制】

糖尿病病因复杂,迄今未完全阐明。不同类型糖尿病病因不同,包括遗传因素和环境因素两大类。不同病因导致胰岛B细胞分泌胰岛素缺陷及(或)周围组织胰岛素利用不足,引起糖、脂肪及蛋白质等物质代谢紊乱。血糖升高、血脂紊乱、负氮平衡等代谢紊乱是糖尿病及其并发症、合并症的病理生理基础。

（一）1型糖尿病

环境因素作用于遗传易感性的个体,激活体内自身免疫反应,破坏胰岛B细胞,胰岛素分泌功能下降或衰竭,导致糖尿病。其发病分为以下几个阶段:

1. 遗传易感阶段　1型糖尿病与某些特殊HLA类型有关,HLA-D基因决定了1型糖尿病患者的遗传易感性。

2. 启动自身免疫反应　在遗传易感性的基础上,某些环境因素可启动胰岛素B细胞的自身免疫反应,进一步损伤胰岛组织引起糖尿病。病毒感染是最重要的环境因素之一。

3. 免疫学异常　启动自身免疫反应后,患者循环中会出现一组自身抗体,但此时血糖尚能维持正常,被称为糖尿病前期。

4. 进行性胰岛B细胞功能丧失　随着病情进展,B细胞数量减少,胰岛分泌功能下降,血糖逐渐升高,但仍能维持糖耐量正常。

5. 临床糖尿病B细胞数量　进一步减少,仅残存少量(约10%)能分泌胰岛素,患者血糖明显升高,出现糖尿病的部分或典型症状。

6. 最终阶段　发病多年后,多数患者胰岛B细胞完全破坏,胰岛素水平很低,失去对刺激物的反应,糖尿病的临床表现明显,依赖外源性胰岛素维持生命。

（二）2型糖尿病

目前认为2型糖尿病的发生、发展分为4个阶段:

1. 遗传易感性2型糖尿病　有更明显的家族遗传基础,"节约基因"学说认为,在食物不足的环境中,人为了适应恶劣环境,体内逐渐产生了节约基因,使体内的代谢机制能够充分、有效地利用有限的食物,尽量积攒能量。但当食物充足时,"节约基因"仍不断积攒能量,可使人肥胖,并导致胰岛素抵抗(insulin resistance,IR),成为糖尿病的潜在诱因之一。

2. 胰岛素抵抗和B细胞功能缺陷　胰岛素抵抗是指机体对一定量的胰岛素的生物学

反应低于预计正常水平的一种现象。当机体出现 IR 时,胰岛素调控代谢的生理作用减弱,B 细胞需要分泌更多的胰岛素才能维持代谢正常。病情进一步发展,B 细胞超负荷导致分泌功能下降,胰岛素分泌缺陷。IR 和胰岛素分泌缺陷(包括两者的相互作用)是 2 型糖尿病发病机制的两个要素,与动脉粥样硬化性心血管疾病、高血压、血脂异常、内脏型肥胖等有关,是代谢综合征(impaired metabolic syndrome,MS)的成分之一。

3. 糖耐量减低和空腹血糖调节受损　胰岛素分泌缺陷不能代偿 IR 时,血糖水平升高,患者出现糖耐量减低(impaired glucose tolerance,IGT)和空腹血糖调节受损(impaired fasting glycaemla,IFG)。IGT 是葡萄糖不耐受的一种类型;IFG 指一类非糖尿病性空腹血糖异常,其血糖浓度高于正常,但低于糖尿病的诊断值。IGT 和 IFG 两者均代表了正常葡萄糖稳态和糖尿病高血糖之间的中间代谢状态,表明其调节(或稳态)受损。目前认为 IGT 和 IFG 均为糖尿病的危险因素,是发生心血管病的危险标志。

4. 临床糖尿病　随着病情进展,血糖进一步增高,达到糖尿病诊断标准,但可无任何症状,或逐渐出现代谢紊乱症状或糖尿病症状。

【临床表现】

1 型糖尿病多发于 30 岁前,青少年多见;起病急,症状明显,有自发酮症倾向。2 型糖尿病多发于 40 岁以上,但近年儿童发病率上升;患者多肥胖,起病缓慢,部分患者可长期无代谢紊乱症状,通过体检发现,随着病程进展可出现各种急、慢性并发症。

（一）代谢紊乱症群

1. 多尿、多饮、多食和体重减轻　患者血糖升高引起渗透性利尿导致尿量增多,多尿导致失水,使患者口渴而多饮水。为补充损失的糖分,维持机体活动,患者常善饥多食。由于机体不能利用葡萄糖,且蛋白质和脂肪消耗增加,而引起消瘦、疲乏、体重减轻。

2. 皮肤瘙痒高血糖和感觉神经病变　导致皮肤干燥和感觉异常,患者常感皮肤瘙痒。女性可因尿糖刺激局部皮肤出现外阴瘙痒。

3. 其他症状　部分患者有四肢酸痛、麻木、腰痛、性欲减退、阳痿不育、月经失调、便秘等。

（二）糖尿病急性并发症

1. 糖尿病酮症酸中毒(diabetic ketoacidosis,DKA)　糖尿病代谢紊乱加重时,脂肪动员和分解加速,大量脂肪酸在肝脏经 β 氧化产生大量酮体(含乙酰乙酸、β-羟丁酸和丙酮)。血清酮体积聚超过肝外组织的氧化能力时,血酮体升高,消耗体内储备碱,血 pH 尚能维持正常,此期称糖尿病酮症。代谢紊乱进一步加剧,血酮继续升高,消耗体内储备碱不能代偿时,血 pH 下降,发生 DKA。

(1)诱因:常见感染、胰岛素治疗不适当减量或治疗中断、饮食不当、妊娠、分娩、创伤、麻醉、手术、严重刺激引起应激状态等。1 型糖尿病患者有自发 DKA 倾向。

(2)临床表现:多数患者早期原有糖尿病症状加重,随后出现食欲减退、恶心、呕吐,患者常伴头痛、嗜睡、烦躁、呼吸深快有烂苹果味(丙酮味),随着病情进一步发展,出现严重失水、尿量减少、皮肤弹性差、眼球下陷、脉细速、血压下降。晚期各种反射迟钝,甚至消失、昏迷。部分患者以 DKA 为首发表现。

2. 高血糖高渗综合征(hyperglycemic hyperosmolar status,HHS)　多见于 50~70 岁的老人,约 2/3 患者于发病前无糖尿病病史或仅为轻症。常见诱因有感染、脑血管意外、严重肾疾患、血液或腹膜透析、静脉内高营养、不合理限制水分,以及某些药物如糖皮质激素、免疫抑制剂、噻嗪类利尿药物等的应用。少数患者早期因被误诊而输入葡萄糖液,或因口渴而大量饮用含糖饮料等诱发。严重高血糖、高血浆渗透压、脱水为其临床特点,无明显酮症酸中毒,常有不同程度意识障碍。患者早期常先有多饮、多尿,但多食不明显,或反而食欲减退,失水随病程进展逐渐加重,出现神经精神症状,表现为嗜睡、幻觉、定向障碍、偏盲、偏瘫等,最后昏迷。

3. 感染疖、痈等皮肤 化脓性感染多见,可致败血症或脓毒血症;也可见足癣、甲癣、体癣等皮肤真菌感染,女性患者常合并真菌性阴道炎。肺结核发病率较高,进展快,易形成空洞。女性多见肾盂肾炎和膀胱炎等泌尿系感染,常反复发作而转为慢性肾盂肾炎。

4. 低血糖 糖尿病患者血糖≤3.9 mmol/L可诊断为低血糖。临床表现分为两类:①交感神经过度兴奋:患者表现为饥饿、心悸、出汗、软弱无力、面色苍白、心率加快、四肢冰冷、流涎、紧张、焦虑等。老年糖尿病患者和自主神经功能紊乱者可出现无症状性低血糖。②中枢神经功能障碍:早期精神不集中、反应迟钝、头晕、嗜睡、视物不清、步态不稳,后可有烦躁、易怒、幻觉、性格改变、认知障碍,严重者出现抽搐、昏迷。部分患者血糖不低于3.9 mmol/L也可出现低血糖症状,这种现象被定义为低血糖反应,与血糖降低过快或患者的个体差异有关。

(三) 糖尿病慢性并发症

1. 糖尿病大血管病变 大血管病变是糖尿病最严重而突出的并发症,与糖代谢和脂质代谢异常有关。大、中动脉粥样硬化主要侵犯主动脉、冠状动脉、脑动脉、肾动脉和肢体外周动脉等,引起冠心病、缺血性或出血性脑血管病、肾动脉硬化、肢体动脉硬化等。肢体外周动脉粥样硬化常以下肢动脉病变为主,表现为下肢疼痛、感觉异常和间歇性跛行,严重供血不足可致肢体坏疽。

2. 糖尿病微血管病变 典型改变包括微循环障碍、微血管瘤形成和微血管基底膜增厚,主要发生在视网膜、肾、神经、心肌组织,尤以糖尿病肾病和视网膜病变为重要。

(1)糖尿病肾病:多见于糖尿病病史超过10年者,也是1型糖尿病患者的主要死亡原因。糖尿病肾损害的发生发展分为5期,常与肾小球硬化和间质纤维化并存。Ⅰ、Ⅱ期仅有肾本身的病理改变;Ⅲ期开始出现微量蛋白尿;Ⅳ期尿蛋白逐渐增多,可伴有水肿和高血压;Ⅴ期出现明显的尿毒症症状。

(2)糖尿病视网膜病变:糖尿病病程超过10年者多见,是糖尿病患者失明的主要原因之一。按眼底改变分为6期两类,Ⅰ、Ⅱ、Ⅲ期为背景性视网膜期,出现微血管瘤、出血和硬性渗出,之后出现棉絮状软性渗出;Ⅳ、Ⅴ、Ⅵ期为增生性视网膜病变,出现新生毛细血管和玻璃体积血,机化物形成,最后视网膜剥离而失明。除视网膜病变外,糖尿病还可引起黄斑病、白内障、青光眼、屈光改变、虹膜睫状体病变等。

(3)其他:糖尿病心脏微血管病变和心肌代谢紊乱可引起心肌广泛灶性坏死等损害,称糖尿病心肌病,可诱发心力衰竭、心律失常、心源性休克和猝死。

3. 糖尿病神经病变 神经病变以周围神经病变最常见,下肢较上肢严重,通常为对称性,病情进展缓慢。患者常先出现肢端感觉异常,如袜套或手套状分布,伴麻木、烧灼、针刺感或如踏棉垫感,有时伴痛觉过敏。随后有肢体疼痛,呈隐痛、刺痛,夜间及寒冷季节加重。后期累及运动神经,可有肌力减弱以至肌萎缩和瘫痪。

4. 糖尿病足(diabetic foot,DF) 是与下肢远端神经异常和不同程度的周围血管病变相关的足部感染、溃疡和(或)深层组织破坏,是糖尿病患者截肢、致残的主要原因。各种原因导致的足部皮肤破损皆可诱发,如抓破皮肤、水疱破裂、烫伤、碰撞伤、修脚损伤及新鞋磨破伤等。足部溃疡与坏疽为其主要临床表现。根据病因,可将糖尿病足溃疡和坏疽分为神经性、缺血性和混合性3类。常用的分级方法为 Wagner 分级法:0 级为有发生足溃疡的危险因素,目前无溃疡;1 级为表面溃疡,临床上无感染;2 级为较深的溃疡,常合并软组织炎,无脓肿或骨的感染;3 级为深度感染,伴有骨组织病变或脓肿;4 级为局限性坏疽;5 级为全足坏疽。

【诊断要点】

糖尿病的诊断标准:症状+随机血糖≥11.1 mmol/L(200 mg/dl),或空腹血浆葡萄糖(fasting plasma glucose,FPG)≥7.0 mmol/L(126 mg/dl),或 OGTT 中 2 h 血浆葡萄糖(2 h PG)≥11.1 mmol/L (200 mg/dl)。症状不典型者,需另一天再次证实。不主张行第 3 次 OGTT。随机是指一天当中的任意时间而不管上次进餐的时间。

【治疗要点】

本病强调早期、长期、综合治疗及治疗方法个体化的原则。治疗目标是通过纠正患者不良的生活方式和代谢紊乱以防止急性并发症的发生和减低慢性并发症的风险,提高患者生活质量和保持良好的心理状态。综合治疗有两个含义:①糖尿病教育、饮食治疗、运动锻炼、药物治疗、心理治疗和自我监测;②降糖、降压、调脂和改变不良生活习惯。

（一）健康教育

健康教育是重要的基本治疗措施之一,包括专业人员的教育和患者、家属、民众的教育。良好的患者教育,可充分调动患者的主观能动性,积极配合治疗,利于疾病控制达标、防止各种并发症的发生和发展,降低耗费和负担。

（二）饮食治疗

饮食治疗是所有糖尿病治疗的基础,目的在于维持标准体重,保证青少年的正常生长发育,纠正已发生的代谢紊乱,使血糖、血脂达到或接近正常水平。饮食治疗是年长者、肥胖型、少症状的轻型患者的主要治疗措施,对重症和 1 型糖尿病患者更应严格执行饮食计划并长期坚持。

（三）运动疗法

适当的运动有利于减轻体重,提高胰岛素敏感性,改善血糖和脂代谢紊乱,还可减轻患者的压力和紧张情绪,使人心情舒畅。运动治疗的原则是适量、经常化和个体化。

（四）药物治疗

1. 口服药物治疗　口服药物主要包括促胰岛素分泌剂(磺脲类和非磺脲类药物)、胰岛素增敏剂(双胍类和胰岛素增敏剂)和 α-葡萄糖苷酶抑制剂。

(1)促胰岛素分泌剂:促进胰岛 B 细胞分泌胰岛素,作用有赖于尚存在相当数量(30%以上)有功能的胰岛 B 细胞组织。①磺脲类(SUs):通过作用于胰岛 B 细胞表面的磺脲受体促进胰岛素释放,代表药物有格列苯脲(优降糖)、格列吡嗪(美吡达、灭糖脲、灭特尼)、格列齐特(达美康)、格列喹酮(糖适平)、格列吡嗪控释片(瑞易宁)、格列美脲(亚莫利)等。治疗应从小剂量开始,1 型糖尿病、儿童糖尿病、孕妇、严重并发症或晚期 2 型糖尿病不宜选择。②非磺脲类:直接刺激胰岛 B 细胞分泌胰岛素,当血糖水平在 3~10 mmol/L 时才有刺激作用,代表药物有瑞格列奈(诺和龙)和那格列奈。

（2）胰岛素增敏剂：①双胍类：增加肌肉等外周组织对葡萄糖的摄取和利用，加速无氧糖酵解，抑制糖原异生及糖原分解，降低糖尿病时的高肝糖生成率，是肥胖或超重的2型糖尿病患者第一线药物，可单用或联合其他药物，代表药物有二甲双胍和格华止。80岁以上患者禁用，准备做静脉造影者暂停使用。②噻唑烷二酮（thiazolidinodione，TZD）：也称格列酮类，有罗格列酮和吡格列酮两种制剂，主要作用是增强靶组织对胰岛素的敏感性，减轻胰岛素抵抗。有心力衰竭倾向和肝病者慎用，65岁以上患者禁用。

（3）α-葡萄糖苷酶抑制剂：阿卡波糖（拜糖平）、伏格列波糖（倍欣）能通过抑制小肠黏膜上皮细胞表面的α-葡萄糖苷酶而延缓糖类的吸收，降低餐后高血糖。作为2型糖尿病第一线药物，尤其适用于空腹血糖正常（或不太高）而餐后血糖明显升高者；可单独用或与SUs、双胍类合用；胃肠功能紊乱、孕妇和儿童不宜使用。

2. 胰岛素治疗

（1）适应证：①1型糖尿病；②糖尿病伴急、慢性并发症、合并症者，如酮症酸中毒、高渗性非酮症性昏迷、乳酸性酸中毒、急性感染、创伤，手术前后的糖尿病者，妊娠合并糖尿病尤其在分娩前的阶段，糖尿病并有心、脑、眼、肾、神经等并发症，消耗性疾病者；③2型糖尿病患者经饮食、运动、口服降糖药物治疗血糖不能满意控制者。

（2）制剂类型：按作用快慢和维持作用时间，胰岛素制剂可分为超短效（速效）、短效、中效和长效4类，近几年来也使用中短效预混胰岛素，几种制剂的特点见表6-1。根据胰岛素的来源不同又分为动物胰岛素（猪、牛）和人胰岛素两种。

表6-1　胰岛素制剂类型及作用时间

作用类别	制剂类型	皮下注射作用时间		
		起效时间	高峰	维持
速效胰岛素类似物	赖脯胰岛素和门冬胰岛素	10~15 min	1~2 h	4~6 h
短效	普通胰岛素（R）	15~60 min	2~4 h	5~8 h
中效	低精蛋白胰岛素（NPH）和慢INS	2.5~3 h	5~7 h	13~16 h
长效胰岛素类似物	甘精胰岛素、地特胰岛素	2~3 h	无峰	长达30 h

（3）使用原则和剂量调节：胰岛素的应用应在一般治疗和饮食治疗的基础上进行。2型糖尿病患者常采用：①联合用药：胰岛素+双胍类或胰岛素+a-葡萄糖苷酶抑制剂。②常规胰岛素治疗：早餐和晚餐前各注射1次混合胰岛素或早餐前用混合胰岛素，睡前用中效胰岛素。开始剂量常为4~8U，根据血糖和尿糖结果来调整，直至达到满意血糖。1型糖尿病患者主张严格控制血糖，常用胰岛素强化治疗，常用方案有胰岛素多次注射和胰岛素持续皮下输注（胰岛素泵）。

3. GLP-1受体激动剂和DPP-Ⅳ抑制剂　为基于肠促胰岛素的降糖药。

（1）GLP-1受体激动剂：通过激动GLP-1受体发挥降糖作用，可单独或与其他降糖药物合用治疗2型糖尿病，尤其是肥胖、胰岛素抵抗明显者，禁用于胰腺炎、1型糖尿病、DKA患者。目前国内上市有艾塞那肽和利拉鲁肽，均需皮下注射，不良反应常见胃肠道反应。

（2）DPP-Ⅳ抑制剂：抑制DPP-Ⅳ活性，减少GLP-1的失活，提高内源性GLP-1水平。单用或与二甲双胍合用于2型糖尿病，禁用于孕妇、儿童、对该药过敏者。不良反应可能出现头痛、超敏反应、肝酶升高等。目前国内上市有西格列汀、维格列汀。

（五）其他

人工胰及胰腺和胰岛移植。

（六）糖尿病合并妊娠的治疗

饮食治疗原则同非妊娠者,总热量每天每千克体重 38kcal,蛋白质每天每千克体重 1.5~2.0 g,糖类约每天 250 g。整个妊娠期间监测血糖水平、胎儿的生长发育及成熟情况。单纯饮食控制不佳者应采用短效和中效胰岛素,忌用口服降糖药物。

（七）糖尿病酮症酸中毒的治疗

1. 补液　是抢救 DKA 首要和关键的措施,通常用生理盐水,补液量和速度视失水程度而定。如患者无心力衰竭,在 2 h 内输入 1000~2000 ml,以便迅速补充血容量,改善周围循环和肾功能,以后根据血压、心率、尿量、末梢循环情况、中心静脉压等决定输液量和速度;第 2~6 h 输 1000~2000 ml。第 1 个 24 h 输液总量为 4000~5000 ml,严重失水者可达6000~8000 ml。如治疗前已有低血压或休克,快速输液不能有效升高血压,应输入胶体溶液并抗休克处理。

2. 小剂量胰岛素治疗　每小时每千克体重 0.1U 的短效胰岛素加入生理盐水中持续静脉滴注或泵入,可快速、稳定降糖而不易发生低血糖,同时抑制酮体生成。当血糖降至 13.9 mmol/L（250 mg/dl）时,改输 5% 葡萄糖液并加入短效胰岛素（按每 3~4 g 葡萄糖加 1U 胰岛素计算）。尿酮体消失后,根据患者尿糖、血糖及进食情况调节胰岛素剂量或改为每 4~6 h 皮下注射胰岛素 1 次;然后恢复平时的治疗。

3. 纠正电解质及酸碱平衡失调　根据治疗前血钾水平及尿量决定补钾时机、补钾量及速度。轻、中度酸中毒经充分静脉补液及胰岛素治疗后即可纠正,无须补碱,pH<6.9 的严重酸中毒者予 1.25% 碳酸氢钠静脉滴注。

4. 防治诱因和处理并发症　包括休克、严重感染、心力衰竭、心律失常、肾衰竭、脑水肿、急性胃扩张等。

（八）高血糖高渗综合征的治疗

严重失水时应积极补液,无休克者目前多主张先用等渗溶液,输液同时给予小剂量胰岛素治疗;当血糖降至 16.7 mmol/L（300 mg/dl）时,改用 5% 葡萄糖溶液并加入普通胰岛素（每 3~4 g 葡萄糖加 1U 胰岛素）,根据尿量补钾。积极消除诱因和治疗各种并发症,病情稳定后根据患者血糖、尿糖及进食情况给予皮下注射胰岛素,然后转为常规治疗。

（九）糖尿病足的治疗

在严格控制血糖、血压、血脂的基础上,对于神经性足溃疡处理的关键是通过特殊的改变压力的矫形鞋子或足矫形器来改变患者足的局部压力,并根据溃疡的深度、面积大小、渗出多少及是否合并感染决定溃疡换药次数和局部用药;缺血性病变时,对于血管阻塞不是非常严重或没有手术指征者,可以采取内科保守治疗,静脉滴注扩血管和改善血液循环的药物。如患者有严重的周围血管病变,应尽可能行血管重建手术;有骨髓炎和深部脓肿者,在血糖控制良好的情况下加强抗感染治疗。

【护理评估】

1. 健康史　应详细询问患者患病的病因,如有无家族遗传史、是否肥胖体型等,评估患者患病起始时间、主要症状及其特点,有无出现并发症,如肢体有无发凉、麻木或疼痛感觉,有无皮肤破损等。了解患者的生活方式、饮食习惯、食量、妊娠次数、新生儿出生体重、身高等。了解患病后的检查治疗经过,目前用药情况和病情控制情况。

2. 身体评估

(1)一般状态:注意评估患者生命体征和神志情况。酮症酸中毒昏迷及高渗性昏迷者,应注意患者瞳孔的大小及对光反射情况。评估患者有无直立性低血压和心率、心律的异常;有无呼吸节律、频率的改变,以及呼吸有无烂苹果味(丙酮味)等。

(2)营养状况:1 型糖尿病患者常表现为消瘦,儿童则出现发育障碍和延迟;2 型糖尿病患者多为肥胖,特别是腹型肥胖。此外,还要评估患者有无颜面和下肢水肿等。

(3)皮肤和黏膜:有无皮下出血和瘀斑、局部皮肤发绀或缺血性溃疡、坏疽,有无皮肤感染及伤口不易愈合等情况。

(4)眼部:患者有无眼底视网膜出血,有无白内障、青光眼、视力减退、失明等。

(5)神经和肌肉系统:有无肌张力及肌力减弱、腱反射异常及间歇性跛行等发生。

3. 心理社会状况　糖尿病为慢性终身性疾病,漫长的病程及多器官、多组织结构和功能障碍易导致患者产生焦虑、抑郁等心理反应,对治疗缺乏信心,不能有效应对等。护士应详细评估患者对疾病知识的了解程度、患病后的心理变化、家庭成员对疾病的认识和态度、患者所在社区的医疗保健服务等情况。

【常见护理诊断/问题】

1. 营养失调:低于机体需要量或高于机体需要量　与胰岛素分泌或作用缺陷引起糖、蛋白质、脂肪代谢紊乱有关。

2. 有感染的危险　与血糖增高、脂代谢紊乱、营养不良、微循环障碍等因素有关。

3. 知识缺乏　缺乏糖尿病的预防和自我护理知识。

4. 潜在并发症　酮症酸中毒、高血糖高渗综合征、低血糖、糖尿病足。

【护理目标】

(1)患者体重恢复正常或接近正常并保持稳定,维持理想或良好水平。

(2)不发生感染或发生感染时能被及时发现和处理。

(3)了解自我护理知识,学会自我监测。

(4)不发生急性并发症或发生时能被及时发现和处理。

(5)能采取有效措施预防糖尿病足的发生,未发生糖尿病足或发生时能得到有效治疗。

【护理措施】

1. 饮食护理　关键在于控制总热量。

(1)根据患者年龄和身高制订总热量:标准体重的简易计算公式:年龄 40 岁以下者,身高(cm)-105;年龄 40 岁以上者,身高(cm)-100。根据标准体重计算每天所需总热量,成年人休息状态下每天每千克标准体重给予热量 25~30kcal(1cal=4.1868J),轻体力劳动 30~35kcal,中度体力劳动 35~40kcal,重体力劳动 40kcal 以上。孕妇、乳母、营养不良和消瘦、伴有消耗性疾病者在标准体重热卡的基础上酌情增加 5kcal,肥胖者酌情减少 5kcal,使体重逐渐恢复至理想体重的±5%。

(2)食物的组成:总的原则是由高糖类、低脂肪、适量蛋白质和高纤维膳食组成。糖类占食物总热量的 50%~60%,提倡用粗制米、面和一定量的杂粮。蛋白质含量占总热量的15%,成人每天每千克理想体重 0.8~1.2 g,孕妇、乳母、营养不良或伴有消耗性疾病者宜增至 1.5~2.0 g,糖尿病肾病伴有显性蛋白尿的患者应限制至 0.8 g,肾小球滤过率下降者应限制在 0.6 g,至少有 1/3 的蛋白质来自动物蛋白质。脂肪约占总热量的 30%,饱和脂肪酸:单不饱和脂肪酸:多不饱和脂肪酸=1:1:1,胆固醇摄入量每天应小于 300 mg。

(3)膳食的分配:每餐应定时、定量,根据患者生活习惯、病情和配合药物治疗的需要进行安排。病情稳定的 2 型糖尿病患者可按每天三餐 1/5、2/5、2/5 或各按 1/3 分配;对注射胰岛素或口服降糖药且病情有波动的患者,可每天进食 5~6 餐,从 3 次正餐中匀出 25~50 g 主食作为加餐用。

(4)注意事项:①饮食控制初期:患者难以适应而饥饿难忍时,可增加蔬菜、豆制品等副食。在保持总热量不变的原则下,凡增加一种食物时应同时减去另一种同类食物,以保证饮食平衡。体重过重者,忌吃油炸、油煎食物。炒菜宜用植物油,少食动物内脏、蟹黄、虾子、鱼子等含胆固醇高的食物。限制饮酒,每天食盐<6 g,以免加重心、肾负担。②严格限制各种甜食:包括各种食糖、糖果、甜点心、饼干、冷饮、水果及各种含糖饮料等。血糖控制较好者,可在两餐间或睡前加食含果糖或蔗糖的水果。患者需甜食时,为满足甜味的口感,可使用甜味剂,如蛋白糖、木糖醇、糖精、甜菊片等。③多食含纤维素高的食物:每天饮食中食用纤维含量 40~60 g 为宜,包括豆类、蔬菜、粗谷物、含糖分低的水果等。食物中纤维素含量高可加速食物通过肠道,从而延迟和减少糖类食物在肠道的吸收,使餐后血糖下降;同时可增加肠蠕动,有利于大便通畅;纤维素体积大,进食后使人有饱食感,有利于减肥;食物纤维尚有一定降低胆固醇及低密度脂蛋白的作用,故对糖尿病心血管并发症也有一定的预防作用。

2. 运动锻炼　适当运动有利于减轻体重、提高胰岛素敏感性,改善血糖和脂代谢紊乱,减轻患者的压力和紧张情绪,使其心情舒畅。护士应根据年龄、性别、体力、病情及有无并发症等给患者安排适宜的活动,循序渐进,并要求长期坚持。有心、脑血管疾患或严重微血管病变者,应按具体情况安排。

(1)运动的方式:最好做有氧运动,如散步、慢跑、骑自行车、做广播操、太极拳、球类活动等,其中步行活动安全,且容易坚持,可作为首选的运动方式。合适的运动强度是指活动时患者的心率应达到个体 60% 的最大耗氧量。个体 60% 最大耗氧时心率简易计算法为:心率=170-年龄。活动一般每天 1 次,时间为 20~30 min,也可根据患者具体情况逐渐延长。用胰岛素或口服降糖药者最好每天定时活动,肥胖患者可适当增加活动次数和时间。

(2)运动的注意事项:运动前应评估患者糖尿病的控制情况,根据患者具体情况决定运动方式、时间及所采用的运动量。为防止意外发生,患者活动时,应随身携带糖果,当出现饥饿感、心慌、出冷汗、头晕及四肢无力或颤抖等低血糖症状时及时食用,身体状况不良时应暂停运动。由于运动可加重心脑负担,使血浆容量减少,血管收缩,有诱发心绞痛、心肌梗死和心律失常的危险,还可使肾血流减少使糖尿病肾病加重;运动时血压上升,增加玻璃体和视网膜出血的可能性。因此,在运动中若出现胸闷、胸痛、视力模糊等应立即停止运动,并及时处理。当血糖>14 mmol/L,最好不要活动。此外,运动时还要随身携带写有本人姓名、年龄、家庭住址、电话号码和病情的糖尿病卡,以备急用。运动后做运动日记,以便观察疗效和不良反应。

3. 心理护理　护士应重视患者的心理反应,向患者说明积极的生活态度对疾病康复的重要性,增强战胜疾病的信心。

4. 用药护理

(1)口服用药的护理:①护士应了解各类降糖药物的作用、剂量、用法、不良反应和注意事项,指导患者正确服用并注意监测血糖和药物不良反应。磺脲类降糖药应餐前半小时口服,不良反应常见低血糖,少见肠道反应、皮肤瘙痒等;非磺脲类降糖药应餐前立即服用,不良反应极少;双胍类药物餐中或餐后服药,常见食欲下降、腹泻等消化道反应;噻唑烷二酮类药物空腹服用,主要不良反应为水肿,有心力衰竭倾向和肝病者不用或慎用;α-葡萄糖苷酶抑制剂应与第一口糖类化合物类饮食同时嚼服,腹胀、食欲下降、肛门排气增加为其常见不良反应。②不进餐不服药,同时服用多种药物时注意药物间的相互作用。

(2)胰岛素注射的护理:①静脉注射:小剂量胰岛素常用于急性高血糖的抢救,其注意事项详见糖尿病酮症酸中毒的护理。胰岛素葡萄糖比例糖水常用于降血糖和补充能量。注意普通输液器对胰岛素的吸附作用。②皮下注射:最常用的注射方式,常用注射器有胰岛素空针、胰岛素笔和胰岛素泵 3 种,常用注射部位有上臂外侧、腹部脐周 5 cm 外、大腿前外侧、臀部等皮下组织疏松部位。注射时注意注射区域轮换,在同一区域注射,必须距离上一次注射部位的针眼 1 cm 以上,以避免局部皮下脂肪萎缩或增生,局部硬结。长、短效或中、短效胰岛素混合使用时,应先抽吸短效胰岛素,再抽吸长效胰岛素,然后混匀,切不可逆行操作,以免将长效胰岛素混入短效内,影响其速效性。③胰岛素的保存:未开封的胰岛素冷藏保存(4~8 ℃),正在使用的胰岛素在常温下(不超过 25 ℃)可使用 28 天,无须放入冰箱,但应避免过冷、过热、太阳直晒。④注意监测血糖和不良反应:发现血糖波动过大或持续高血糖,应及时通知医师。注射胰岛素常见的不良反应有低血糖反应、过敏反应和注射部位皮下脂肪萎缩或增生。

5. 病情监测　急性并发症时护士应严密观察和记录患者神志、瞳孔、呼吸、血压、脉搏、心率及 24 h 液体出入量等变化,监测并记录血糖、尿糖、血酮、尿酮水平及动脉血气分析和电解质变化,注意有无水、电解质及酸碱平衡紊乱。

6. 预防感染　保持皮肤的清洁、完整,经常检查皮肤,及时发现异常,最好在医务人员指导下正确处理皮肤水疱和伤口。女性做好外阴清洁。对自主神经功能紊乱造成的尿潴留患者,可采用膀胱区热敷、按摩和人工诱导排尿等方法排尿,尽量避免导尿以减少感染机会。

7. 足部护理

(1)评估患者有无足溃疡的危险因素:①既往有足溃疡史;②有神经病变的症状(如足的麻木,感觉、触觉、痛觉减退或消失)和(或)缺血性血管病变(如运动引起的腓肠肌疼痛或足发凉);③神经病变的体征(足发热、皮肤不出汗、肌肉萎缩、鹰爪样趾、压力点的皮肤增厚)和(或)周围血管病变的体征(足发凉、皮肤发亮变薄、脉搏消失和皮下组织萎缩);④糖尿病慢性病变;⑤神经和(或)血管病变并不严重但有严重的足畸形;⑥其他危险因素,如视力下降、膝、髋或脊柱关节炎,鞋袜不合适等;⑦个人因素,如社会经济条件差、老年或独自生活、拒绝治疗和护理等。

(2)足部观察与检查:每天检查患者双足 1 次,观察足部皮肤颜色和温度有无改变,注意检查趾甲、趾间、足底部皮肤有无胼胝、鸡眼、甲沟炎、甲癣、红肿、青紫、水疱、溃疡、坏死等,评估足部有无感觉减退、麻木、刺痛,足背动脉搏动情况及皮肤温度。指导患者每天要对自己所穿的鞋进行检查,包括异物、趾甲屑、鞋的里衬的平整情况。如有视力障碍,应在亲友的协助下检查足部和修剪趾甲,不要亲自操作。如果足部起水疱和疼痛,必须及时到有关专科就诊。

(3)保持足部清洁,避免感染:嘱患者勤换鞋袜,每天清洁足部。若足部皮肤干燥,清洁后可用羊毛脂涂擦。

(4)预防外伤:教导患者不要赤脚走路,以防刺伤;外出时不可穿拖鞋,以免踢伤;应选择轻巧、柔软、前头宽大的鞋子,袜子以弹性好、透气及散热性好的棉毛质地为佳;冬天使用电热毯或烤灯时谨防烫伤;对鸡眼、胼胝、脚癣及时找有经验的足医或皮肤科医师诊治,并说明自己患有糖尿病;修剪趾甲避免太短,应与脚趾平齐。

(5)采用多种运动方法促进患者肢体血液循环,如步行运动、腿部运动等。此外,还可按摩,从趾尖开始向上至膝关节按摩,早、中、晚各 1 次,每次 10 min。上述方法在足部皮肤出现溃疡或坏疽后禁用,避免加重伤口恶化。

(6)定期做足部感觉的测试,及时了解足部感觉功能。保护性感觉的测试主要测试关节位置觉、振动觉、痛觉、温度觉、触觉和压力觉。

(7)积极控制血糖,说服患者戒烟:足溃疡危险性变化及足溃疡的发生、发展均与血糖密切相关,血糖值是干预有效与否最敏感的指标。足溃疡的预防教育应从早期指导患者控制和监测血糖开始,同时说服患者戒烟,防止因吸烟导致局部血管收缩而进一步促进足溃疡的发生。

【评价】

(1)患者多饮、多食、多尿症状得到控制,血糖水平正常。

(2)体重恢复或接近正常。

(3)无皮肤、呼吸道、泌尿生殖等组织器官感染,体温正常。

(4)足部未见破损、感染等并发症,局部血液循环良好。

(5)焦虑程度减轻,情绪状态稳定。

(6)能够自我照顾、自我监测,能掌握足部预防、胰岛素注射等知识。

(7)未发生酮症酸中毒、高血糖高渗状态和低血糖等并发症。

【健康指导】

1. 教导患者及家属认识糖尿病和了解有关糖尿病的知识　采取多种方法,如讲解、放录像、发放宣传资料等,让患者和家属了解糖尿病的病因、临床表现、诊断与治疗方法,使患者以乐观向上的态度积极配合治疗。

2. 指导患者提高自我管理的能力

(1)自我监测:说明监测血糖、血压、血脂、体重指数的意义和目标(表6-2),教会患者检测方法。

表 6-2　糖尿病的控制目标

项目	单位	备注	评价		
			理想	尚可	差
血糖	mmol/L	空腹	3.9~7.2		>7.2
		非空腹	≤10		>10.0
HbA₁c	%		<7.0	≤7.5	>7.5
血压	kPa(mmHg)		<17.3/10.7 (130/80)	≤21.3/12.7 (160/95)	>21.3/12.7 (160/95)
体重指数	kg/m²		<24	<26	≥26
总胆固醇	mmol/L		<4.5	<6.0	≥6.0

续表

项目	单位	备注	评价		
			理想	尚可	差
HDL-C	mmol/L	男	>1.0	0.9~1.0	<0.9
		女	>1.3		
三酰甘油	mmol/L		<1.7	<2.2	≥2.2
LDL-C	mmol/L	合并冠心病	<2.07		
		不合并冠心病	<2.6	2.6~4.4	≥4.5

（2）饮食和运动指导：说明饮食治疗与运动疗法的重要性，并指导患者具体的实施。注意生活规律，戒烟酒，注意个人卫生。

（3）药物使用和观察：教导患者和家属口服降糖药的服用方法、常见不良反应和预防，胰岛素注射技术，预防、识别和处理低血糖。

（4）情绪控制：说明情绪、精神压力对疾病的影响，指导患者正确处理疾病所致的生活压力。强调糖尿病的可防可治性，解除患者及家属的思想负担，树立起与糖尿病做长期斗争及战胜疾病的信心。

（5）皮肤护理和糖尿病足预防：指导患者预防和护理糖尿病足的知识。

（6）低血糖管理：教会患者低血糖的诱因、预防和处理。①低血糖主要原因：胰岛素使用不当或过量，食物摄入不足或延迟进食，过量运动（时间过长或突然）等。②预防低血糖发生的措施：劳动量增加时，要减少胰岛素的用量并及时加餐，服磺脲类降糖药的患者，也应及时加餐；容易在后半夜及早晨发生低血糖的患者，晚间睡前可增加主食或含蛋白质较高的食物；做好病情观察记录，经常检测血糖，及时调整胰岛素或降糖药用量；嘱患者随身携带一些水果糖、饼干等食品，以便随时调节低血糖；患者及家属、亲友应了解糖尿病低血糖的知识，以便发生低血糖时能及时处理。③发生低血糖的处理：意识清醒者立即口服15~20 g糖类食品，相当于2~4片葡萄糖片或一杯脱脂奶、半杯果汁、5~6块硬糖、粗面饼干3块等。15 min后测血糖如仍低于3.9 mmol/L，则予50%葡萄糖液20~60 ml口服或静脉注射。意识障碍者直接给予50%葡萄糖液20~40m 静脉注射。患者清醒后进食，防再度昏迷。

3. 指导患者定期复诊　一般每2~3个月复检HbA$_1$c，如原有血脂异常，每1~2个月监测1次，如原无异常每6~12个月监测1次即可。体重每1~3个月测1次，以了解病情控制情况，及时调整用药剂量。每3~6个月门诊定期复查，每年全身检查1次，以便尽早防治慢性并发症。

4. 预防意外发生　指导患者外出时随身携带识别卡，以便发生紧急情况时使用。

参考文献

蔡柏蔷,李龙芸.2011. 呼吸病学[M]. 北京:中国协和医科大学出版社.

陈灏珠,林果为,王吉耀.2013. 实用内科学[M].14 版. 北京:人民卫生出版社.

葛均波,徐永健.2013. 内科学[M].8 版. 北京:人民卫生出版社.

郝玉玲,方秀新.2008. 实用整体护理查房[M]. 北京:科技文献出版社.

何国平.2006. 实用护理学[M]. 北京:人民卫生出版社.

胡品津,谢灿茂.2014. 内科疾病鉴别诊断学[M].6 版,北京:人民卫生出版社.

李兰娟,任红.2013. 传染病学[M].8 版,北京:人民卫生出版社.

李梦东.2005. 实用传染病学[M].3 版. 北京:人民卫生出版社.

刘峰.2011. 临床护理实践指南[M]. 北京:军事医学科学出版社.

刘华平,梁涛.2011. 内外科护理学[M]. 北京:中国协和医科大学出版社.

陆慰萱,王辰.2007. 肺循环病学[M]. 北京:人民卫生出版社.

彭文伟.2000. 现代感染性疾病与传染病学[M]. 北京:科学出版社.

秦桂玺.2005. 急危重症病与急救[M]. 北京:人民卫生出版社.

王可富,王春亭.2007. 现代重症抢救技术[M]. 北京:人民卫生出版社.

叶文琴.2012. 急救护理[M]. 北京:人民卫生出版社.

尤黎明,吴瑛.2014. 内科护理学[M].5 版,北京:人民卫生出版社.

张玲霞,周先志.2010. 现代传染病学[M].2 版. 北京:人民军医出版社.

朱元珏,陈文彬.2006. 呼吸病学[M]. 北京:人民卫生出版社.

(美)卡本尼托·莫耶特.2008. 护理诊断手册[M].11 版. 景曜,译. 北京:世界图书出版公司.